U0338919

护理操作流程与临床应用

王福平　　等 主编

上海科学普及出版社

图书在版编目（CIP）数据

护理操作流程与临床应用 / 王福平等主编. —上海：上海科学普及出版社，2023.8
ISBN 978-7-5427-8526-8

Ⅰ. ①护… Ⅱ. ①王… Ⅲ. ①护理学-技术操作规程 Ⅳ. ①R47-65

中国国家版本馆CIP数据核字（2023）第140920号

统　　筹　张善涛
责任编辑　郝梓涵
整体设计　宗　宁

护理操作流程与临床应用
主编　王福平　等
上海科学普及出版社出版发行
（上海中山北路832号　邮政编码200070）
http://www.pspsh.com

各地新华书店经销　　山东麦德森文化传媒有限公司印刷
开本 787×1092 1/16　印张 19.5　插页 2　字数 499 000
2023年8月第1版　　2023年8月第1次印刷

ISBN 978-7-5427-8526-8　定价：198.00元

Editorial Committee 编委会

主　编

王福平　崔文霞　陈　芳　张艳君

张　敏　张春霞　贾秀秀

副主编

于　红　王艳君　董　磊　徐美芳

陈　晨　张　琍

编　委（按姓氏笔画排序）

于　红（兖矿新里程总医院）

王艳君（山东中医药大学第二附属医院）

王福平（济宁医学院附属医院）

冯永利（枣庄市立医院）

张　琍（常州市武进人民医院）

张　敏（济南市济阳区太平街道社区卫生服务中心）

张春霞（庆云县人民医院）

张艳君（高唐县人民医院）

陈　芳（湖北省宜昌市秭归县人民医院）

陈　晨（河南中医药大学人民医院/郑州人民医院）

贾秀秀（日照市人民医院）

徐美芳（暨南大学附属第六医院/东莞市东部中心医院）

崔文霞（枣庄市立医院）

董　磊（大同市第一人民医院）

前言

FOREWORD

医学与科技快速发展，使新的医疗模式逐渐把影响健康和疾病的各种重要因素纳入医学研究的范围，各类医学新技术也不断地被广泛应用，开创了从多视角、全方位进行医学研究和实践的崭新时代，对以往的医疗模式提出了挑战。同时，随着社会经济的发展和人民素质的提升，广大群众对健康的需求、对医疗卫生服务的需求也越来越高。临床护理作为医疗卫生工作的重要组成部分，如何应对新的医疗模式带来的各种挑战，如何满足人民对高质量医疗卫生服务的迫切需求，这是目前亟待解决的重要问题。

为了尽快解决这两大问题，护士们不仅要严格地遵守护理规范，娴熟地应用护理技术，有条不紊地完成护理操作，也要不断地提升技术水平、业务素质和人文素养。因此，我们有必要在新的医疗、社会环境下对日益更新的护理学知识和临床护理技术进行补充、学习，进一步认识护理学的学科性质、护理工作的实际内容，明确护理学同其他学科之间的内在联系，从而使我国的临床护理技术和应用与时俱进。然而，现缺乏一本总结当今较新临床常用护理技术并指导护士将理论知识应用于实际工作的书籍，故编者编写了《护理操作流程与临床应用》，期望本书能够帮助护士了解、掌握最新护理技术，优化临床护理工作流程。

本书以理论指导临床实践为编写宗旨，以循证护理为基础，结合中西方最新的科学研究成果，围绕护理基础操作和临床各科室疾病的护理进行系统阐述。本书突出强调了护理评估、护理措施等与临床护理相关的内容，并对各疾病的病因、临床表现、辅助检查、治疗原则等内容进行了简要的介绍。本书内容丰富、重点突出、结构合理，语言逻辑清晰，具有科学性、规范性和实用性，能够帮助护理工作人员掌握扎实的医学护理基础知识、熟练的临床护理技能和规范的护理操作。本书可作为护理工作人员进行临床护理操作的参考用书。

在本书编写过程中，虽几经修改和反复斟酌，但由于编写时间紧张、编者编写经验有限，书中难免有不足之处，希望广大读者能提出宝贵意见，以期进一步完善。

《护理操作流程与临床应用》编委会

2023 年 6 月

目录

CONTENTS

第一章

护理学概述

第一节　护理学的发展史

人们把护士比作"无翼天使"，象征着护士职业的崇高，护士是以人类的健康为服务目标的科技工作者，犹如天使维护着人们的生命和健康。100多年来，护理学与医学一同发展，经历了自我护理、简单的清洁卫生护理、以疾病为中心的护理、以患者为中心的护理，直至以人的健康为中心的护理的发展历程。通过实践、教育和研究，不断得到了充实和完善，逐渐形成了特有的理论和实践体系，成为一门独立的学科。

护理产生于人类生存的需要，护理学的发展与人类的文明和健康息息相关。学习护理学的发展历史，可以使护士了解护理学发展过程中的经验及教训，分析及把握现在，预测未来，更好地满足社会对护理服务的需要，提高人们的健康水平。

一、国外护理学的发展史

自有人类以来就有护理，护理是人们谋求生存的本能和需要。因此，可以说护理学是最古老的艺术，最年轻的专业。

(一)人类早期的护理

有了人类就有了生老病死，也就逐渐形成医疗和护理的实践活动。在古代，为谋求生存，人类在狩猎、械斗及与自然灾害抗争的活动中发生疾病、创伤，人们以自我保护式、互助式、经验式、家庭式等爱抚手段与疾病和死亡做斗争，由此积累了丰富的医疗、护理经验。在古埃及，以木乃伊的制作著称于世，尸体防腐、尸体包裹即为绷带包扎术的创始，还有健眠术、止血、伤口缝合，以及用催吐、灌肠净化身体等护理技术；在社会发展进程中，人类逐渐认识到进熟食可减少胃肠疾病，开始了解饮食与胃肠疾病的关系；将烧热的石块或炒热的沙放在患处以减轻疼痛，这就是最原始而简单的热疗。古罗马十分重视个人卫生和环境卫生，修建公共浴室，修建上、下水道以供应清洁的饮水。印度最早有关医学的记载，见于公元前1600年婆罗门教的经典《吠陀经》，以此作为戒律、道德及医药行为的准则；它还包括治疗各种疾病的论述和要求人们有良好的卫生习惯，如每天刷牙、按时排便、洗涤等，叙述了医药、外科及预防疾病等方面的内容。在人类社会早期，由于科学的落后，医、药、护理活动长期与宗教和迷信活动联系在一起。公元初年基督教兴起，开始了教会1 000多年对医护的影响。教徒们在传播信仰、广建修道院的同时，还开展了医病、济贫等慈善事业，并建立了医院。这些医院最初为收容徒步朝圣者的休息站，后来发展为收治精神病、麻风病等疾病的医院及养老院。一些献身于宗教的妇女，在从事教会工作的同时，还参加对老弱病残的护理并使护理工作从家庭走向社会。她们当中多数人未受过专门的训练，但工作认真，服务热忱，有奉献精神，受到社会的赞誉和欢迎，是早期护理工作的雏形，对以后护理事业的发展有良好的影响。

(二)中世纪的护理

中世纪(476－1500年)，欧洲由于政治、经济、宗教的发展，频繁的战争，疾病流行，形成对医院和护士的迫切需要，这对护理工作的发展起到了一定的促进作用，护理逐渐由“家庭式”迈向了“社会化和组织化的服务”，形成了宗教性、民俗性及军队性的护理社团。各国虽然建立了数以百计的大小医院，但条件极差，各种疾病的患者混杂住在一起，因此患者和医务人员的交叉感染率和病死率极高。这些医院大多受宗教控制，担任护理工作的多为修女，她们缺乏护理知识，得不到任何护理培训的机会，又无足够的护理设备，更谈不上护理管理。因此，当时的护理工作仅仅局限于简单的生活照料。

(三)文艺复兴时期与宗教改革时期的护理

文艺复兴使欧洲各国的政治经济发生了变化，科学的进步带动了医学的迅速发展。在此期间，人们揭开了对疾病的神话和迷信，对疾病的治疗有了新的依据。文艺复兴以后，因慈善事业的发展，护理逐渐摆脱教会的控制，从事护理的人员开始接受部分的工作训练以专门照顾伤病者，类似的组织相继成立，护理开始走向独立职业之旅。发生于1517年的宗教革命，使社会结构发生了变化，妇女地位下降，多数修道院及教会医院被毁或关闭，从事护理工作的修女也受到迫害，纷纷逃离医院，教会支持的护理工作由此停顿，导致护理人员极度匮乏。为了满足需要，一些素质较低的妇女进入护理队伍，她们既无经验又无适当训练，也缺乏宗教热忱，致使护理质量大大下降，护理的发展进入了历史上的黑暗时期。

(四)南丁格尔的贡献与现代护理的诞生

19世纪中期，由于科学的不断发展，欧洲相继开设了一些护士训练班，护理的质量和地位有了一定的提高。1836年，德国牧师西奥多·弗里德尔在凯撒威尔斯城建立了世界上第一个较为正规的护士训练班。南丁格尔曾在此接受了3个月的护士训练，现代护理的发展主要是从南丁格尔时代开始的。

1.南丁格尔的事迹

19世纪中叶，南丁格尔首创了科学的护理专业，护理学理论才逐步形成和发展，护理学教育也逐步走上了正轨。国际上称这个时期为“南丁格尔时代”，这是护理学发展的一个重要转折点，也是现代护理学的开始。

南丁格尔，英国人，1820年5月12日生于意大利的佛罗伦萨，她家境优裕，受过高等教育，具有较高的文化修养。她乐于关心和照顾受伤的患者，立志要成为一位为患者带来幸福的人。

1854－1856年，英、法等国与俄国爆发了克里米亚战争。战争开始时，英军的医疗救护条件非常低劣，伤员死亡率高达42%。当这些事实经报界披露后，国内哗然。南丁格尔立即写信给当时的英国陆军大臣，表示愿意带护士前往前线救护伤员。获准后，南丁格尔率领38名护士奔赴战地医院。在前线，南丁格尔充分显示了她各方面的才能，她利用自己的声望和威信进行募捐活动，并用募捐到的3万英镑为医院添置药物和医疗设备，改善伤员的生活环境和营养条件，整顿手术室、食堂和化验室，很快改变了战地医院的面貌，只能收容1 700名伤员的战地医院经她安排竟可收治3 000～4 000名伤员。在这里，她的管理和组织才能得到充分发挥。6个月后，战地医院发生了巨大的变化，伤员死亡率从42%迅速下降至2.2%。这种奇迹般的护理效果震动了全国，同时改变了英国朝野对护士们的评价并提高了妇女的地位，护理工作从此受到社会重视。南丁格尔建立了护士巡视制度，每天夜晚她总是提着风灯巡视病房，一夜巡视的路程在7 km以上。许多士兵回英国后，把南丁格尔在战地医院的业绩编成小册子和无数诗歌流传各地。有一首诗在50年之后仍在英国士兵们重逢时传诵，诗中称"南丁格尔是伤员的保卫者、守护神，毫不谋私，有一颗纯正的心，南丁格尔小姐是上帝给我们最大的福恩"。南丁格尔终身未婚，毕生致力于护理的改革与发展，将一生贡献给了护理事业。

2.南丁格尔的贡献

(1)为护理的科学化发展提供了基础：南丁格尔对护理事业的杰出贡献，在于她使护理走向科学的专业化轨道，并成功地使护理从医护合一的历史状态中分离出来。基于她的努力，护理逐渐摆脱了教会的控制及管理而成为一种独立的职业。她认为"护理是一门艺术，需要以组织性、实务性及科学性为基础"，她确定了护理学的概念和护士的任务，提出了公共卫生的护理思想，形成并发展了独特的环境学说，开创了护理理论研究的先河。她对护理专业及其理论的精辟论述，形成了护理学知识体系的雏形，奠定了近代护理理论基础，确立了护理专业的社会地位和科学地位，推动护理学成为一门独立的学科。

(2)创办了世界上第一所护士学校：经过克里米亚战场的护理实践，南丁格尔深信护理是科学事业，护士必经过严格的科学训练，同时还应是具有献身精神、品德高尚、在任何困难条件下都能护理伤病员的有博爱精神的人。1880年，南丁格尔在伦敦圣托马斯医院用"南丁格尔基金"创建了世界上第一所护士学校——南丁格尔护士训练学校，开创了护理正式教育的新纪元。早年毕业于南丁格尔护士训练学校的学生，后来都成了护理骨干，她们在各地推行护理改革，创建护士学校，弘扬"职业自由，经济独立，精神自立"的南丁格尔精神，使护理工作有了崭新的局面。

(3)著书立说指导护理工作：南丁格尔一生写了大量的笔记、书信、报告和论著等，其中最著名的是《医院札记》和《护理札记》。在《医院札记》中，她阐述了自己对改革医院管理及建筑方面的构思、意见及建议。在《护理札记》中，她阐述了自己的护理思想及对护理的建议。这两本书多年来被视为各国护士必读的经典护理著作，曾被翻译成多种文字。直到今日，她的理念和思想对护理实仍有其指导意义。

(4)创立了一整套护理制度：南丁格尔强调在设立医院时必须先确定相应的政策，采用系统化的护理管理方式，制订医院设备及环境方面的管理要求，从而提高护理工作效率及护理质量。在护理组织机构的设立上，要求每个医院必须设立护理部，并由护理部主任来管理护理工作；要适当授权，以充分发挥每位护理人员的潜能。

(5)其他方面：南丁格尔强调了护理伦理及人道主义观念，要求护士不分信仰、种族、贫富，平等对待每位患者。同时，注重护理人员的训练及资历要求等。

南丁格尔以高尚的品德、渊博的知识和远大的目光投身护理工作，开创了科学的护理事业，提高了护理专业和护理人员的地位，对医院管理，环境卫生、家庭访视、生命统计及红十字会等都有较大贡献，为了纪念南丁格尔，在伦敦圣托马斯医院、印度及佛罗伦萨等地均铸有她的塑像，以供后人景仰。1907年，为表彰南丁格尔在医疗护理工作中的卓越贡献，英国国王授予她最高国民荣誉勋章，使她成为英国首位获此殊荣的妇女。1912 年，国际护士会(ICN)倡议各国医院和护士学校在每年 5 月 12 日(南丁格尔诞辰日)举行纪念活动，并将 5 月 12 日定为国际护士节，以缅怀和纪念这位伟大的女性，旨在激励广大护士继承和发扬护理事业的光荣传统，以“爱心、耐心，细心、责任心”对待每一位患者，做好护理工作。国际红十字会设立南丁格尔奖章，作为各国优秀护士的最高荣誉奖，每 2 年颁发一次。我国从 1983 年开始参加第 29 届南丁格尔奖评选活动，至 2017 年已有 81 位优秀护士获此殊荣。

3.现代护理学的诞生

19 世纪以后，现代护理学的诞生与各国经济、文化、教育、宗教、妇女地位及人民生活水平的改善有很大的关系。护理学在世界各地的发展很不平衡，总体来看，西方国家的护理学发展较快，护士的地位相对较高，其他国家的护理学发展相对滞后。现代护理学的发展实际上就是一个向专业化发展的过程，主要表现在以下几个方面。

(1)护理教育体制的建立：自 1860 年以后，欧美许多国家的南丁格尔式的护士学校如雨后春笋般出现，并逐渐完善了护理高等教育体系。以美国为例，1901 年约翰霍普金斯大学开设了专门的护理课程；1924 年耶鲁大学首先成立护理学院，学生业后取得护理学士学位，并于 1929 年开设硕士学位；1964 年加州大学旧金山分校开设了第一个护理博士学位课程。世界其他国家和地区也创建了许多护士学校及护理学院，形成了多层次的护理教育体例。

(2)护理向专业化方向的发展：主要表现在对护理理论的研究及探讨、对护理科研的重视及投入和各种护理专业团体的形成。护理学作为一门为人类健康事业服务的专业，得到了进一步的发展及提高。

(3)护理管理体制的建立：自南丁格尔以后，世界各国都相继应用南丁格尔的护理管理模式，并将管理学的原理及技巧应用到护理管理中，强调了护理管理中的人性管理，并指出护理管理的核心是质量管理，对护理管理者要求更加具体及严格，如美国护理协会(ANA)对护理管理者有具体的资格及角色要求。

(4)临床护理分科的形成和深化：从 1841 年开始，特别是第二次世界大战结束以后，由于科学技术的发展及现代治疗手段的进一步提高，使护理专业化的趋势越来明显，如目前在美国，除了传统的内、外，妇、儿、急等分科，还有重症监护、职业病、社区及家庭等不同分科的护理。

(5)护理专业团队的成立：1899 年，ICN 在英国伦敦正式成立，现总部设在瑞士日内瓦。ICN 是世界各国自治的护士协会代表组织的国际护士群众团体，到目前已由创立之初的 7 个成员国扩大到 111 个会员国，拥有会员 140 多万人。ICN 的使命是“代表全世界的护士推进护理专业的发展，影响卫生政策的制定”。

(五)现代护理学的发展

现代护理学的发展过程也是护理学科的建立和护理专业形成的过程。自南丁格尔开办护士学校，创建护理专业以来，护理学科不断变化和发展。从护理学的实践和理论研究来看，护理学的变化和发展可以概括性地分为以下 3 个阶段。

1.以疾病为中心的护理阶段

以疾病为中心的护理阶段(19 世纪 60 年代至 20 世纪 50 年代)出现在现代护理发展的初期，当时医学科学的发展逐渐摆脱了宗教和神学的影响，各种科学学说被揭示和建立。在解释健康与疾病的关系上，人们认为疾病是由于病原体或外伤等外因引起的机体结构改变和功能异常，“没有疾病就是健康”，导致医疗行为都围绕着疾病进行，以消除病灶为基本目标，形成了“以疾病为中心”的医学指导思想。受这一思想影响，加之护理还没有形成自己的理论体系，协助医师诊断和治疗疾病成为这一时期护理工作的基本特点。

以疾病为中心的护理特点如下。①护理已成为一种专门的职业。②护理从属于医疗：护士是医师的助手；护理工作的主要内容是执行医嘱和各项护理技术操作，并在对疾病进行护理的长期实践中逐步形成了一套较为规范的疾病护理常规和护理技术操作规程。

2.以患者为中心的护理阶段

以患者为中心的护理阶段为 20 世纪 50 年代至 20 世纪 70 年代。随着人类社会的不断进步和发展，20 世纪 40 年代，社会科学中许多有影响的理论和学说相继被提出和确定，如系统论、人的基本需要层次论、人和环境的相互关系学说等，为护理学的进一步发展奠定了理论基础，促进人们重新认识人类健康与心理、精神、社会环境之间的关系。1948 年世界卫生组织提出了新的健康观，为护理的研究开拓了领域，20 世纪 50 年代，“护理程序”和“护理诊断”的提出与运用使护理有了科学的工作方法。护理理论家罗杰斯提出的“人是一个整体”的观点受到人们的关住。1977 年，美国医学家恩格尔提出了“生物-心理-社会”这一新的医学模式。在这些思想的指导下，护理发生了根本性的变革，从“以疾病为中心”转向“以患者为中心”的护理阶段。

以患者为中心的护理特点：①强调护理是一门专业，护理学的知识体系逐步形成。②以患者为中心，对患者实施身、心、社会等方面的整体护理。③护理人员运用护理程序的工作方法解决患者的健康问题，满足患者的健康需要。④护士的工作场所主要还局限在医院内，护理的服务对象主要是患者。

3.以人的健康为中心的护理阶段

以人的健康为中心的护理阶段为 20 世纪 70 年代至今。随着社会的进步，科学技术的发展和人民物质生活水平的提高，人们对健康提出了更高的要求。工业化、城市化、人口老龄化进程加快，使疾病谱发生了很大的变化。过去对人类健康造成极大威胁的急性传染病已得到了较好地控制，而与人的生活方式和行为相关的疾病，如心脑血管疾病，恶性肿瘤，意外伤害等，成为威胁人类健康的主要问题，医疗护理服务局限在医院的现状已不能适应人们的健康需要，人们希望得到更积极更主动的卫生保健服务。1977 年，世界卫生组织提出了“2000 年人人享有卫生保健”的口号，使“以人的健康为中心”成为广大医务人员特别是护理人员工作的指导思想。

以人的健康为中心的护理特点：①护理学已成为现代科学体系中的一门综合自然、社会、人文科学知识的、独立的、为人类健康服务的应用学科。②护理的工作任务由患者转向促进人类健康，工作对象由原来的患者扩大为全体人类，工作场所由医院拓展至社区。

二、中国护理学的发展史

（一）中医学与护理

作为四大文明古国之一，中国的医药学为人类的医药发展做出了大的贡献，其特点是将人看成一个整体，按阴阳、五行、四诊、八纲、脏腑，辨别表里、寒热、虚实的征候，采取不同的原则进行有针对性的治疗与护理，建立了自己独特的理论体系治疗方法。中国传统医学长期以来医、药、护不分，强调三分治、七分养，养即为护理。在祖国医学发展史和丰富的医学典籍及历代名传记中，均有护理理论和技术的记载，许多内容对现代护理仍有指导意义。春秋时代名医扁鹊提出“切脉、望色、听声、写形，言病之所在”，就是护理观察病情的方法。西汉时期写成的《黄帝内经》是我国现存最早的医学经典著作，其中强调对人的整体观念和疾病预防的思想，记载着疾病与饮食调节、精神因素、自然环境和气候变化的关系，如“五谷为养，五果为助，五禽为益，五菜为充”“肾病勿食盐”“病热少愈，食肉则复，多食则遗，此其禁也”，并提出“扶正祛邪”和“圣人不治已病治未病”的未病先防的观念。东汉末年名医张仲景著有《伤寒杂病论》，发明了猪胆汁灌肠术、人工呼吸和舌下给药法。三国时代外科鼻祖华佗医护兼任，医术高明，创“五禽戏”。晋朝葛洪著《肘后方》。唐代名医孙思邈著有《备急千金要方》，宣传了隔离知识，如传染病患者的衣、巾、枕、镜不宜与人同之，还首创了导尿术。明清时期，瘟疫流行，出现了不少研究传染病防治的医学家，他们在治病用药的同时，十分重视护理，如胡正心提出用蒸汽消毒法处理传染病患者的衣物，还用艾叶燃烧、雄黄酒喷洒消毒空气和环境。中医护理的特点为整体观和辨证施护。中医护理的原则为扶正祛邪；标、本、缓、急；同病异护、异病同护；因时、因地、因人制宜；预防为主，强调治“未病”。中医治疗护理技术有针灸、推拿、按摩、拔火罐、刮痧、气功、太极拳、煎药法、服药法、食疗法等。现代营养学认为，只有全面而合理的膳食营养，即平衡饮食，才能维持人体的健康。最早提出平衡饮食观点的是中国，而且其排列的先后顺序十分科学。

（二）中国近代护理的发展

中国近代护理事业的发展是同国家命运相联系的。在鸦片战争前后，随着西方列强入侵，宗教和西方医学进入中国。1820 年，英国医师在澳门开设诊所。1835 年，英国传教士巴克尔在广州开设了第一所西医医院，两年后，这所医院以短训班的形式开始培训护理人员。1884 年，美国护士兼传教士麦克尼在上海妇孺医院推行现代护理并于 1887 年开设护士培训班。1888 年，美国护士约翰逊女士在福州一所医院里创立了我国第一所正式护士学校。1909 年，中国护理界的群众性学术团体中华护士会在江西牯岭成立（1937 年易名为中华护士学会，1964 年改名为中华护理学会）。1920 年，护士会创刊《护士季刊》；同年，中国第一所本科水平的护校在北京协和医学院内建立，学制 4～5 年，5 年制毕业学生被授予理学士学位，1922 年中华护士会加入国际护士会，成为国际护士会的第 11 个会员国。1931 年在江西开办了“中央红色护士学校”。在抗战期间，许多医务人员奔赴延安，在解放区设立了医院，护理工作受到党中央的重视和关怀。1934 年，教育部成立医学教育委员会护理教育专业委员会，将护理教育改为高级护士职业教育，招收高中毕业生，护理教育纳入国家正式教育体系。1941 年在延安成立了中华护士学会延安分会，毛泽东同志于 1941 年和 1942 年两次为护士题词“护士工作有很大的政治重要性”“尊重护士，爱护护士”。至 1949 年，全国有护士学校 180 多所，护士 3 万余人。

（三）中国现代护理的发展

新中国成立后，我国的医疗卫生事业有了长足的发展，护理工作进入了一个新的发展时期，特别是党的十一届三中全会以后，改革开放政策进一步推动了护理事业的发展。

1.教育体制逐步健全

1950 年，第一届全国卫生工作会议对护理专业的发展做了统一规划，专业教育定位在中专，学制 3 年，由卫健委制定全国统一的教学计划和大纲，结束了过去医院办护士学校的分散状态。1961 年，北京第二医学院恢复了高等护理教育。1966－1976 年“文化大革命”期间，护理教育受到严重影响，护士学校被迫停办。1970 年后，为解决护士短缺问题，许多医院开办了 2 年制的护士培训班。1976 年后，中国护理教育进入恢复、整顿、加强和发展的阶段。1979 年，卫健委发出《关于加强护理工作的意见》和《关于加强护理教育工作的意见》的通知，统一制订了中专护理教育的教学计划，编写了教材和教学大纲，着手恢复和发展高等护理教育。1980 年，南京医学院率先开办高级护理进修班，这是“文化大革命”之后第一个开办的高级护理进修班，学制 3 年，毕业后获大专学历。1983 年，天津医学院率先开设了 5 年制护理本科专业，毕业后获学士学位。1984 年 1 月，教育部联合卫健委在天津召开了全国高等护理专业教育座谈会，决定在医学院校内增设护理专业，培养本科水平的高级护理人才，充实教育、管理等岗位，以提高护理工作质量，促进护理学科发展，尽快缩短与先进国家的差距。这次会议不仅是对高等护理教育的促进，也是我国护理学科发展的转折点。

1985 年，全国有 11 所医学院校设立了护理本科教育。1987 年，北京市高等教育自学考试委员会率先组织了护理专业大专水平的自学考试。1992 年，北京医科大学护理系开始招收护理硕士研究生，结束了我国不能自主培养护理硕士的历史。2004 年，第二军医大学开始招收护理博士生，开始了我国护理博士的教育，形成了中专、大专、本科、硕士生、博士生 5 个层次的护理教育体系。同时，还注意开展护理学成人学历教育和继续教育。1997 年，中华护理学会在无锡召开继续护理学教育座谈会，制定了相应的法规，从而保证了继续护理学教育走向制度化、规范化、标准化，促进了护理人才的培养，推动了护理学科的发展。目前，全国不仅有 650 多所从事大专、中专护理教育的院校，170 多所能够进行本科护理教育的院校，60 多所高校招收护理硕士研究生，还培养出一批护理学博士。截至 2015 年年底，我国注册护士总数达到 324.1 万，大专及以上护士占比达到 62.5%。

2.临床实践不断深化

1950 年以来，临床护理工作一直以疾病为中心，护理技术操作常规多围绕完成医疗任务而制定，护士是医师的助手，护理工作处于被动状态。1980 年以后，随着改革开放政策的落实，逐渐引进国外有关护理的概念和理论，认识到人的健康受生理、心理、社会、文化等诸多因素的影响，护理人员开始加强基础护理工作，分析、判断患者的需求，探讨如何进行以人为中心的整体护理，开始应用护理程序的方法主动为患者提供护理服务，护理工作的内容和范围不断扩展。护理人员的专业水平日益提高，器官移植、显微外科、大面积烧伤、重症监护、介入治疗、基因治疗等专科护理，中西医结合护理，家庭护理，社区护理等迅猛发展。

3.护理管理日趋成熟

(1)健全了护理指挥系统：为加强对护理工作的领导，国家卫生健康委员会医政医管局下设医疗与护理处，负责管理全国护理工作，制定有关政策法规。各省、市、自治区卫生计生委在医政处下设专职护理管理干部，负责管辖范围内的护理工作。各级医院健全了护理管理体制，以保证护理质量。

(2)建立了晋升考核制度：1979 年，国务院批准卫健委颁发的《卫生技术人员职称及晋升条例(试行)》，明确规定了护理专业人员的技术职称分为“护士”“护师”“主管护师”“副主任护师”“主任护师”5 级。根据这一条例，各省、市、自治区制定了护士晋升考核的具体内容与办法，使护理人员具有了完整的晋升考试制度。

(3)实施了护士执业资格考试和执业注册制度：1993 年 3 月，卫健委颁发了我国第一个关于护士执业与注册的部长令和《中华人民共和国护士管理办法》。1995 年 6 月，在全国举行首次护士执业资格考试，考试合格获得执业证书，方可申请注册。2008 年 5 月 12 日起施行《护士条例》，我国护理管理逐步走上了标准化、法制化的管理轨道。

4.护理研究逐渐深入

1990 年后，接受高等护理教育培养的学生进入临床、教学和管理岗位，我国的护理研究有了较快的发展。护理科学研究在选题的先进性、设计的合理性、结果的准确性、讨论的逻辑性方面均有较快的发展。一些高等护理教育机构或医院设立了护理研究中心,为开展护理研究提供场所和条件,所进行的研究课题以及研究成果对指导临床护理工作起到了积极作用。1993 年,中华护理学会第 21 届理事会在北京召开首届护理科技进步奖颁奖及成果报告会,并宣布"护理科技进步奖评选标准"及每 2 年评奖一次的决定。护理研究走上了一个更高的台阶。

5.学术交流日益繁荣

1950 年以后,中华护士学会积极组织国内的学术交流。特别是 1977 年以来,中华护理学会和各地分会先后恢复学术活动,多次召开护理学术交流会,举办各种不同类型的专题学习班、研讨会等。中华护理学会和各地护理学会成立了学术委员会和各专科护理委员会,以促进学术交流。1954 年创刊的《护理杂志》复刊,1981 年更名为《中华护理杂志》。《护士进修杂志》《实用护理杂志》等几十种护理期刊相继创刊。护理教材、护理专著和科普读物越来越多。1952 年,中华护士学会开始参加国际学术交流,与前苏联、南斯拉夫等国家和地区进行护理学术交流。1980 年以后,国际学术交流日益增多,中华护理学会及各地护理学会多次举办国际学术会议、研讨会等,并与多个国家开展互访交流和互派讲学,提供相互了解、学习、交流和提高的机会。各医学院校也积极参与国际学术交流,同时选派一批护理骨干和师资出国深造或短期进修,获硕士学位或博士学位后回国工作。1985 年,卫健委护理中心在北京成立,进一步取得了 WHO 对我国护理学科发展的支持。通过国际交流,开阔了眼界,活跃了学术气氛,增进和发展了我国护理界与世界各国护理界的友谊,促进了我国护理学科的发展。

(四)对中国护理未来发展的展望

1.护理教育高层次化

随着人们对医疗保健需求的增加,使得社会对护理人力资源的水平和教育层次也提出更高的标准。护理人员必须不断学习新知识、新技术来提高自己的能力和水平,护理教育也需依据市场对人才规格的要求,逐步调整护理教育的层次结构。2011 年,国务院学位委员会正式批准护理学为医学门类下属的一级学科,这必将推动我国高等护理教育的科学化、规范化发展,护理学研究生教育将进入规模与质量并进的快速发展轨道。因此,护理教育将向高层次方向发展,形成以高等护理教育为教育的主流,大专、本科、硕士、博士及博士后的护理教育将不断地完善和提高。

2.护理实践专科化

临床高科技医疗设备、先进治疗方法的不断更新,以及我国对优质护理服务工程的开展与深化,都对临床护士的专业素质提出了更高的要求。培养高素质的专科护理人才,处理复杂疑难的病例,为患者提供全面及连续性的护理,也是与国际护理学科接轨的重要策略。"十二五"期间实施了专科护理岗位护士的规范化培训工作,至 2015 年为全国培养了 2.5 万名临床专科护士。

3.护理管理标准化

护理管理的宗旨是以优质护理服务为患者提供全面、全程、专业、人性化的护理。通过完善护理质量标准、规范,促进护理质量的持续改进,提高临床护理服务水平。目前,西方发达国家实施护理质量标准化管理,质量标准包含了护理工作的全部内容,是所有提供护理服务机构的护理质量管理依据。如美国,加拿大护理界制定了相应的护理质量标准指南。我国首次颁布的《临床护理实践指南(2011 版)》,是我国护理走向标准化的起步。该指南明确了临床护理的技术要点,突出对患者的专业评估、病情观察、人文关怀和健康指导,将有效地指导临床护士科学、规范地从事专业实践活动,为患者提供安全、优质的整体护理。此外,随着我国法制化建设的推进,医疗护

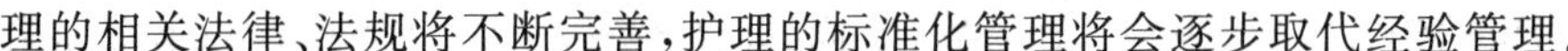

理的相关法律、法规将不断完善，护理的标准化管理将会逐步取代经验管理。

4.护理工作国际化

护理工作国际化主要是指专业目标国际化、专业标准国际化、职能范围国际化、教育国际化、管理国际化、人才流动国际化。随着全球经济一体化进程的加快，护理领域国际化交流与合作日益深化，跨国护理援助和护理合作增多，知识和人才交流日趋频繁。由于世界性护理人才资源匮乏，使中国的护士有机会迈出国门，进入国际市场就业。2013 年 5 月 8 日，国际护士会恢复中华护理学会的国际护士会会员资格，标志着中国的护理事业真正迈向了国际舞台。面对这种国际化发展趋势，21 世纪的护理人才应该是具有国际意识、国际交往能力、国际竞争能力和相应知识与技能的高素质人才。

5.护理任务特色化

随着护理学科的发展，未来护理人员所采取的护理模式将是以个案为中心的整体性护理。运用护理程序，尊重护理对象的个人自主权益，做到个别性、连续性、整体性的护理服务，强调护理诊断，并以此统一护理专业间的沟通。在我国，将中医护理的理论融入现代护理理论中，创建具有中国特色的护理理论和技术方法已成为一个重要的课题和研究方向。

（王福平）

第二节　护理学的定义、特性与研究方法

一、护理学的定义

护理学是以自然科学与社会科学理论为基础，研究有关维护、促进、恢复人类健康的护理理论、知识、技能及其发展规律的综合性、应用性学科。护理学运用了多方面的自然科学理论，如数学、化学、生物学，解剖学和生理学等，同时也综合了大量的社会、人文科学知识，如社会学、心理学、护理美学、行为学和护理伦理学等。护理学的内容及范围涉及影响人类健康的生物、社会心理、文化及精神等各个方面的因素。

二、护理学的特性

（一）科学性

护理学应用了自然科学、社会科学、人文科学理论知识作为基础，并且自身的理论知识体系也有很强的科学性。护理学有专门的护理专业技术操作，同时有伦理准则和道德规范指导护理专业技术操作。

（二）社会性

护理工作面向社会，给社会带来很多效益。社会的进步和改革又影响护理学的发展。

（三）艺术性

护理的对象是人，人兼有自然属性和社会属性。护理学既要研究人的生物属性和结构，又要关注人的心理和社会属性。对于人的生理、心理和社会活动的整体本质的理解，需要从科学和艺术结合的角度去研究。正如南丁格尔指出的：“人是各种各样的，由于社会地位、职业、民族、信

仰、生活习惯、文化程度的不同，所患的疾病与病情也不同，要使千差万别的人都能达到治疗和康复所需要的最佳身心状态，本身就是一项最精细的艺术。”

（四）服务性

护理是一种服务，护理为人类和社会提供不可缺少的健康服务，是帮助人的一种方式而不是有形的商品。因此，护理学是一门服务性很强的综合性应用科学，也属于生命科学的范畴。

三、护理学的研究对象与方法

（一）研究对象

随着单纯的生物医学模式向生物-心理-社会医学模式的转变，护理理念发生了根本的变化，护理学的研究对象也由单纯的患者发展到全体的人类，即包括现存健康问题的人、潜在健康问题的人和健康人群，以及由人组成的家庭、社区和社会。护理的最终目标是提高整个人群的健康水平。

（二）研究方法

护理活动是一项涉及数理化、生物学、医学、工程技术学等自然科学，同时又涉及心理学、伦理学、社会学等人文社会科学的多学科的综合性实践活动，这既决定了护理研究范围和研究对象的广泛性，也决定了护理研究方法的多样性。护理学研究的类型可以分为两类。

1.实验性研究

实验性研究是按护理研究目的，合理地控制或创造一定条件，并采用人为干预措施，观察研究对象的变化和结果，从而验证假设，探讨护理现象因果关系的一种研究方法。实验性研究以患者为研究对象时，“知情同意”和保证不损害患者的权益是必须注意的原则。

实验性研究的结果科学客观，有说服力。但是，由于护理研究的问题较难控制各种混杂因素，受到护理实际工作的许多限制；同时由于护理科研起步较晚，护理现象的要素及因素间的联系规律尚未完全清楚，因此实验性研究在护理研究中的应用受到很大的限制。在实际的实验性研究工作中，由于试验条件的限制，不能满足随机分组的原则，或缺少其他 1 个或 2 个实验性研究的特征，将这种实验性研究称为类实验性研究，也有人称为半实验性研究。

2.非实验性研究

非实验性研究是不施加任何影响和处理因素的研究，是实验性研究的重要基础，在护理研究中发挥重要作用。常用的非实验性研究如下。

(1)描述性研究：是通过有目的的调查、观察等方法描述护理现象的状态，从中发现规律或找出影响因素。

(2)相关性研究：是在描述性研究的基础上，探索各个变量之间的关系的研究。

(3)比较性研究：是对已经存在差异的两组人群或现象进行比较研究，从而发现引起差异的原因。根据研究目的又可以将比较性研究分为回顾性研究和前瞻性研究两种，前者是探究造成目前差异原因的研究；后者是观察不同研究对象持续若干时间以后的情况变化。

(4)个案研究：是在护理实践中，通过对特殊的病例进行深入的观察和研究，从而总结经验的研究方法。

（王福平）

第三节　护理学的任务、范畴与工作方式

一、护理学的任务

随着社会的发展和人类生活水平的提高，护理学的任务和目标已发生了深刻的变化。1965年6月修订的《护士伦理国际法》中规定：护士的权利与义务是保护生命，减轻痛苦，促进健康；护士的唯一任务是帮助患者恢复健康，帮助健康人提高健康水平。护理学的最终目标是通过护理工作，保护全人类的健康，提高整个人类社会健康水平。因此，护理学的任务和目标可概括为以下4个方面。

(一)促进健康

促进健康就是帮助个体、家庭和社区发展维持和增强自身健康的资源。这类护理实践活动包括教育人们对自己的健康负责、形成健康的生活方式、解释改善营养和加强锻炼的意义、鼓励戒烟、预防物质成瘾、预防意外伤害和提供信息以帮助人们利用健康资源等。

(二)预防疾病

预防疾病的目标是通过预防疾病达到最佳的健康状态。预防疾病的护理实践活动包括：开展妇幼保健的健康教育、增强免疫力、预防各种传染病、提供疾病自我监测的技术、评估机构、临床和社区的保健设施等。

(三)恢复健康

恢复健康的护理实践活动是护理人员的传统职责，帮助的是患病的人，使之尽快恢复健康，减少伤残水平，最大限度地恢复功能。这类护理实践活动包括：为患者提供直接护理，如执行药物治疗、生活护理等；进行护理评估，如测血压、留取标本做各类化验检查等；和其他卫生保健专业人员共同研讨患者的问题；教育患者如何进行康复活动；帮助疾病康复期的患者达到最佳功能水平。

(四)减轻痛苦

减轻痛苦的护理实践活动涉及对各种疾病患者、各年龄段临终者的安慰和照顾，包括帮助患者尽可能舒适地带病生活，提供支持以帮助人们应对功能减退、丧失，直至安宁地死亡。护理人员可以在医院、患者家中和其他卫生保健机构，如临终关怀中心开展这些护理实践活动。

二、护理学的范畴

(一)护理学的理论范畴

随着护理学的研究对象从研究单纯的生物人向研究整体人、社会人方向转变，护理的专业知识结构也发生了变化，在现有的护理学专业知识基础上，还研究发展自己的理论框架、概念模式，吸收其他学科的理论，如社会学、心理学、伦理学、美学、教育学和管理学等，以构成自己的专业知识体系，更大范围地充实和促进护理学科的发展。

(二)护理学的实践范畴

1.临床护理

临床护理的服务对象是患者,工作内容包括基础护理和专科护理。

(1)基础护理:是临床各专科护理的基础,是应用护理学基本理论、基础知识和基本技术来满足患者的基本生活、心理、治疗和康复的需要,如饮食护理、排泄护理、病情观察、临终关怀等。

(2)专科护理:是以护理学及相关学科理论为基础,结合各专科患者的特点及诊疗要求,对患者实施身心整体护理,如消化内科患者的护理、急救护理等。

2.社区护理

社区护理的服务对象是社区所有人口,包括患病的人和健康的人,包括个人、家庭和社区。它以临床护理的理论、技能为基础,对社区所有成员进行疾病预防、妇幼保健、健康教育、家庭护理、健康保健服务输送系统的改进等工作。以帮助人们建立良好的生活方式,促进全民健康水平的提高。

3.护理教育

护理教育是我国现阶段发展最快的实践领域,也是护理学最高层次人才会聚的领域。目前,我国护理教育体系由 3 个部分组成。①基础护理学教育:包括中专、大专、本科。②毕业后护理学教育:包括岗位培训和研究生教育。③继续护理学教育:主要是为从事护理工作的在职人员提供学习新理论、新知识、新技术、新方法为目的的终身性教育。

4.护理管理

护理管理是运用现代管理学的理论和方法对护理工作的各要素——人、财、物、时间、信息进行组织、计划,应用、调控等,最终达到降低成本消耗,提高质量效益的目标。系统化管理以确保护理工作正确、及时、安全、有效地开展,为患者提供完善、优质的服务。

5.护理科研

护理学的发展依赖于护理科研。护理科研是用观察、调查分析、实验,现象学等多学科研究方法揭示护理研究对象性质、护理学发展规律,创造新的护理学知识、护理学方法和技术,最终实现提高护理学学科的科学性和应用水平的目的。

三、护理工作方式

护理工作方式是一种为了满足护理对象的护理要求,提高护理工作质量和效率,根据护理人员的工作能力和数量,设计出来的不同结构的工作分配方式。在不同的历史时期,不同的社会文化背景下,受不同护理理念的影响及工作环境、工作条件等的限制,相继出现了各种不同的护理工作方式。护理工作方式体现了不同历史时期中的医学模式以及当时人们对健康的认识,主要有以下 5 种护理工作方式。

(一)个案护理

个案护理是一位护士护理一位患者,即由专人负责实施个体化护理。

护理特点:专人负责实施个体化护理;责任明确,能掌握患者的全面情况;适用于危重患者、特殊患者及临床教学的需要,但消耗人力。

(二)功能制护理

功能制护理是一种以疾病为中心的护理模式,以完成各项医嘱和常规的基础护理为主要工作内容，将日常工作任务根据工作性质机械地分配给护理人员，护士被分为“治疗护士”“办公室护士”“生活护理护士”“巡回护士”等班次来完成护理服务。

护理特点：以完成医嘱和执行常规为主要工作内容，又以工作内容为中心分配任务，分工明确，流水作业，易于组织管理、节省人力。但是较机械，与患者交流少、较少考虑患者的心理和社会需求，护士不能全面掌握患者的情况。

（三）小组护理

小组护理以分组护理的方式对患者进行整体护理。护士分成小组进行护理活动，一般每个护理组分管 10～15 位患者。小组成员由不同级别的护理人员构成，各司其职，在小组长的计划、指导下提供护理服务。

护理特点：分组管理患者，各级护士各司其职，护理小组的成员可以同心协力，有较好的工作气氛。护理工作有计划、有步骤、有条理地进行，新护士分配到病区时不至于因不熟悉工作而引起情绪紧张。但是，由于每个护理人员没有确定的护理对象，会影响护理人员的责任心；整个小组的护理工作质量受小组长的能力、水平和经验的影响较大；也可能因对患者护理过程的不连续以及护理人员交替过程中的脱节而影响护理质量。

（四）责任制护理

责任制护理从以疾病为中心的护理转向了以患者为中心的护理，按照护理程序的工作方法对患者实施整体护理。护士增强了责任感，真正把患者作为“我的患者”；患者增加了安全感，具有护士是“我的护士”的归属感，使护患关系更加密切。护理工作由责任护士和辅助护士按护理程序的工作方法对患者进行全面、系统和连续的整体护理，要求责任护士从患者入院到出院均实行 8 小时在班，24 小时负责制。由责任护士评估患者情况、制订护理计划、实施护理措施及评价护理效果，辅助护士按责任护士的计划实施护理。

护理特点：由责任护士、辅助护士按护理程序对患者进行全面、系统、连续的整体护理；能以患者为中心，掌握患者全面情况。但是，文件书写多、人员需要多，要求对患者 24 小时负责难以做到；责任护士之间较难相互沟通和帮助。

（五）综合护理

综合护理是一种通过有效地利用人力资源、恰当地选择并综合运用上述几种工作方式，为服务对象提供高效率、高质量、低消耗的护理服务的工作方式。

护理特点：各医疗机构可根据机构的特点和资源配备情况，选择符合自身特点的护理工作方式和流程，最终目标是促进患者康复，维持其最佳健康状态；根据患者需要，加强对护理人员的培训；要求明确不同层次人员和机构的职责与角色，既考虑了成本效益，又为护士的个人发展提供了空间和机会。

以上各种护理工作方式是有继承性的，新的工作方式总是在原有的工作方式基础上有所改进和提高。每一种护理工作方式在护理学的发展历程中都起着重要作用，各种工作方式可以综合运用。

（王福平）

第四节　护理学的知识体系与学习方法

一、护理学的知识体系

护理学经过100多年的发展，特别是近几十年的发展，已逐渐形成了相对稳定的知识体系，具有其独特性及科学性。它包括以下内容。

(一)基础知识

1.自然科学基知识

自然科学基知识包括生物学、数学、物理学、化学等。

2.人文杜会科学基础知识

人文杜会科学基础知识包括语文、社会学、政治和经济学、哲学、心理学、美学、外语、法律基础、伦理等。

3.医学基础知识

医学基础知识包括人体解剖学、人体生理学、微生物与寄生虫学、免疫学、药理学、生物化学等。

4.其他

其他包括统计学、信息学、计算机应用等。

(二)护理专业知识

1.专业基础

专业基础包括护理学导论、基础护理学、健康评估、人际沟通与护理礼仪等。

2.专科护理

专科护理包括内科护理学、外科护理学、妇产科护理学、儿科护理学、精神科护理学、急危重症护理学、耳鼻喉科护理学、老年护理学等。

3.预防保健及公共卫生方面的知识

预防保健及公共卫生方面的知识包括社区护理学、预防医学、流行病学、康复护理学等。

4.护理管理、教育及研究方面的知识

护理管理、教育及研究方面的知识包括护理管理学、护理教育学、健康教育学、护理科研等。

以上介绍的知识结构是以传统的学科课程分类的方法。目前，一些护理院校为了体现以人的健康为中心的护理理念，与国际先进护理教育接轨，采用综合课程模式，以人的生命周期设置护理专业课程。设置的课程有成人护理学、妇女与儿童护理学、老年护理学、临终关怀等。

二、护理学的学习方法

护理学具有自然学科和人文社会学科的双重属性，以及其科学性、实践性、艺术性和服务性，这就决定了护理专业的学习具有自身的特点。

(一)树立以人为本观念，注重培养求实的科学态度和慎独精神

护理服务对象是人，要求护理工作者具有以人为本的护理理念，设身处地地为患者着想，关心、体贴患者，并尽量满足患者的身心需求。同时，学会与患者沟通，建立良好的护患关系。护理学是一门实用性很强的学科，有科学的临床实践操作，护生在学校学习过程和临床实习过程中要培养严谨求实的科学态度，认真对待每一项操作，同时培养慎独修养，珍惜每一位患者的生命，对工作认真负责。

(二)注重护理学知识记忆方法的培养

护理学知识体系中包括许多基础内容，比如人体解剖学的结构和形态、生理功能和正常值、基础护理中"三查七对"的内容等，这些基础知识需要我们牢记。在护理学学习过程中常用的知识记忆方法如下。

1.有意记忆法

有明确目的或任务，凭借意志努力记忆某种材料的方法叫有意记忆。在学习护理学知识过程中，要有明确的学习目的，勤用脑想、用心记，学习时专心致志，留心把重要的内容记住。

2.理解记忆法

在积极思考达到深刻理解的基础上记忆材料的方法叫理解记忆法。在护理学学习过程中，积极思考把学习内容分成大小段落和层次，找出它们之间内在的逻辑联系而进行学习，理解越深刻，记忆越牢固。

3.联想记忆法

联想就是当人脑接受某一刺激时浮现出与该刺激有关的事物形象的心理过程。在学习护理学知识时用与该知识内容相似、相近或相反的事物容易产生联想，用联想的方法增强知识的记忆。

4.作业记忆法

通过做试题、作业，讨论汇报等检测方法，可以检验和巩固记忆。在这过程中发现自己知识薄弱的环节，复习知识、巩固知识，加强知识的记忆。

(三)注重护理实践操作的培训

护理学是一门应用性很强的学科，不仅有很系统的理论知识，还有很强的实践操作知识。所以，我们不仅要掌握理论知识，更重要的是把护理学的知识应用到临床实践操作中。由于临床实践操作直接影响患者的治疗效果，并与患者的舒适、安全密切相关，所以护理专业的学生必须掌握过硬的护理实践操作。学好护理实践操作离不开实践学习法。实践学习法主要包括实训室学习法和临床学习法。

1.实训室学习法

实训室学习法是护生学习护理学重要的方法，护生在实训室里认真看教师示教，然后按规范的操作程序逐步反复地模拟练习，直至完全掌握每一项护理操作。

2.临床学习法

临床学习法是提高护生护理操作技能的一种很有效的方法。但是，临床学习的前提条件是护生实训室内各项技能操作已经达到教学所规定的标准要求，考核优秀。在临床学习过程中，护生要严格要求自己，树立良好的职业道德，认真对待每一项护理操作，虚心接受临床带教教师的指导。

通过临床学习，护生的护理学操作技能达到很熟练的程度，能很灵活的运用各项操作。在实践操作中，结合护理学理论知识，及时发现问题、解决问题，更牢固的掌护理学知识。

(四)注重创造性思维能力和护理科研能力的训练

医学和护理学知识更新快,教学相对滞后,护理教师不可能在较短的时间内传授所有的知识。护生应学会主动学习和独立学习,学会利用图书馆、计算机网络等资源,拓展知识面,提高自学能力,在护理教学中,护理教师应以学生为主体,鼓励学生善于思考、敢于提出质疑、大胆阐述个人观点,创造利于培养学生评判性思维的学习氛围,使学生能够敢于提出问题、主动收集资料、分析问题并解决问题。

护理要适应时代需求而发展,就要有创新精神,要做科学的研究,护理学迫切需要培养具备科研能力的高层次的护理人才。多数护理学校开设了护理研究的课程,通过学习和实践护理研究的选题、查阅文献、科研设计和实施、结果的评价等过程,了解科学研究的方法,培养科研的能力。

(王福平)

第二章

基础护理技术

第一节 铺 床 法

一、备用床

(一)目的

保持病室整洁,准备接收新患者。

(二)操作前准备

1.操作护士

着装整洁,修剪指甲,洗手,戴口罩。

2.物品准备

床、床垫、床褥、棉被或毛毯、枕芯、床罩/床单、被套、枕套。

3.环境

整洁、安静。

(三)操作过程

(1)移开床旁桌椅于适宜位置。

(2)用物按使用顺序放于床旁椅上。

(3)检查床垫。

(4)将床褥齐床头平放于床垫上,并铺平。

(5)铺床单或床罩。

(6)将棉被或毛毯套入被套内。

(7)两侧内折后与床内沿平齐。

(8)尾端塞于床垫下。

(9)套枕套,将枕头平放于床头正中。

(10)移回床旁桌、椅。

(11)处理用物,洗手。

(四)注意事项

(1)注意省时、节力,防止职业损伤。

(2)铺床时病室内无患者进食或治疗。

(五)评价标准

(1)用物准备齐全。

(2)床单位整洁、美观。

二、麻醉床

(一)目的

便于接收和护理麻醉手术后的患者;使患者安全、舒适、预防并发症。

(二)操作前准备

1.评估患者

诊断、病情、手术和麻醉方式。

2.操作护士

着装整洁、修剪指甲、洗手、戴口罩。

3.物品准备

(1)床上用物:床垫、床褥、棉被或毛毯、枕芯、床罩、一次性中单、被套、枕套。

(2)麻醉护理盘:治疗巾、开口器、舌钳、通气导管、牙垫、弯盘、吸氧管、吸痰管、棉签、压舌板、镊子、纱布。

(3)其他:心电监护仪、听诊器、血压计、吸氧装置、吸痰装置、生理盐水、手电筒、胶布、护理记录单、笔、输液架。

4.环境

安静、整洁。

(三)操作过程

(1)移开床旁桌椅于适当位置。

(2)用物按使用顺序放于床旁椅上。

(3)从床头至床尾铺平床褥后,铺上床罩、根据患者手术麻醉情况和手术部位铺中单。

(4)将棉被或毛毯套入被套内。

(5)盖被尾端向上反折,齐床尾。

(6)将背门一侧盖被塞于床垫下,对齐床缘。

(7)将近门一侧盖被边缘向上反折,对齐床缘。

(8)套枕套后,将枕头横立于床头正中。

(9)移回床旁桌、椅。

(10)处理用物。

(11)洗手。

(四)注意事项

(1)注意省时、节力,防止职业损伤。

(2)枕头平整、充实。

(3)病室及床单位整洁、美观。

(五)评价标准

(1)用物准备齐全。

(2)操作过程规范,符合省时、省力原则。

(3)床单位整洁、美观、符合术后护理要求。

三、卧床患者更换床单

(一)目的

为卧床患者更换床单,保持清洁,增进舒适。

(二)操作前准备

1.告知患者

更换床单的目的及过程,教会患者配合方法。

2.评估患者

(1)病情、意识、身体移动能力及合作程度。

(2)有无肢体活动障碍、偏瘫和骨折。

(3)有无引流管、输液管及伤口,有无尿便失禁。

(4)年龄、性别、体重、心理状态与需求。

3.操作护士

着装整洁、仪表端庄、洗手、戴口罩。

4.物品准备

护理车、清洁的大单、一次性中单、被套、枕套、床刷及半湿状布套、污衣袋等。

(三)操作过程

(1)根据需要移开床旁桌椅。

(2)松开固定在床单上的各种引流管,防止引流管脱落。

(3)移枕头,协助患者移向对侧。

(4)松开近侧各层床单,将其上卷于中线处塞于患者身下。

(5)扫床。

(6)按序依次铺近侧各层床单。

(7)移枕头,协助患者移至近侧。

(8)同法,铺另一侧。

(9)整理盖被,更换枕套。

(10)固定引流管。

(11)协助患者取舒适卧位,必要时上床挡。

(12)整理用物,洗手。

(四)注意事项

(1)保证患者安全,体位舒适。

(2)注意节力。

(3)注意观察病情变化。

(五)评价标准

(1)用物准备齐全。

(2)操作过程规范,符合省时、省力原则。

(3)床单位整洁、美观、患者安全舒适。

(崔文霞)

第二节　机械吸痰法

一、目的

清除呼吸道分泌物,保持呼吸道通畅,预防并发症发生。适用于排痰无力、痰液黏稠、意识不清、危重、老年体弱及身体各脏器衰竭者。可通过患者口腔、鼻腔、气管插管或气管切开处进行负压吸引。

二、准备

(一)用物准备

(1)治疗盘外:电动吸引器或中心吸引器包括马达、偏心轮、气体过滤器、压力表、安全瓶、贮液瓶。开口器、舌钳、压舌板、电源插座等。

(2)治疗盘内:带盖缸 2 只(1 只盛消毒一次性吸痰管若干根、1 只盛有消毒液的盐水瓶)、消毒玻璃接管、治疗碗 2 个(1 只内盛无菌生理盐水、1 只内盛消毒液用于消毒玻璃接管)、弯盘、消毒纱布、无菌弯血管钳 1 把、消毒镊子 1 把、棉签 1 包、液状石蜡、冰硼散等,急救箱 1 个备用。

(二)患者、护理人员及环境准备

患者取舒适体位,稳定情绪,了解吸痰目的、方法、注意事项及配合要点。护理人员应衣帽整齐,修剪指甲,洗手,戴口罩。环境安静、整洁、光线、温湿度适宜。

三、操作步骤

(1)携用物至病床旁,接通电源,打开开关,调节负压,检查吸引器性能。

(2)检查患者口腔(昏迷患者可借助压舌板及开口器)、鼻腔,有无义齿,如有应先取下活动义齿,患者头部转向一侧,面向操作者。

(3)连接吸痰管,先吸少量生理盐水。用于检查吸痰管是否通畅,并润滑吸痰管前端。

(4)一手反折吸痰管末端,另一手持无菌弯血管钳或无菌镊子夹取吸痰管前端,插入口咽部 10～15 cm(过深可触及支气管处,易堵塞呼吸道)后,放松吸痰管末端,先吸口咽部分泌物,再吸气管内分泌物。吸痰时采取上下左右旋转向上提吸痰管的方法,有利于呼吸道分泌物吸出,避免损伤呼吸道黏膜。每次吸引时间少于 15 秒,防止缺氧。

(5)吸痰管拔出后,用生理盐水抽吸,防止分泌物堵塞吸痰管。

(6)观察患者呼吸道是否畅通及面部、呼吸、心率、血压等情况及吸出液的色、质、量。

(7)协助患者擦净面部分泌物,整理床单位,取舒适体位。

(8)处理用物,吸痰管玻璃接头清洁后,放入盛有消毒液的治疗碗中浸泡,或清洁后,置低温消毒箱内消毒备。

(9)洗手,观察并记录治疗效果与反应。

四、注意事项

(1)严格无菌操作,吸痰管应即吸即弃。
(2)吸痰动作应轻柔,以防呼吸道黏膜损伤。
(3)痰液黏稠者可配合叩击、雾化吸入,提高治疗效果。
(4)储液瓶内的液体不得超过 2/3。
(5)每次吸痰时间不超过 15 秒,以免缺氧。
(6)两次吸痰间隔不少于 30 分钟。
(7)气管隆嵴处不宜反复刺激,避免引起咳嗽反射。

(崔文霞)

第三节　鼻　饲　法

一、目的

对病情危重、昏迷、不能经口或不愿正常摄食的患者,通过胃管供给患者所需的营养、水分和药物,维持机体代谢平衡,保证蛋白质和热量的供给需求,维持和改善患者的营养状况。

二、准备

(一)物品准备

治疗盘内:一次性无菌鼻饲包一套(硅胶胃管 1 根、弯盘 1 个、压舌板 1 个、50 mL 注射器 1 具、润滑剂、镊子 2 把、治疗巾 1 条,纱布 5 块)、治疗碗 2 个、弯血管钳 1 把、棉签适量、听诊器 1 副、鼻饲流质液(38～40 ℃)200 mL,温开水适量、手电筒 1 个、调节夹 1 个(夹管用)、松节油、漱口液、毛巾。慢性支气管炎的患者视情况备镇静剂、氧气。

治疗盘外:安全别针 1 个、夹子或橡皮圈 1 个、卫生纸适量。

(二)患者、护理人员及环境准备

患者了解鼻饲目的、方法、注意事项及配合要点。调整情绪,指导或协助患者摆好体位。护理人员应衣帽整齐,修剪指甲,洗手,戴口罩。环境安静、整洁、光线、温湿度适宜。

三、评估

(1)评估患者病情、治疗情况、意识、心理状态及合作度。
(2)评估患者鼻腔状况,有无鼻中隔偏曲、息肉,鼻黏膜有无水肿、炎症等。
(3)向患者解释鼻饲的目的、方法、注意事项及配合要点。

四、操作步骤

(1)确认患者并了解病情,向患者解释鼻饲目的,过程及方法。

(2)备齐用物，携至床旁核对床头卡、医嘱、饮食卡，核对流质饮食：种类、量、性质、温度、质量。

(3)患者如有义齿、眼镜应协助取下，妥善存放。防止义齿脱落误吞吐食管或落入气管引起窒息。插管时由于刺激可致流泪，取下眼镜便于擦除。

(4)取半坐位或坐位，可减轻胃管通过咽喉部时引起的咽反射，利于胃管插入。无法坐起者取右侧卧位，昏迷患者取去枕平卧位，头向后仰可避免胃管误入气管。

(5)将治疗巾围于患者颌下，保护患者衣服和床单，弯盘、毛巾放置于方便易取处。

(6)观察鼻孔是否通畅，黏膜有无破损，清洁鼻腔，选择通畅一侧便于插管。

(7)准备胃管测量胃管插入的长度，成人插入长度为 45～55 cm，一般取发际至胸骨剑突处或鼻尖经耳垂至胸骨剑突处，并做标记，倒润滑剂于纱布上少许，润滑胃管前段 10～20 cm 处，减少插管时的摩擦阻力。

(8)左手持纱布托住胃管，右手持镊子夹住胃管前端，沿选定侧鼻孔缓缓插入，插管时动作轻柔，镊子前端勿触及鼻黏膜，以防损伤，当胃管插入 10～15 cm 通过咽喉部时，如为清醒患者指导其做吞咽动作及深呼吸，随患者做吞咽动作及深呼吸时顺势将胃管向前推进胃管，直至标记处。如为昏迷患者，将患者头部托起，使下颌靠近胸骨柄，可增大咽喉部通道的弧度，便于胃管顺利通过，再缓缓插入胃管至标记处。若插管时患者恶心、呕吐感持续，用手电筒、压舌板检查口腔咽喉部有无胃管盘曲卡住。如患者有呛咳、发绀、喘息、呼吸困难等误入气管现象，应立即拔管。休息后再插。

(9)确认胃管在胃内，用胶布交叉胃管固定于鼻翼和面颊部。验证胃管在胃内的三种方法：①打开胃管末端胶塞连接注射器于胃管末端抽吸，抽出胃液即可证实胃管在胃内。②置听诊器于患者胃区，快速经胃管向胃内注入 10 mL 空气，同时在胃部听到气过水声，即表示已插入胃内。③将胃管末端置于盛水的治疗碗内，无气泡溢出。

(10)灌食：连接注射器于胃管末端，先回抽见有胃液，再注入少量温开水，可润滑管壁，防止喂食溶液黏附于管壁，然后缓慢灌注鼻饲液或药液等。鼻饲液温度为 38～40 ℃，每次鼻饲量不应超过 200 mL，间隔时间不少于 2 小时，新鲜果汁，应与奶液分别灌入，防止凝块产生。鼻饲结束后，再次注入温开水 20～30 mL 冲洗胃管，避免鼻饲液积存于管腔中而变质，造成胃肠炎或堵塞管腔。鼻饲过程中，避免注入空气，以防造成腹胀。

(11)胃管末端胶塞：塞上如无胶塞可反折胃管末端，用纱布包好，橡皮圈系紧，用别针将胃管固定于大单，枕旁或患者衣领处防止灌入的食物反流和胃管脱落。

(12)协助患者清洁口腔，鼻孔，整理床单位，嘱患者维持原卧位 20～30 分钟，防止发生呕吐，促进食物消化、吸收。长期鼻饲者应每天进行口腔护理。

(13)整理用物，并清洁，消毒，备用。鼻饲用物应每天更换消毒，协助患者擦净面部，取舒适卧位。

(14)洗手，记录。记录插管时间、鼻饲液种类、量及患者反应等。

五、拔管

停止鼻饲或长期鼻饲需要更换胃管时进行拔管。

(1)携用物至床前，说明拔管的原因，并选择末次鼻饲结束时拔管。

(2)置弯盘于患者颌下，夹紧胃管末端放于弯盘内，防止拔管时液体反流，胃管内残留液体滴入气管。揭去固定胶布用松节油擦去胶布痕迹，再用清水擦洗。

(3)嘱患者深呼吸，在患者缓缓呼气时稍快拔管，到咽喉处快速拔出。

(4)将胃管放入弯盘中，移出患者视线，避免患者产生不舒服的感觉。

(5)清洁患者面部、口腔及鼻腔，帮助患者漱口，取舒适卧位。

(6)整理床单位，清理用物。

(7)洗手，记录拔管时间和患者反应。

六、注意事项

(1)注入药片时应充分研碎，全部溶解方可灌注。多种药物灌注时，应将药物分开灌注，每种药物之间用少量温开水冲洗1次，注意药物配伍禁忌。

(2)插胃管时护士与患者进行有效沟通，缓解紧张度。

(3)插管动作要轻稳，尤其是通过食管三个狭窄部位(环状软骨水平处，平气管分叉处，食管通过膈肌处)时，以免损伤食管黏膜。

(4)每次鼻饲前应检查胃管是否在胃内及是否通畅，并用少量温开水冲管后方可进行喂食，鼻饲完毕后再次注入少量温开水，防止鼻饲液凝结。注入鼻饲液的速度要缓慢，以免引起患者不适。

(5)鼻饲液应现配现用，已配制好的暂不用时，应放在4 ℃以下的冰箱内保存，保证24小时内用完，防止长时间放置变质。

(6)长期鼻饲者应每天进行两次口腔护理，并定期更换胃管，普通胃管每周更换一次，硅胶胃管每月更换1次，聚氨酯胃管留置时间2个月更换1次。更换胃管时应于当晚最后1次喂食后拔出，翌日晨从另一侧鼻孔插入胃管。

(7)每次灌注前或间隔4～8小时应抽胃内容物，检查胃内残留物的量。如残留物的量大于灌注量的50％，说明胃排空延长，应告知医师采取措施。

(崔文霞)

第四节　导　尿　术

一、目的

(1)为尿潴留患者解除痛苦；使尿失禁患者保持会阴清洁干燥。

(2)收集无菌尿标本，做细菌培养。

(3)避免盆腔手术时误伤膀胱，为危重、休克患者正确记录尿量、测尿比重提供依据。

(4)检查膀胱功能，测膀胱容量、压力及残余尿量。

(5)鉴别尿闭和尿潴留，以明确肾功能不全或排尿功能障碍。

(6)诊断及治疗膀胱和尿道的疾病，如进行膀胱造影或对膀胱肿瘤患者进行化疗等。

二、准备

(一)物品准备

治疗盘内:橡皮圈1个,别针1枚,备皮用物1套,一次性无菌导尿包1套(治疗碗2个、弯盘、双腔气囊导尿管根据年龄选不同型号尿管,弯血管钳1把、镊子1把、小药杯内置棉球若干个,液状石蜡棉球瓶1个,洞巾1块)。弯盘1个,一次性手套1双,治疗碗1个(内盛棉球若干个),弯血管钳1把、镊子2把、无菌手套1双,常用消毒溶液[0.1%苯扎溴铵(新洁尔灭)、0.1%氯己定等],无菌持物钳及容器1套,男患者导尿另备无菌纱布2块。

治疗盘外:小橡胶单和治疗巾1套(或一次性治疗巾),便盆及便盆巾。

(二)患者、护理人员及环境准备

患者了解导尿目的、方法、注意事项及配合要点。取仰卧屈膝位,调整情绪,指导或协助患者清洗外阴,备便盆。护理人员应衣帽整齐,修剪指甲,洗手,戴口罩。环境安静、整洁、光线、温湿度适宜,关闭门窗,备屏风或隔帘。

三、评估

(1)评估患者病情、治疗情况、意识、心理状态及合作度。

(2)患者排尿功能异常的程度,膀胱充盈度及会阴部皮肤、黏膜的完整性。

(3)向患者解释导尿的目的、方法、注意事项及配合要点。

四、操作步骤

将用物推至患者处,核对患者床号、姓名,向患者解释导尿的目的、方法、注意事项及配合要点。消除患者紧张和窘迫的心理,以取得合作。①用屏风或隔帘遮挡患者,保护患者的隐私,使患者精神放松。②帮助患者清洗外阴部,减少逆行尿路感染的机会。③检查导尿包的日期,是否严密干燥,确保物品无菌性,防止尿路感染。④根据男女性尿道解剖特点执行不同的导尿术。

(一)男性患者导尿术操作步骤

(1)操作者位于患者右侧,帮助患者取仰卧屈膝位,脱去对侧裤腿,盖在近侧腿上,对侧下肢和上身用盖被盖好,两腿略外展,暴露外阴部。

(2)将一次性橡胶单和治疗巾垫于患者臀下,弯盘放于患者臀部,治疗碗内盛棉球若干个。

(3)左手戴手套,用纱布裹住阴茎前1/3,将阴茎提起,另一手持镊子夹消毒棉球按顺序消毒,阴茎后2/3部—阴阜—阴囊暴露面。

(4)用无菌纱布包裹消毒过的阴茎后2/3部—阴阜—阴囊暴露面,消毒阴茎前1/3,并将包皮向后推,换另一把镊子夹消毒棉球消毒尿道口,向外螺旋式擦拭龟头—冠状沟—尿道口数次,包皮和冠状沟易藏污,应彻底消毒,预防感染。污棉球置于弯盘内移至床尾。

(5)在患者两腿间打开无菌导尿包,用持物钳夹浸消毒液的棉球于药杯内。

(6)戴无菌手套,铺洞巾,使洞巾与包布内面形成无菌区域。嘱患者勿移动肢体保持体位,以免污染无菌区。

(7)按操作顺序排列好用物,用镊子取液状石蜡棉球,润滑导尿管前端。

(8)左手用纱布裹住阴茎并提起,使之与腹壁呈60°,使耻骨前弯消失,便于插管。将包皮向后推,右手用镊子夹取浸消毒液的棉球,按顺序消毒尿道口、螺旋消毒龟头、冠状沟、尿道口数遍,每个棉球只可用一次，禁止重复使用，确保消毒部位不受污染，污棉球置于弯盘内，右手将弯盘移至靠近床尾无菌区域边沿，便于操作。

(9)左手固定阴茎，右手将治疗碗置于洞巾口旁，男性尿道长而且又有三个狭窄处，当插管受阻时，应稍停片刻嘱患者深呼吸，减轻尿道括约肌紧张，再徐徐插入导尿管，切忌用力过猛而损伤尿道。

(10)用另一只血管钳夹持导尿管前端，对准尿道口轻轻插入 20～22 cm，见尿液流出后，再插入约 2 cm，将尿液引流入治疗碗(第一次放尿不超过 1 000 mL，防止大量放尿，腹腔内压力急剧下降，血液大量滞留腹腔血管内，血压下降虚脱及膀胱内压突然降低，导致膀胱黏膜急剧充血，发生血尿)。

(11)治疗碗内尿液盛 2/3 满后，可用血管钳夹住导尿管末端，将尿液导入便器内，再打开导尿管继续放尿。注意询问患者的感觉，观察患者的反应。

(12)导尿毕，夹住导尿管末端，轻轻拔出导尿管，避免损伤尿道黏膜。撤下洞巾，擦净外阴，脱去手套置弯盘内，撤出臀部一次性橡胶单和治疗巾置治疗车下层。协助患者穿好裤子，整理床单位。

(13)整理用物。

(14)洗手，记录。

(二)女性患者导尿术操作步骤

(1)操作者位于患者右侧，帮助患者取仰卧屈膝位，脱去对侧裤腿，盖在近侧腿上，对侧下肢和上身用盖被盖好，两腿略外展，暴露外阴部。

(2)将一次性橡胶单和治疗巾垫于患者臀下，弯盘放于患者臀部，治疗碗内盛棉球若干个。

(3)左手戴手套，右手持血管钳夹取消毒棉球做外阴初步消毒，按由外向内，自上而下，依次消毒阴阜、两侧大阴唇。

(4)左手分开大阴唇，换另一把镊子按顺序消毒大小阴唇之间－小阴唇－尿道口－自尿道口至肛门，减少逆行感染的机会。污棉球置于弯盘内，消毒完毕，脱下手套置于治疗碗内，污物放置治疗车下层。

(5)在患者两腿间打开无菌导尿包，用持物钳夹浸消毒液的棉球于药杯内。

(6)戴无菌手套，铺洞巾，使洞巾与包布内面形成无菌区域。嘱患者勿移动肢体保持体位，以免污染无菌区。

(7)按操作顺序排列好用物，用镊子取液状石蜡棉球，润滑导尿管前端。

(8)左手拇指、食指分开并固定小阴唇，右手持弯持物钳夹取消毒棉球，按由内向外，自上而下顺序消毒尿道口、两侧小阴唇、尿道口，尿道口处要重复消毒一次，污棉球及弯血管钳置于弯盘内，右手将弯盘移至靠近床尾无菌区域边沿，便于操作。

(9)右手将无菌治疗碗移至洞巾旁，嘱患者张口呼吸，用另一只弯血管钳夹持导尿管对准导尿口轻轻插入尿道 4～6 cm，见尿液后再插入 1～2 cm。

(10)左手松开小阴唇，下移固定导尿管，将尿液引入治疗碗。注意询问患者的感觉，观察患者的反应。

(11)导尿毕，夹住导管末端，轻轻拔出导尿管，避免损伤尿道黏膜。撤下洞巾，擦净外阴，脱去手套置弯盘内，撤出臀部一次性橡胶单和治疗巾置治疗车下层。协助患者穿好裤子，整理床单位。

(12)整理用物。

(13)洗手,记录。

五、注意事项

(1)向患者及其家属解释留置导尿管的目的和护理方法,使其认识到预防泌尿系统感染的重要性,并主动参与护理。

(2)保持引流通畅,避免导尿管扭曲堵塞,造成引流不畅。

(3)防止泌尿系统逆行感染。

(4)患者每天摄入足够的液体,每天尿量维持在 2 000 mL 以上,达到自然冲洗尿路的目的,以减少尿路感染和结石的发生。

(5)保持尿道口清洁,女患者用消毒棉球擦拭外阴及尿道口,如分泌物过多,可用0.02%高锰酸钾溶液冲洗,再用消毒棉球擦拭外阴及尿道口。男患者用消毒棉球擦拭尿道口、阴茎头及包皮,1～2 次/天。

(6)每周定时更换集尿袋 1 次,定时排空集尿袋,并记录尿量。

(7)每月定时更换导尿管 1 次。

(8)采用间歇性夹管方式,训练膀胱反射功能。关闭导尿管,每 4 小时开放 1 次,使膀胱定时充盈和排空,促进膀胱功能的回复。

(9)离床活动时,应用胶布将导尿管远端固定在大腿上,集尿袋不得超过膀胱高度,防止尿液逆流。

(10)协助患者更换体位,倾听患者主诉,并观察尿液性状、颜色和量,尿常规每周检查 1 次,若发现尿液混浊、沉淀、有结晶,应做膀胱冲洗。

(陈　芳)

第五节　灌　肠　术

一、目的

(1)刺激肠蠕动,软化和清除粪便,排出肠内积气,减轻腹胀。

(2)清洁肠道,为手术、检查和分娩做准备。

(3)稀释和清除肠道内有害物质,减轻中毒。

(4)为高热患者降温。

根据灌肠的目的不同分为保留灌肠和不保留灌肠。不保留灌肠按灌入液体量不同,分大量不保留灌肠和小量不保留灌肠(小量不保留灌肠适用于危重患者、老年体弱、小儿、孕妇等)。

二、准备

(一)物品准备

治疗盘内备:通便剂按医嘱备、一次性手套 1 双、剪刀(用开塞露时)1 把,弯盘 1 个,卫生纸、纱布 1 块。

治疗盘外备:温开水(用肥皂栓时)适量、屏风、便盆、便盆布 1 个。

(二)患者、护理人员及环境准备

患者了解通便目的、方法、注意事项及配合要点。取侧卧屈膝位,调整情绪,指导或协助患者清洗肛周,备便盆。护理人员应衣帽整齐,修剪指甲,洗手,戴口罩。环境安静、整洁、光线、温湿度适宜,关闭门窗,备屏风或隔帘,保护患者隐私,消除紧张、恐惧心理,取得合作。

三、评估

(1)评估患者病情、治疗情况、意识、心理状态及合作度。

(2)评估患者的腹胀情况、肛周皮肤、黏膜的完整性。

四、操作步骤

(1)关闭门窗,用屏风遮挡患者,保护患者隐私。

(2)条件许可患者可帮助其取左侧卧位,双腿屈曲,背向操作者,暴露肛门,便于操作。

(3)患者臀部移至床沿,臀下铺一次性尿垫,保持床单位清洁,便器放置在床旁。

(4)将弯盘置于臀部旁,用血管钳关闭灌肠筒胶管倒灌肠液于筒内,悬挂灌肠筒于输液架上,灌肠筒内液面与肛门距离不超过 30 cm。

(5)将玻璃接头一头连接肛管,另一头连接灌肠筒胶管。

(6)戴一次性手套,一手分开肛门,暴露肛门口,嘱患者张口呼吸,使患者放松便于插管,另一手将肛管轻轻旋转插入肛门,沿着直肠壁进入直肠 7～10 cm。

(7)固定肛管,打开血管钳,缓缓注入灌肠液,速度不可过快过猛,以防刺激肠黏膜,出现排便。

(8)用血管钳关闭灌肠筒胶管,一手持卫生纸紧贴肛周下沿,防止灌肠液流出,另一手将肛管轻轻拔出,置弯盘内。

(9)擦净肛周,协助患者取舒适卧位,灌肠液在体内保留 20 分钟后再排便。充分软化粪便,提高灌肠效果。

(10)清理用物。

(11)协助患者排便,整理床单位。洗手、记录。

五、注意事项

(1)灌肠液温度控制在 38 ℃,温度过高损伤肠黏膜,温度过低可引起肠痉挛。

(2)灌肠如遇患者有便意、腹胀时,嘱患者做深呼吸,让灌肠液在体内尽量保留 20 分钟后再排便。

(3)消化道出血、急腹症、妊娠、严重心血管疾病患者禁忌灌肠。

六、相关护理方法

(一)人工取便术

(1)条件许可患者可帮助其取左侧卧位,双腿屈曲,背向操作者,暴露肛门,便于操作。

(2)患者臀下铺一次性尿垫保持床单位清洁,便器放置在床旁。

(3)戴一次性手套,在右手示指端倒1～2 mL的2%利多卡因,插入肛门停留5分钟,利多卡因对肛管和直肠起麻醉作用,能减少刺激,减轻疼痛。

(4)嘱患者张口呼吸,轻轻旋转插入肛门,沿着直肠壁进入直肠。

(5)手指轻轻摩擦,松弛粪块,取出粪块,放入便器,重复数次,直至取净,动作轻柔,避免损伤肠黏膜或引起肛周水肿。

(6)取便过程中注意观察患者的生命体征和反应,如发现面色苍白、出汗、疲惫等表现,应暂停,休息片刻,若患者心率明显改变,应立即停止操作。

(7)操作结束,清洗肛门和臀部并擦干,病情许可时可行热水坐浴,促进局部血液循环,减轻疼痛防止病原微生物传播。

(8)整理消毒用物,洗手并做记录。

(9)注意事项:有肛门黏膜溃疡、肛裂及肛门剧烈疼痛者禁用此法。

(二)便秘的护理

(1)正确引导,安排合理膳食结构。

(2)协助患者适当增加运动量。

(3)养成良好的排便习惯。

(4)腹部进行环形按摩,通过按摩腹部,刺激肠蠕动,促进排便。方法:用右手或双手叠压稍微按压腹部,自右下腹盲肠部开始,依结肠蠕动方向,经升结肠、横结肠、降结肠、乙状结肠做环形按摩,或在乙状结肠部,由近心端向远心端做环形按摩,每次5～10分钟,每天2次。可由护士操作或指导患者自己进行。

(5)遵医嘱给予口服缓泻药物,禁忌长期使用,产生依赖性而失去正常的排便功能。

(6)简便通便术包括通便剂通便术和人工取便术,是患者及家属经过护士指导,可自行完成的一种简单易行、经济有效的护理技术。常用剂通便剂有开塞露(由50%的甘油或少量山梨醇制成,装于塑料胶壳内一种溶剂)、甘油栓(由甘油和硬脂酸制成,为无色透明或半透明栓剂,呈圆锥形,密封于塑料袋内一种溶剂,需冷藏储存)、肥皂栓(将普通肥皂削成底部直径1 cm,长3～4 cm圆锥形栓剂)。具有吸收水分、软化粪便、润滑肠壁刺激肠蠕动的作用。人工取便术是用手指插入直肠,破碎并取出嵌顿粪便的方法,常用于粪便嵌塞的患者采用灌肠等通便术无效时,以解除患者痛苦。

(张艳君)

第六节　膀胱冲洗术

一、目的

(1)对留置导尿管的患者,保持其尿液引流通畅。

(2)清除膀胱内的血凝块、黏液、细菌等异物,预防感染的发生。

(3)治疗某些膀胱疾病,如膀胱炎、膀胱肿瘤。

膀胱冲洗常用冲洗溶液:生理盐水、0.02%呋喃西林溶液、3%硼酸溶液、氯己定溶液、0.1%

新霉素溶液、0.2%氯己定、0.1%雷夫奴尔溶液、2.5%醋酸等。

二、准备

(一)用物准备

治疗盘(消毒物品)1 套、无菌膀胱冲洗装置 1 套、冲洗液按医嘱备、弯血管钳 1 把、输液调节器 1 个、必要时备启瓶器、输液架各 1 个。

(二)患者、护理人员及环境准备

患者了解膀胱冲洗目的、方法、注意事项及配合要点。护理人员应衣帽整齐,修剪指甲,洗手,戴口罩。环境安静、整洁、光线、温湿度适宜,关闭门窗。

三、操作步骤

(1)准备物品和冲洗溶液,仔细检查冲洗液有无浑浊、沉淀或絮状物;备齐用物,携至患者床边。

(2)核对患者床号、姓名,向患者解释操作目的和过程。

(3)按医嘱取冲洗液,冬季冲洗液应加温至 38～40 ℃,以防低温刺激膀胱,常规消毒瓶塞,打开膀胱冲洗装置,将冲洗导管针头插入瓶塞,严格执行无菌操作技术,将冲洗液瓶倒挂于输液架上,瓶内液面距床面 60 cm,以便产生一定的压力使液体能够顺利滴入膀胱,排气后用弯血管钳夹导管。

(4)打开引流管夹子,排空膀胱,降低膀胱内压,便于冲洗液顺利滴入膀胱。

(5)夹毕引流管,开放冲洗管,使溶液滴入膀胱,调节滴速,滴速一般为 60～80 滴/分,以免患者尿意强烈,膀胱收缩,迫使冲洗液从导尿管侧溢出尿道外。

(6)待患者有尿意或滴入溶液 200～300 mL 后,夹毕冲洗管,放开引流管,将冲洗液全部引流出来后,再夹毕引流管。

(7)按需要量,如此反复冲洗,一般每天冲洗 2 次,每次 500～1 000 mL,冲洗过程中,经常询问患者感受,观察患者反应及引流液性状。

(8)冲洗完毕,取下冲洗管,清洁外阴部,固定好导尿管。

(9)协助患者取舒适卧位,整理床单位,清理物品。

(10)洗手记录冲洗液名称、冲洗量、引流量、引流液性质,冲洗过程中患者的反应。

四、注意事项

(1)严格遵医嘱并根据病情准备冲洗液。

(2)根据膀胱冲洗“微温、低压、少量、多次”的原则进行冲洗。

(3)保持冲洗管及引流管的无菌,冲洗过程中注意无菌原则。

(4)冲洗过程若患者出现不适或有出血情况,应立即停止冲洗,并与医师联系。

(5)如滴入治疗用药,须在膀胱内保留 30 分钟后再引流出体外,有利于药液与膀胱内液充分接触,并保持有效浓度。

(6)冲洗时不宜按压膀胱。

(贾秀秀)

第七节 静脉输液

静脉输液是将大量无菌溶液或药物直接输入静脉的治疗方法。常用静脉主要有四肢浅静脉、头皮静脉、锁骨下静脉和颈外静脉(常用于进行中心静脉插管)。静脉留置针输液法可保护静脉,减少因反复穿刺造成的痛苦和血管损伤,保持静脉通道畅通,利于抢救和治疗,现在临床已得到广泛应用。

一、目的

(1)补充水分及电解质,预防和纠正水、电解质及酸碱平衡紊乱。

(2)增加循环血量,改善微循环,维持血压及微循环灌注量。

(3)供给营养物质,促进组织修复,增加体重,维持正氮平衡。

(4)输入药物,治疗疾病。

二、方法

以成人静脉留置针输液法为例。

(一)操作前护理

1.患者指导

对给药计划给予了解,向患者及家属解释静脉输液的目的、方法、注意事项及配合要点。

2.患者准备

评估患者病情、治疗情况、意识状态、穿刺部位皮肤及血管状况、自理能力及肢体活动能力,嘱患者排空膀胱,协助摆好舒服的体位。

3.用物准备

注射盘、药液及无菌溶液、注射器、输液器、留置针、无菌敷贴、肝素帽、封管液、输液瓶签、输液记录单、注射用小垫枕及垫巾、止血带、弯盘、透明胶布、输液架、必要时备输液泵,医嘱单,手消毒液,医疗垃圾桶(袋)、生活垃圾桶(袋)、锐器盒。

(二)操作过程

(1)两人核对并检查药物,严格执行查对制度。检查药液有效期,瓶盖无松动,瓶身无裂痕;检查药液无混浊、沉淀及絮状物等;核对药液瓶签(药名、浓度、剂量和时间)、给药时间和给药方法。

(2)按照无菌技术操作原则抽吸药液,加入无菌溶液瓶内。

(3)正确填写输液瓶签,并贴于输液瓶上。注意输液瓶签不可覆盖原有的标签。

(4)检查输液器有效期及包装,关闭调节器;取出输液器,与无菌溶液瓶连接。

(5)携用物至患者床旁,核对患者身份,再次查对药液并消毒双手。

(6)输液管排气:①将输液瓶挂于输液架上;倒置茂菲氏滴管,使输液瓶内液体流出,待茂菲氏滴管内液体至1/2～2/3满时,关闭调节器,迅速正置茂菲氏滴管,再次打开调节器,使液面缓慢下降,直至排出输液管内气体,再次关闭调节器;将输液管末端放入输液器包装内,置于注射盘

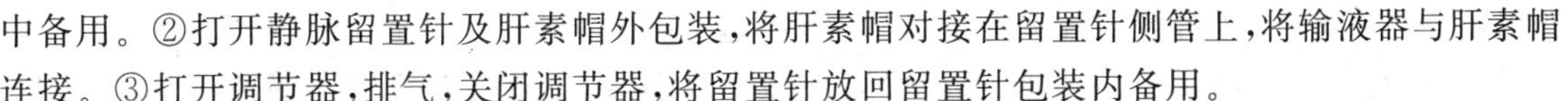

中备用。②打开静脉留置针及肝素帽外包装，将肝素帽对接在留置针侧管上，将输液器与肝素帽连接。③打开调节器，排气，关闭调节器，将留置针放回留置针包装内备用。

(7)静脉穿刺：①将小垫枕及垫巾置于穿刺肢体下，在穿刺点上方 8～10 cm 处扎紧止血带，确认穿刺静脉。②松开止血带，常规消毒穿刺部位皮肤，消毒范围直径＞5 cm，待干，备胶布及透明胶带，并在透明胶带上写上日期和时间。③再次扎紧止血带，二次常规消毒，穿刺前二次核对患者和药品信息。④取下留置针针套，旋转松动外套管，右手拇指与食指夹住两翼，再次排气于弯盘。⑤嘱患者握拳，绷紧皮肤，固定静脉，右手持留置针，使针头与皮肤呈 15°～30°进针，见回血后放平针翼，沿静脉走行再继续进针 0.2 cm。⑥左手持 Y 接口，右手后撤针芯约 0.5 cm，持针翼将针芯与外套管一起送入静脉内。⑦左手固定两翼，右手迅速将针芯抽出，放于锐器收集盒中。

(8)松开止血带，嘱患者松拳，打开调节器；用无菌透明敷贴对留置针管作密闭式固定，用注明日期和时间的透明胶带固定三叉接口处，再用胶布固定插入肝素帽内的输液器针头及输液管处。

(9)根据患者年龄、病情及药液的性质调节输液滴速。通常情况下，成人每分钟 40～60 滴，儿童每分钟 20～40 滴。

(10)再次核对患者床号、姓名、药物名称、浓度、剂量、给药时间和给药方法。

(11)撤去穿刺用物，整理床单位，协助患者取舒适体位；将呼叫器放于患者易取处；整理用物；消毒双手，记录输液开始时间、滴入药物种类、滴速、患者的全身及局部状况。

(12)输液完毕：关闭调节器，拔出输液器针头；常规消毒肝素帽的胶塞；用注射器向肝素帽内注入封管液。

(13)再次输液：常规消毒肝素帽胶塞；将静脉输液针头插入肝素帽内完成输液。

(14)拔除留置针：揭除透明胶带及无菌敷贴；用干棉签轻压穿刺点上方，快速拔针；局部按压 1～2 分钟(至无出血为止)；协助患者适当活动穿刺肢体，并协助取舒适体位，整理床单位；清理用物；消毒双手，记录输液结束的时间、液体和药物滴入总量、患者全身和局部反应等。

(三)操作后护理

(1)密切观察进针位置是否有渗血、肿胀及疼痛。

(2)耐心听取患者主诉，询问有无胸痛、胸闷、肢体麻木及发热等症状。

(3)健康教育：保持穿刺部位清洁干燥，贴膜有卷曲、松动、贴膜下有汗液等及时通知护士。告知患者输液侧上肢勿做剧烈外展运动。

三、注意事项

(1)严格执行查对制度和无菌技术操作原则，预防感染及差错事故的发生。

(2)根据病情需要安排输液顺序，并根据治疗原则，按急、缓及药物半衰期等情况合理分配药物；注意药物的配伍禁忌，对于有刺激性或特殊药物，应在确认针头已刺入静脉内时再输入。

(3)对需要长期输液的患者，要注意保护和合理使用静脉，一般从远端小静脉开始穿刺(抢救时可例外)。

(4)静脉穿刺前要排尽输液管及针头内的空气，输液结束前要及时更换输液瓶或拔针，严防造成肺动脉空气栓塞，引起死亡。

(5)严格控制输液速度：对有心、肺、肾疾病的患者，老年患者，婴幼儿以及输注高渗、含钾或升压药液的患者,要适当减慢输液速度,对严重脱水,心肺功能良好者可适当加快输液速度。

(6)输液过程中要加强巡视,注意观察滴入是否通畅,针头或输液管有无漏液,针头有无脱出、阻塞或移位,输液管有无扭曲、受压,局部皮肤有无肿胀或疼痛等,应密切观察患者有无输液反应,如患者出现心悸、畏寒、持续性咳嗽等情况,应立即减慢或停止输液,及时处理。每次观察巡视后,应做好记录。

(7)留置针常用的封管液有无菌生理盐水和稀释肝素溶液;在封管时应边推注边退针,直至针头完全退出为止,确保正压封管。

(8)对于需要24小时持续输液者,应每天更换输液器。

(9)小儿头皮静脉输液按小儿静脉注射法进行穿刺,穿刺过程中应注意固定患儿头部,防止针头滑脱。

(董　磊)

第八节　静脉输血

静脉输血是将全血或成分血如血浆、红细胞、白细胞或血小板等通过静脉输入体内的方法。静脉输血有直接输血法和间接输血法两种。直接输血法是将供血者的血液抽出后立即输给患者的方法,适用于无库存血而患者又急需输血及婴幼儿的少量输血时。间接输血法是将抽出的血液按静脉输液法输给患者的方法。

一、适应证

(1)各种原因引起的大出血。

(2)贫血或低蛋白血症。

(3)严重感染。

(4)凝血功能障碍。

二、禁忌证

(1)急性肺水肿、肺栓塞、恶性高血压。

(2)充血性心力衰竭、肾功能极度衰竭。

(3)真性红细胞增多症。

(4)对输血有变态反应者。

三、输血原则

(1)输血前必须做血型鉴定及交叉配血试验。

(2)无论是输全血还是输成分血,均应选用同型血液输注。

(3)如需再次输血者,必须重新做交叉配血试验,以排除机体已产生抗体的情况。

四、血液制品种类

(一)全血

全血主要包括新鲜血和库存血。

(二)成分血

成分血主要包括红细胞(浓缩红细胞、洗涤红细胞、红细胞悬液)、白细胞浓缩悬液、血小板浓缩悬液、血浆(新鲜血浆、保存血浆、冰冻血浆、干燥血浆)和其他血液制品(清蛋白液、纤维蛋白原、抗血友病球蛋白浓缩剂)。

五、操作方法

以间接输血法为例。

(一)操作前准备

(1)向患者及家属解释静脉输血的目的、方法、注意事项及配合要点。签署知情同意书。

(2)评估患者病情、治疗情况、血型、输血史及过敏史、心理状态及对输血相关知识的了解程度、穿刺部位皮肤、血管状况。

(3)用物准备血液制品(根据医嘱准备)、生理盐水、无菌手套、输血卡、一次性输血器,其他用物同成人静脉留置针输液法。

(二)操作步骤

(1)根据医嘱两人核对血液制品,严格执行三查八对制度。三查:血液的有效期、血液的质量及血液的包装是否完好。八对:核对患者床号、姓名、住院号、血袋(瓶)号(储血号)、血型、交叉配血试验的结果、血液的种类、血量。

(2)按静脉输液法建立静脉通道,输入少量生理盐水,冲洗输血器管道。

(3)将储血袋内的血液轻轻摇匀。避免血液的剧烈震荡,防止红细胞破坏。

(4)戴无菌手套,打开储血袋封口,常规消毒开口处塑料管,将输血器针头从生理盐水瓶上拔出,插入储血袋的输血接口,缓慢将储血袋倒挂于输液架上。

(5)调节滴速,开始时输入的速度宜慢,一般每分钟不超过 20 滴。观察15 分钟左右,无不良反应后再根据病情及年龄调节滴速,成人一般每分钟40～60 滴。

(6)操作后查对。

(7)撤去穿刺用物,整理床单位,协助患者取舒适体位;将呼叫器放于患者易取处,告知患者如有不适及时用呼叫器通知;整理用物;消毒双手,记录输血开始时间、滴速、患者全身及局部状况等。

(8)输血完毕后的处理:①换输少量生理盐水,待输血器内血液全部输入体内再拔针,以保证输血量准确;②用干棉签轻压穿刺点上方,快速拔针,局部按压 1～2 分钟(至无出血为止),协助患者取舒适体位,整理床单位;③用剪刀将输血器针头剪下放入锐器收集盒中,将输血器放入医疗垃圾桶中,将储血袋送至输血科保留 24 小时;④消毒双手,记录输血时间、种类、血量、血型、血袋号(储血号)、有无输液反应等。

六、注意事项

(1)严格执行查对制度和无菌技术操作原则。输血前,由两名医务人员再次进行查对,避免差错事故的发生。

(2)输血前后和两袋血之间需要滴注少量生理盐水,以防发生不良反应。

(3)储血袋内不可加入其他药品,如钙剂、酸性及碱性药品、高渗或低渗液体,以防血液凝集或溶解。

(4)输血过程中加强巡视,观察有无输血反应,并询问患者有无任何不适。一旦出现输血反应,应立即停止输血,并进行处理。常见的输血反应包括发热反应、变态反应、溶血反应、循环负荷过重、有出血倾向、枸橼酸钠中毒反应等。

(5)严格掌握输血速度,对年老体弱、严重贫血、心力衰竭患者应谨慎,滴速宜慢。

(6)储血袋送至输血科保留 24 小时,以备患者在输血后发生输血反应时分析原因。

(徐美芳)

第九节　生命体征的观察与护理

生命体征是体温、脉搏、呼吸及血压的总称,是机体生命活动的客观反映,是评价生命活动状态的重要依据,也是护士评估患者身心状态的基本资料。

正常情况下,生命体征在一定范围内相对稳定,相互之间保持内在联系;当机体患病时,生命体征可发生不同程度的变化。护士通过对生命体征的观察,可以了解机体重要脏器的功能状态,了解疾病的发生、发展、转归,并为疾病预防、诊断、治疗和护理提供依据;同时,可以发现患者现存的或潜在的健康问题,以正确制订护理计划。因此,生命体征的测量及护理是临床护理工作的重要内容之一,也是护士应掌握的基本技能。

一、体温

体温由三大营养物质氧化分解而产生。50%以上迅速转化为热能,50%贮存于 ATP 内,供机体利用,最终仍转化为热能散发到体外。正常人体的温度是由大脑皮质和丘脑下部体温调节中枢所调节(下丘脑前区为散热中枢,下丘脑后区为产热中枢),并通过神经、体液因素调节产热和散热过程,保持产热与散热的动态平衡,所以正常人有相对恒定的体温。

(一)正常体温及生理性变化

1.正常体温

通常说的体温是指机体内部的温度,即胸腔、腹腔、中枢神经的温度,又称体核温度,较高且稳定。皮肤温度称体壳温度。临床上通常用口温、肛温、腋温来代替体温。在这 3 个部位测得的温度接近身体内部的温度,且测量较为方便。3 个部位测得的温度略有不同,口腔温度居中,直肠温度较高,腋下温度较低。同时在 3 个部位进行测量,其温度差一般不超过 1 ℃。这是由于血液在不断地流动,将热量很快地由温度较高处带往温度较低处,因而机体各部的温度一般差异不大。

体温的正常值不是一个具体的点,而是一个范围。机体各部位由于代谢率的不同,温度略有差异,常以口腔、直肠、腋下的平均温度为标准,个体体温可以较正常的平均温度增减 0.3～0.6 ℃,健康成人的平均温度波动范围见表 2-1。

表 2-1　健康成人不同部位温度的波动范围

部位	波动范围
口腔	36.2～37.0 ℃
直肠	36.5～37.5 ℃
腋窝	36.0～36.7 ℃

2.生理性变化

人的体温在一些因素的影响下，会出现生理性变化，但这种体温的变化，往往是在正常范围内或是一过性的。

(1)时间：人的体温 24 小时内的变动在 0.5～1.5 ℃，一般清晨 2～6 时体温最低，下午 2～8 时体温最高。这种昼夜的节律波动，可能与人体活动代谢的相应周期性变化有关。如长期从事夜间工作的人员，可出现夜间体温上升、日间体温下降的现象。

(2)年龄：新生儿因体温调节中枢尚未发育完全，调节体温的能力差，体温易受环境温度影响而变化；儿童由于代谢率高，体温可略高于成人；老年人代谢率较低，血液循环变慢，加上活动量减少，因此体温偏低。

(3)性别：一般来说，女性比男性有较厚的皮下脂肪层，维持体热能力强，故女性体温较男性高约 0.3 ℃。并且女性的基础体温随月经周期出现规律变化，即月经来潮后逐渐下降，至排卵后，体温又逐渐上升。这种体温的规律性变化与血中孕激素及其代谢产物的变化相吻合。

(4)环境温度：在寒冷或炎热的环境下，机体的散热受到明显的抑制或加强，体温可暂时性地降低或升高。另外，气流、个体暴露的范围大小亦影响个体的体温。

(5)活动：任何需要耗力的活动，都使肌肉代谢增强，产热增加，可以使体温暂时性上升 1～2 ℃。

(6)饮食：进食的冷热可以暂时性地影响口腔温度，进食后由于食物的特殊动力作用，可以使体温暂时性地升高 0.3 ℃左右。

另外，强烈的情绪反应、冷热的应用以及个体的体温调节机制都对体温有影响，在测量体温的过程中要加以注意并能够做出解释。

3.产热与散热

(1)产热过程：机体产热过程是细胞新陈代谢的过程。人体通过化学方式产热，即食物氧化、骨骼肌运动、交感神经兴奋、甲状腺素分泌增多，以及体温升高均可提高新陈代谢率，而增加产热量。

(2)散热过程：机体通过物理方式进行散热。机体大部分的热量通过皮肤的辐射、传导、对流、蒸发来散热；一小部分的热量通过呼吸、尿、粪便而散发于体外。

当外界温度等于或高于皮肤温度时，蒸发就是人体唯一的散热形式。①辐射：是热由一个物体表面通过电磁波的形式传至另一个与它不接触物体表面的一种形式。在低温环境中，它是主要的散热方式，安静时的辐射散热所占的百分比较大，可达总热量的 60%。其散热量的多少与所接触物质的导热性能、接触面积和温差大小有关。②传导：是机体的热量直接传给同它接触的温度较低的物体的一种散热方法。③对流：是传导散热的特殊形式。对流是指通过气体或液体的流动来交换热量的一种散热方法。④蒸发：由液态转变为气态，同时带走大量热量的一种散热方法。

(二)异常体温的观察

人体最高的耐受热为40.6～41.4 ℃,低于34 ℃或高于43 ℃,则极少存活。升高超过41 ℃,可引起永久性的脑损伤;高热持续在42 ℃以上24小时常导致休克及严重并发症。所以对于体温过高或过低者应密切观察病情变化,不能有丝毫的松懈。

1.体温过高

体温过高又称发热,是由于各种原因使下丘脑体温调节中枢的调定点上移,产热增加而散热减少,导致体温升高超过正常范围。

(1)原因:①感染性,如病毒、细菌、真菌、螺旋体、立克次体、支原体、寄生虫等感染引起的发热,最多见。②非感染性,如无菌性坏死物质的吸收引起的吸收热、变态反应性发热等。

(2)以口腔温度为例,按照发热的高低将发热分为如下几类。①低热:37.5～37.9 ℃。②中等热:38.0～38.9 ℃。③高热:39.0～40.9 ℃。④超高热:41 ℃及以上。

(3)发热过程,常依疾病在体内的发展情况而定,一般分为3个阶段。①体温上升期:特点是产热大于散热。主要表现为皮肤苍白、干燥无汗,患者畏寒、疲乏,体温升高,有时伴寒战。方式:骤升和渐升。骤升指体温在数小时内升至高峰,如肺炎球菌导致的肺炎;渐升指体温在数小时内逐渐上升,数天内达高峰,如伤寒。②高热持续期:特点是产热和散热在较高水平上趋于平衡。主要表现为体温居高不下,皮肤潮红,呼吸加深加快,脉搏增快并有头痛、食欲缺乏、恶心、呕吐、口干、尿量减少等症状,甚至惊厥、谵妄。③体温下降期:特点是散热增加,产热趋于正常,体温逐渐恢复至正常水平。主要表现为大量出汗、皮肤潮湿、温度降低。老年人易出现血压下降、脉搏细速、四肢厥冷等循环衰竭的症状。方式分为骤降和渐降。骤降指体温在数小时内降至正常,如大叶性肺炎、疟疾;渐降指体温在数天内降至正常,如伤寒、风湿热。

(4)热型:将不同时间测得的体温绘制在体温单上,互相连接就构成体温曲线。各种体温曲线形状称为热型。有些发热性疾病有特殊的热型,通过观察体温曲线可协助诊断。但需注意,药物的应用可使热型变得不典型。常见的热型有以下4种:①稽留热。体温持续在39～40 ℃,达数天或数周,24小时波动范围不超过1 ℃。常见于大叶性肺炎、伤寒等急性感染性疾病的极期。②弛张热:体温多在39 ℃以上,24小时体温波动幅度可超过2 ℃,但最低温度仍高于正常水平。常见于化脓性感染、败血症、浸润性肺结核等疾病。③间歇热:体温骤然升高达高峰后,持续数小时又迅速降至正常,经过一天或数天间歇后,体温又突然升高,如此有规律地反复发作,常见于疟疾。④不规则热:发热不规律,持续时间不定。常见于流行性感冒、肿瘤等疾病引起的发热。

2.体温过低

体温过低是指由于各种原因引起的产热减少或散热增加,导致体温低于正常范围,称为体温过低。当体温低于35 ℃时,称为体温不升。体温过低的原因如下。

(1)体温调节中枢发育未成熟:如早产儿、新生儿。

(2)疾病或创伤:见于失血性休克、极度衰竭等患者。

(3)药物中毒。

(三)体温异常的护理

1.体温过高

降温措施有物理降温、药物降温及针刺降温。

(1)观察病情:加强对生命体征的观察,定时测量体温,一般每天测温4次,高热患者应每4小时测温1次,待体温恢复正常3天后,改为每天1～2次,同时观察脉搏、呼吸、血压、意识状态的变化；及时了解有关各种检查结果及治疗护理后病情好转还是恶化。

(2)饮食护理：①补充高蛋白、高热量、高维生素、易消化的流质或半流质饮食，如粥、鸡蛋羹、面片汤、青菜、新鲜果汁等。②多饮水，每天补充液量 3 000 mL，必要时给予静脉点滴，以保证入量。

由于高热时，热量消耗增加，全身代谢率加快，蛋白质、维生素的消耗量增加，水分丢失增多，同时消化液分泌减少，胃肠蠕动减弱，所以宜及时补充水分和营养。

(3)使患者舒适：①安置舒适的体位让患者卧床休息，同时调整室温和避免噪声。②每天早、晚刷牙，饭前、饭后漱口，不能自理者，可行特殊口腔护理。由于发热患者唾液分泌减少，口腔黏膜干燥，机体抵抗力下降，极易引起口腔炎、口腔溃疡，因此口腔护理可预防口腔及咽部细菌繁殖。③发热患者退热期出汗较多，此时应及时擦干汗液并更换衣裤和大单等，以保持皮肤的清洁和干燥，防止皮肤继发性感染。

(4)心理调护：注意患者的心理状态，对体温的变化给予合理的解释，以缓解患者紧张和焦虑的情绪。

2.体温过低

(1)保暖：①给患者加盖衣被、毛毯、电热毯等或放置热水袋，注意小儿、老人、昏迷者，热水袋温度不宜过高，以防烫伤。②暖箱：适用于体重＜2 500 g，胎龄不足 35 周的早产儿、低体重儿。

(2)给予热饮。

(3)监测生命体征：每小时测体温 1 次，直至恢复正常且保持稳定，同时观察脉搏、呼吸、血压、意识的变化。

(4)设法提高室温：以 22～24 ℃为宜。

(5)积极宣教：教会患者避免导致体温过低的因素。

(四)测量体温的技术

1.体温计的种类及构造

(1)水银体温计：水银体温计又称玻璃体温计，是最常用的最普通的体温计。它是一种外标刻度为红线的真空玻璃毛细管。其刻度范围为 35～42 ℃，每小格 0.1 ℃，在 37 ℃刻度处以红线标记，以示醒目。体温计一端贮存水银，当水银遇热膨胀后沿毛细管上升；因毛细管下端和水银槽之间有一凹陷，所以水银柱遇冷不致下降，以便检视温度。

根据测量部位的不同可将体温计分为口表、肛表、腋表。口表的水银端呈圆柱形，较细长；肛表的水银端呈梨形，较粗短，适合插入肛门；腋表的水银端呈扁平鸭嘴形。临床上口表可代替腋表使用。

(2)其他：如电子体温计、感温胶片、可弃式化学体温计等。

2.测体温的方法

(1)目的：通过测量体温，了解患者的一般情况及疾病的发生，发展规律，为诊断、预防、治疗提供依据。

(2)用物准备：①测温盘内备体温计(水银柱甩至 35 ℃以下)、秒表、纱布、笔、记录本。②若测肛温，另备润滑油、棉签、手套、卫生纸、屏风。

(3)操作步骤如下。①洗手、戴口罩，备齐用物，携至床旁。②核对患者并解释目的。③协助患者取舒适卧位。④根据病情选择合适的测温方法。测腋温：擦干汗液，将体温计放在患者腋窝，紧贴皮肤屈肘臂过胸，夹紧体温计。测量 10 分钟后，取出体温计用纱布擦拭。测口温法：嘱患者张口，将口表汞柱端放于舌下热窝。嘱患者闭嘴用鼻呼吸，勿用牙咬体温计。测量时间3～5分钟。嘱患者张口，取出口表，用纱布擦拭。测肛温法：协助患者取合适卧位，露出臀部。润滑肛表前端，戴手套用手垫卫生纸分开臀部，轻轻插入肛表3～4 cm。测量时间3～5分钟。用卫生纸擦拭肛表。检视读数，放体温计盒内，记录。⑤整理床单位。⑥洗手，绘制体温于体温单上。⑦消毒用过的体温计。

(4)注意事项：①测温前应注意有无影响体温波动的因素存在，如30分钟内有无进食、剧烈活动、冷热敷、坐浴等。②体温值如与病情不符，应重复测量。③腋下有创伤、手术或消瘦夹不紧体温计者不宜测腋温；腹泻、肛门手术、心肌梗死的患者禁测肛温；精神异常、昏迷、婴幼儿等不能合作者，以及口鼻疾病或张口呼吸者禁测口温；进热食或面颊部热敷者，应间隔30分钟后再测口温。④对小儿、重症患者测温时，护士应守护在旁。⑤测口温时，如不慎咬破体温计，应立即清除玻璃碎屑，以免损伤口腔黏膜；口服蛋清或牛奶，以保护消化道黏膜并延缓汞的吸收；病情允许者，进粗纤维食物，以加快汞的排出。

3.体温计的消毒与检查

(1)体温计的消毒：为防止测体温引起的交叉感染，保证体温计清洁，用过的体温计应消毒。先将体温计分类浸泡于含氯消毒液内30分钟后取出，再用冷开水冲洗擦干，放入清洁容器中备用。(集体测温后的体温计，用后全部浸泡于消毒液中)。

5分钟后取出清水冲净，擦干后放入另一消毒液容器中进行第二次浸泡，半小时后取出清水冲净，擦干后放入清洁容器中备用。

消毒液的容器及清洁体温计的容器每周进行2次高压蒸汽灭菌消毒，消毒液每天更换1次，若有污染随时消毒。

传染病患者应设专人体温计，单独消毒。

(2)体温计的检查：在使用新的体温计前，或定期消毒体温计后，应对体温计进行校对，以检查其准确性。将全部体温计的水银柱甩至35 ℃以下，同一时间放入已测好的40 ℃水内，3分钟后取出检视。若体温计之间相差0.2 ℃以上或体温计上有裂痕者，取出不用。

二、脉搏

(一)正常脉搏及生理性变化

1.正常脉搏

随着心脏节律性收缩和舒张，动脉内的压力也发生周期性的波动，这种周期性的压力变化可引起动脉血管发生扩张与回缩的搏动，这种搏动在浅表的动脉可触摸到，临床简称为脉搏。正常人的脉搏节律均匀、规则，间隔时间相等，每搏强弱相同且有一定的弹性，每分钟搏动的次数为60～100次(即脉率)。脉搏通常与心率一致，是心率的指标。

2.生理性变化

脉率受许多生理性因素影响而发生一定范围的波动。

(1)年龄：一般新生儿、幼儿的脉率较成人快。

(2)性别：同龄女性比男性快。

(3)情绪：兴奋、恐惧、发怒时脉率增快，忧郁时则慢。

(4)活动：一般人运动、进食后脉率会加快；休息、禁食则相反。

(5)药物：兴奋剂可使脉搏增快，镇静剂、洋地黄类药物可使脉搏减慢。

(二)异常脉搏的观察

1.脉率异常

(1)速脉:成人脉率在安静状态下超过 100 次/分,又称为心动过速。见于高热、甲状腺功能亢进(简称甲亢,由于代谢率增加而使脉率增快)、贫血或失血等患者。正常人可有窦性心动过速,为一过性的生理现象。

(2)缓脉:成人脉率在安静状态下低于 60 次/分,又称心动过缓。颅内压增高、病窦综合征、Ⅱ度以上房室传导阻滞,或服用某些药物如地高辛、普尼拉明、利血平、普萘洛尔等可出现缓脉。正常人可有生理性窦性心动过缓,多见于运动员。

2.脉律异常

脉搏的搏动不规则,间隔时间时长时短,称为脉律异常。

(1)间歇脉:在一系列正常均匀的脉搏中出现一次提前而较弱的脉搏,其后有一较正常延长的间歇(即代偿性间歇),亦称期前收缩。见于各种心脏病或洋地黄中毒的患者;正常人在过度疲劳、精神兴奋、体位改变时也偶尔出现间歇脉。

(2)脉搏短绌:同一单位时间内脉率少于心率。绌脉是由于心肌收缩力强弱不等,有些心排血量少的搏动可发出心音,但不能引起周围血管搏动,导致脉率少于心率。特点为脉律完全不规则,心率快慢不一、心音强弱不等。多见于心房颤动者。

3.强弱异常

(1)洪脉:当心排血量增加,血管充盈度和脉压较大时,脉搏强大有力,称洪脉。见于高热、甲状腺功能亢进、主动脉关闭不全等患者;运动后、情绪激动时也常触到洪脉。

(2)细脉:当心排血量减少,动脉充盈度降低时,脉搏细弱无力,扪之如细丝,称细脉或丝脉。见于大出血、主动脉瓣狭窄和休克、全身衰竭的患者,是一种危险的脉象。

(3)交替脉:节律正常而强弱交替时出现的脉搏,称为交替脉。交替脉是左心室衰竭的重要体征。常见于高血压性心脏病、急性心肌梗死、主动脉关闭不全等患者。

(4)水冲脉:脉搏骤起骤落,有如洪水冲涌,故名水冲脉,主要见于主动脉关闭不全、动脉导管未闭、甲亢、严重贫血患者,检查方法是将患者前臂抬高过头,检查者用手紧握患者手腕掌面,可明显感知。

(5)奇脉:在吸气时脉搏明显减弱或消失为奇脉。其产生主要与吸气时,左心室的搏出量减少有关。常见于心包腔积液、缩窄性心包炎等患者,是心脏压塞的重要体征之一。

4.动脉壁异常

由于动脉壁弹性减弱,动脉变得迂曲不光滑,有条索感,如按在琴弦上,多见于动脉硬化的患者。

(三)测量脉搏的技术

1.部位

临床上常在靠近骨骼的动脉测量脉搏。最常用最方便的是桡动脉,患者也乐于接受。其次为颞动脉、颈动脉、肱动脉、腘动脉、足背动脉和股动脉等。如怀疑患者心搏骤停或休克时,应选择大动脉为诊脉点,如颈动脉、股动脉。

2.测脉搏的方法

(1)目的:通过测量脉搏,可间接了解心脏的情况,观察相关疾病发生、发展规律,为诊断、治疗提供依据。

(2)准备:治疗盘内备带秒钟的表、笔、记录本及听诊器。

(3)操作步骤:①洗手、戴口罩,备齐用物,携至床旁。②核对患者,解释目的。③协助患者取坐位或半坐卧位,手臂放在舒适位置,腕部伸展。④以示指、中指、无名指的指端按在桡动脉表面,压力大小以能清楚地触及脉搏为宜,注意脉律,强弱动脉壁的弹性。⑤一般情况下所测得的数值乘以 2,心脏病患者、脉率异常者、危重患者则应以 1 分钟记录。⑥协助患者取舒适体位。⑦将脉搏绘制在体温单上。

(4)注意事项:①诊脉前患者应保持安静,剧烈运动后应休息 20 分钟后再测。②偏瘫患者应选择健侧肢体测量。③脉搏细、弱难以测量时,用听诊器测心率。④脉搏短细的患者,应由 2 名护士同时测量,一人听心率,另一人测脉率,一人发出“开始”“停止”的口令,记数 1 分钟,以分数式记录(心率/脉率),若心率每分钟 120 次,脉率 90 次,即应写成 120/90 次/分。

三、呼吸

(一)正常呼吸及生理变化

1.正常呼吸的观察

在安静状态下,正常成人的呼吸频率为 16～20 次/分。正常呼吸表现为节律规则,均匀无声且不费力。

2.生理性变化

(1)年龄:一般年龄越小,呼吸频率越快,小儿比成年人稍快,老年人稍慢。

(2)性别:同龄的女性呼吸频率比男性稍快。

(3)运动:运动后呼吸加深加快,休息和睡眠时减慢。

(4)情绪:强烈的情绪变化会刺激呼吸中枢,导致呼吸加快或屏气。如恐惧、愤怒、紧张等都可引起呼吸加快。

(5)其他:环境温度过高或海拔增加,均会使呼吸加深加快,呼吸的频率和深浅度还可受意识控制。

(二)异常呼吸的评估及护理

1.异常呼吸的评估

(1)频率异常。①呼吸过速:在安静状态下,成人呼吸频率超过 24 次/分,称为呼吸过速或气促。见于高热、疼痛、甲亢、缺氧等患者,因血液中二氧化碳积聚,血氧不足,可刺激呼吸中枢,使呼吸加快。发热时,体温每升高1 ℃,每分钟呼吸增加 3～4 次。②呼吸过缓:在安静状态下,成人呼吸频率少于 10 次/分,称为呼吸过缓。常见于呼吸中枢抑制的疾病,如颅内压增高、麻醉剂及安眠药过量等患者。

(2)节律异常。①潮式呼吸:又称陈-施呼吸,是一种周期性的呼吸异常,周期为0.5～2 分钟,需观察较长时间才能发现。特点表现为开始时呼吸浅慢,以后逐渐加深加快,又逐渐由深快变为浅慢,然后呼吸暂停 5 秒后,再重复上述状态的呼吸,如此周而复始,呼吸运动呈潮水涨落样,故称潮式呼吸。(图 2-1)发生机制为当呼吸中枢兴奋性减弱或高度缺氧时,呼吸减弱至暂停,血中二氧化碳增高到一定程度时,通过颈动脉和主动脉的化学感受器反射性地刺激呼吸中枢,使呼吸恢复。随着呼吸的由弱到强,二氧化碳不断排出,使其分压降低,呼吸中枢又失去有效的刺激,呼吸再次减弱至暂停,从而形成了周期性呼吸。常见于中枢神经系统疾病,如脑炎、颅内压增高、酸中毒、巴比妥中毒等患者。②间断呼吸:又称毕奥呼吸,表现为呼吸和呼吸暂停现象交替出现的呼吸。特点是有规律地呼吸几次后，突然暂停呼吸，间隔时间长短不同，随后又开始呼吸，然后反复交替出现。（图 2-2）其发生机制同潮式呼吸，是呼吸中枢兴奋性显著降低的表现，但比潮式呼吸更为严重，多在呼吸停止前出现，预后不佳。常见于颅内病变、呼吸中枢衰竭等患者。

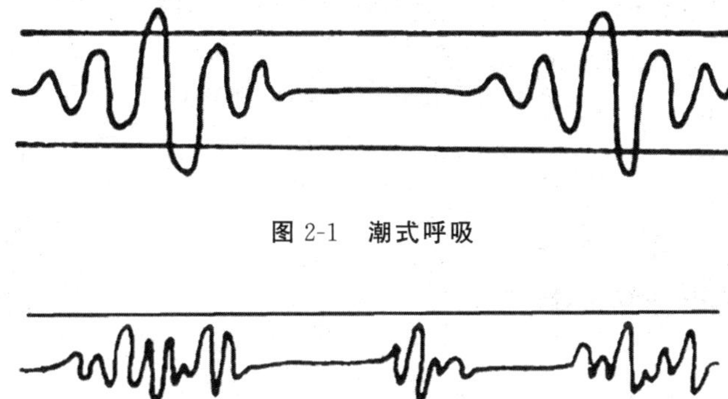

图 2-1　潮式呼吸

图 2-2　间断呼吸

（3）深浅度异常。①深度呼吸：又称库斯莫呼吸，是一种深而规则的大呼吸。见于尿毒症、糖尿病等引起的代谢性酸中毒等患者。②浮浅性呼吸：是一种浅表而不规则的呼吸。有时呈叹息样，见于呼吸肌麻痹或濒死的患者。

（4）音响异常。①蝉鸣样呼吸：吸气时有一种高音调的音响，声音似蝉鸣，称为蝉鸣样呼吸。其发生机制多由于声带附近有阻塞，使空气进入发生困难所致。见于喉头水肿、痉挛、喉头有异物等患者。②鼾声呼吸：呼气时发出粗糙的呼声。其发生机制由于气管或支气管内有较多的分泌物蓄积，多见于深昏迷等患者。

（5）呼吸困难。是指呼吸频率、节律和深浅度都有异常。呼吸困难的患者主观上表现空气不足、呼吸费力；客观上表现用力呼吸、张口耸肩、鼻翼翕动、发绀，辅助呼吸肌也参与呼吸运动，在呼吸频率、节律、深浅度上出现异常改变，根据临床表现可分为如下 3 种。①吸气性呼吸困难：是由于上呼吸道部分梗阻，使得气体进入肺部不畅，肺内负压极度增高所致，患者感觉吸气费力，吸气时间显著长于呼气时间，辅助呼吸肌收缩增强，出现明显的三凹征（胸骨上窝、锁骨上窝和肋间隙及腹上角凹陷）。多见于喉头水肿或气管、喉头有异物等患者。②呼气性呼吸困难：是由于下呼吸道部分梗阻，使得气体呼出肺部不畅所致，患者呼气费力，呼气时间显著长于吸气时间，多见于支气管哮喘和阻塞性肺气肿患者。③混合性呼吸困难：呼气和吸气均感费力，呼吸的频率加快而表浅。多见于重症肺炎、大片肺不张或肺纤维化的患者。

（6）形态异常。①胸式呼吸渐弱，腹式呼吸增强：正常女性以胸式呼吸为主。当胸部或肺有疾病或手术时均使胸式呼吸渐弱，腹式呼吸增强。②腹式呼吸渐弱，胸式呼吸增强：正常男性及儿童以腹式呼吸为主。当有腹部疾病时，如腹膜炎、腹部巨大肿瘤、大量腹水等，使膈肌下降，腹式呼吸渐弱，胸式呼吸增强。

2.异常呼吸的护理

（1）观察：密切观察呼吸状态及相关症状、体征的变化。

（2）吸氧：酌情给予氧气吸入，必要时可用呼吸机辅助呼吸。

（3）心理护理：根据患者的反应，有针对性地对患者做好患者的心理护理，合理解释及安慰患者，以消除患者的紧张、恐惧心理，有安全感，主动配合治疗和护理。

(4)卧床休息:调节室内温度和湿度,保持空气清新,禁止吸烟;根据病情安置舒适体位,以保证患者的休息,减少耗氧量。

(5)保持呼吸道通畅:及时清除呼吸道分泌物,必要时给予吸痰。

(6)给药治疗:根据医嘱给药治疗,注意观察疗效及不良反应。

(7)健康教育:讲解有效咳嗽和正确呼吸方法,指导患者戒烟。

(三)呼吸测量技术

1.目的

(1)测量患者每分钟的呼吸次数。

(2)协助临床诊断,为预防、治疗、护理提供依据。

(3)观察呼吸的变化,了解患者疾病的发生、发展规律。

2.评估

(1)患者的病情、治疗情况及合作程度。

(2)患者在30分钟内有无活动、情绪激动等影响呼吸的因素存在。

3.操作前准备

(1)用物准备:有秒针的表、记录本和笔。

(2)患者准备:情绪稳定,保持自然的呼吸状态。

(3)护士准备:着装整洁,修剪指甲,洗手,戴口罩。

(4)环境准备:安静、整洁、光线充足。

4.操作步骤

见表2-2。

表2-2 呼吸测量技术操作步骤

流程	步骤	要点说明
1.核对	携用物到床旁,核对床号、姓名	*确定患者
2.取体位	测量脉搏后,护士仍保持诊脉手势	*分散患者的注意力
3.测量呼吸	(1)观察患者胸部或腹部的起伏(一起一伏为一次呼吸),一般情况测30秒,将所测数值乘以2即为呼吸频率,如患者呼吸不规则或婴儿应测1分钟 (2)如患者呼吸微弱不易观察时,可用少许棉花放于患者鼻孔前,观察棉花纤维被吹动的次数,计数1分钟	*男性多为腹式呼吸,女性多为胸式呼吸,同时应观察呼吸的节律、深浅度、音响及呼吸困难的症状
4.记录	记录呼吸值:次/分,洗手	

5.注意事项

测量患者呼吸时,患者应处于自然呼吸的状态,以保证测量数值的准确性。

四、血压

血压是指血液在血管内流动时对血管壁的侧压力。一般指动脉血压,如无特别注明均指肱动脉的血压。当心脏收缩时,主动脉压急剧升高,至收缩中期达最高值,此时的动脉血压称收缩压。当心室舒张时,主动脉压下降,至心舒末期达动脉血压的最低值,此时的动脉血压称舒张压。

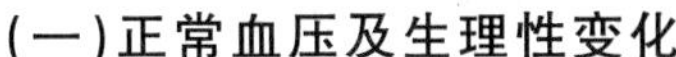

(一)正常血压及生理性变化

1.正常血压

在安静状态下，正常成人的血压范围为(12.0～18.5)/(8.0～11.9)kPa，脉压为4.0～5.3 kPa。

血压的计量单位，过去多用mmHg(毫米汞柱)，后改用国际统一单位kPa(千帕斯卡)。

目前仍用mmHg(毫米汞柱)。两者换算公式：1 kPa＝7.5 mmHg、1 mmHg＝0.133 kPa。

2.生理性变化

在各种生理情况下，动脉血压可发生各种变化，影响血压的生理因素有以下几种。

(1)年龄：随着年龄的增长血压逐渐增高，以收缩压增高较显著。儿童血压的计算公式如下。

收缩压＝80＋年龄×2

舒张压＝收缩压×2/3

(2)性别：青春期前的男女血压差别不显著。成年男子的血压比女性高0.7 kPa(5 mmHg)；绝经期后的女性血压又逐渐升高，与男性差不多。

(3)昼夜和睡眠：血压在上午8～10小时达全天最高峰，之后逐渐降低；午饭后又逐渐升高，下午4～6小时出现全天次高值，然后又逐渐降低；至入睡后2小时，血压降至全天最低值；早晨醒来又迅速升高。睡眠欠佳时，血压稍增高。

(4)环境：寒冷时血管收缩，血压升高；气温高时血管扩张，血压下降。

(5)部位：一般右上肢血压常高于左上肢，下肢血压高于上肢。

(6)情绪：紧张、恐惧、兴奋及疼痛均可引起血压增高。

(7)体重：血压正常的人发生高血压的危险性与体重增加呈正比。

(8)其他：吸烟、劳累、饮酒、药物等都对血压有一定的影响。

(二)异常血压的观察

1.高血压

目前基本上采用世界卫生组织(WHO)和国际抗高血压联盟(ISH)高血压治疗指南的高血压定义：在未服抗高血压药的情况下，成人收缩压≥18.7 kPa (140 mmHg)和/或舒张压≥12.0 kPa(90 mmHg)者。95%的患者为病因不明的原发性高血压，多见于动脉硬化、肾炎、颅内压增高等，最易受损的部位是心、脑、肾、视网膜。

2.低血压

一般认为血压低于正常范围且有明显的血容量不足表现如脉搏细速、心悸、头晕等，即可诊断为低血压。常见于休克、大出血等。

3.脉压异常

脉压增大多见于主动脉瓣关闭不全、主动脉硬化等；脉压减小多见于心包积液、缩窄性心包炎等。

(三)血压的测量

1.血压计的种类和构造

(1)水银血压计：分立式和台式两种，其基本结构都包括输气球、调节空气的阀门、袖带、能充水银的玻璃管、水银槽几部分。袖带的长度和宽度应符合标准(宽度比被测肢体的直径宽20%，长度应能包绕整个肢体)。充水银的玻璃管上标有刻度，范围为0～40.0 kPa(0～300 mmHg)，每小格表示0.3 kPa(2 mmHg)；玻璃管上端和大气相通，下端和水银槽相通。当输气球送入空气后，水银由玻璃管底部上升，水银柱顶端的中央凸起可指出压力的刻度。水银血压计测得的数值相当准确。

(2)弹簧表式血压计:由一袖带与有刻度[2.7～4.0 kPa(20～30 mmHg)]的圆盘表相连而成,表上的指针指示压力。此种血压计携带方便,但欠准确。

(3)电子血压计:袖带内有一换能器,可将信号经数字处理,在显示屏上直接显示收缩压、舒张压和脉搏的数值。此种血压计操作方便,清晰直观,不需听诊器,使用方便、简单,但欠准确。

2.测血压的方法

(1)目的:通过测量血压,了解循环系统的功能状况,为诊断、治疗提供依据。

(2)准备:听诊器、血压计、记录纸、笔。

(3)操作步骤:①测量前,让患者休息片刻,以消除活动或紧张因素对血压的影响;检查血压计,如袖带的宽窄是否适合患者、玻璃管有无裂缝、橡胶管和输气球是否漏气等。②向患者解释,以取得合作。患者取坐位或仰卧,被侧肢体的肘臂伸直、掌心向上,肱动脉与心脏在同一水平。坐位时,肱动脉平第4软骨;卧位时,肱动脉平腋中线。如手臂低于心脏水平,血压会偏高;手臂高于心脏水平,血压会偏低。③放平血压计于上臂旁,打开水银槽开关,将袖带平整地缠于上臂中部,袖带的松紧以能放入一指为宜,袖带下缘距肘窝2～3 cm。如测下肢血压。袖带下缘距腘窝3～5 cm。将听诊器胸件置于腘动脉搏动处,记录时注明下肢血压。④戴上听诊器,关闭输气球气门,触及肱动脉搏动。将听诊器胸件放在肱动脉搏动最明显的地方,但勿塞入袖带内,以一手稍加固定。⑤挤压输气球囊打气至肱动脉搏动音消失,水银柱又升高2.7～4.0 kPa(20～30 mmHg)后,以每秒0.5 kPa(4 mmHg)左右的速度放气,使水银柱缓慢下降,视线与水银柱所指刻度平行。⑥在听诊器中听到第一声动脉音时,水银柱所指刻度即为收缩压;当搏动音突然变弱或消失时,水银柱所指的刻度即为舒张压。当变音与消失音之间有差异时,或危重者应记录两个读数。⑦测量后,驱尽袖带内的空气,解开袖带。安置患者于舒适卧位。⑧将血压计右倾45°,关闭气门,气球放在固定的位置,以免压碎玻璃管;关闭血压计盒盖。⑨用分数式即收缩压/舒张压 mmHg记录测得的血压值,如14.7/9.3 kPa(110/70 mmHg)。

(4)注意事项:①测血压前,要求安静休息20～30分钟,如运动、情绪激动、吸烟、进食等可导致血压偏高。②血压计要定期检查和校正,以保证其准确性,切勿倒置或震动。③打气不可过猛、过高,如水银柱里出现气泡,应调节或检修,不可带着气泡测量。④降至"0",稍等片刻再行第二次测量。⑤对偏瘫、一侧肢体外伤或手术后患者,应在健侧手臂上测量。⑥排除影响血压值的外界因素,如袖带太窄、袖带过松、放气速度太慢测得的血压值偏高,反之则血压值偏低。⑦长期测血压应做到四定,即定部位、定体位、定血压计、定时间。

(陈　晨)

第三章

血液净化技术与护理

第一节　血液透析机的使用

一、目的

通过血液透析机的操作，维持机器的正常运转，保证安全的透析，以清除血液中的代谢废物，纠正机体中水、电解质和酸碱平衡紊乱。

二、评估

（一）评估患者

（1）双人核对医嘱。

（2）核对床号、姓名、病历号和腕带（请患者自己说出床号和姓名）。

（3）评估患者的病情、治疗情况、心理及意识状态和合作程度。

（4）向患者解释操作目的、方法和注意事项，并指导患者配合。

（5）评估患者的生命体征、水潴留情况、有无出血倾向及皮下瘀斑，评估患者有无电解质紊乱（如高血钾），评估患者动静脉内瘘血流搏动情况。

（二）评估环境

安静整洁，宽敞明亮，应在 30 分钟前开窗通风，保证空气的有效流通。

三、操作前准备

（1）人员准备：仪表整洁，符合要求。洗手，戴口罩、帽子。

（2）物品准备：治疗车上层放置血液透析管路、1 000 mL 生理盐水、内瘘穿刺针、治疗巾、胶布（输液贴）和无菌棉球、浓缩透析液（A、B 液）、无菌棉签、清洁手套、碘伏、快速手消毒剂，以上物品符合要求，均在有效期内。治疗车下层放置医疗废物桶、生活垃圾桶。

（3）血液透析器准备。

四、操作程序

(1)携用物推车至患者床旁,核对床号、姓名、病历号和腕带(请患者自己说出床号和姓名)。

(2)协助患者取舒适卧位。

(3)上机操作规程如下所述。

1)按照医嘱检查各种物品型号、规格,包装是否完好、有效日期;核对姓名、透析方式、透析器型号。

2)血液透析机开机自检:透析机自动开机消毒。透析机消毒结束后,将A、B液管分别插入A、B液桶中或安装B粉,按机器检测键,机器进行自检。打开1 000 mL生理盐水的外包装袋,将盐水悬挂于透析机的输液钩上,粘贴标识。

3)血液透析器和管路的安装:打开透析器外包装,拿出透析器,静脉端向上,将透析器固定在透析机架上,禁止打开透析器上的任何小帽子。打开透析管路外包装,旋紧各连接处。拿出动脉管路,将生理盐水与动脉管路连接,将管路固定在透析器支架上,安装驱动泵管,将动脉小壶倒置于透析器支架上,将动脉小壶2个分支上的夹子置于靠近小壶根部并夹闭,管路动脉端与透析器动脉端连接(注意:连接前方可打开透析器、透析管路、输液器上的小帽子)。连接动脉传感器,旋紧并保持开放状态。旋紧管路与废液袋的连接处,拿取静脉管路,管路静脉端连接透析器的静脉端,静脉小壶固定并连接静脉传感器,夹闭静脉小壶上另一分支上的夹子。将废液袋置于输液钩上。检查透析器与管路保持通畅,无打折夹闭处。将冲洗器小壶液面置满盐水。

4)预冲。①采用密闭式预冲法,按prime键,开启血泵调至100 mL/min,开始预冲洗。从袋装生理盐水到废液收集袋形成闭式体外循环系统,不得逆向预冲。②生理盐水流至动脉管路第一个分支时,松动小帽子,使盐水注入,之后旋紧小帽子,将分支上的夹子置于根部并夹闭。③松动肝素泵管上的小帽子,使盐水注入肝素管内,之后旋紧小帽子,将肝素泵管上的夹子置于管的根部并夹闭。④管路动脉小壶充满盐水后将小壶直立。⑤盐水预冲至静脉小壶(静脉除泡器处),关闭血泵。⑥机器自检通过后,连接透析器膜外,并排出膜外气体(透析液流向与血流方向相反),透析器静脉端向上固定。⑦将血泵调至300 mL/min以下,开始继续预冲生理盐水,注意排净管路内及透析器膜外气体(轻轻用手敲击透析器静脉端)。⑧检查核对:按照血流方向检查管路上每一个分支按要求是否夹闭夹子或是否打开,检查管路各连接处是否连接准确、紧密,无误后方可进行下一步操作;上机前再次核对姓名,透析方式、透析器型号、透析液浓度;遵医嘱设定透析时间、超滤目标、调整透析液流量、温度、电导度等;透析开始前,询问患者是否需要排尿,协助患者选择合适的体位,要将冲洗器小壶充满防止管路中产生过多的小气泡;当盐水袋中盐水剩至200～250 mL时关泵,同时夹闭静脉管路末端,夹闭废液袋。

5)动静脉内瘘穿刺。①评估患者动静脉瘘处血流搏动情况。②暴露穿刺部位,铺治疗巾。③视诊:有无红肿、渗血、硬结。④触诊:摸清血管走向和搏动。⑤确定穿刺点:动脉穿刺点至少离吻合口5 cm以上;静脉穿刺点尽量选择同侧手臂,以便于患者活动、进食。静脉穿刺与动脉穿刺点的距离一般为5～10 cm,以减少通路再循环。通常静脉穿刺点在近心端,顺血流方向穿刺;动脉穿刺点在近瘘口侧,逆血流方向穿刺。⑥常规碘伏消毒皮肤,动脉穿刺点由中心向外侧10 cm消毒皮肤,2根碘伏棉签;静脉穿刺点由中心向外侧10 cm消毒皮肤,2根碘伏棉签。⑦检查输液贴的有效期后打开外包装,将胶布固定于治疗巾上,禁止粘贴在其他地方。将肝素盐水置于治疗巾上。⑧打开一支穿刺针的外包装，取出穿刺针，旋紧小帽子，穿刺静脉，见回血后固定穿刺针，排净穿刺针内的空气并夹闭穿刺针。使用肝素透析的患者，护士由静脉端推注肝素首剂，并使之保持无菌状态。⑨打开另一支穿刺针的外包装，取出穿刺针，旋紧小帽子，穿刺动脉，可采用绳梯法、纽扣法等，见回血后固定穿刺针，夹闭穿刺针。

6)连接。①连接前，再次检查透析管路的预冲洗准确无误，管路内无气泡，管路无打折。血泵处于关闭状态。②预冲连接方法：将透析管路静脉端与静脉内瘘穿刺针连接，打开穿刺针与透析管路上的止血夹，排空气泡至透析管路的静脉小壶；固定静脉透析管路；断开透析管路动脉端与生理盐水的连接，夹闭生理盐水并保持封闭状态，与透析管路第一个分支连接；固定动脉透析管路。再次确定生理盐水端与透析管路动脉端的第一个分支已经夹闭；再次检查机器设置状态及管路的紧密性，无肝素循环后超滤总量要清零，确定无误后，将血泵流速调至 50 mL/min，开泵。③不预冲连接方法：将透析动脉管路与动脉穿刺针连接，将血泵流速调至 100 mL/min，打开血泵，将透析管路、透析器中的生理盐水排出，待患者血液流入透析管路静脉除泡器（静脉小壶）时，停止血泵，将透析静脉管路与静脉穿刺针连接，排净空气，开启血泵。④安装好追加肝素注射器，设定肝素的追加时间和每小时追加的剂量，并打开肝素泵的开关及肝素管路上的夹子。⑤将血流速逐渐调至目标流速。⑥血液引至静脉小壶处，进入透析状态透析机报警，开启超滤灯。⑦固定好的内瘘针及管路，按照连接顺序进行自我查对。⑧按照医嘱要求，调节血泵流速，确定超滤量、透析时间等。⑨测量并记录患者血压，脉搏，记录治疗参数。⑩处理用物，进行垃圾处理，整理透析液桶使之整齐，清洁透析机。

(4)下机操作规程。①洗手，戴清洁手套。②机器显示“超滤目标完成”，先按透析键，机器显示“是否回血”，按确认后再按透析键，调整血流速＜100 mL/min。③确认生理盐水与动脉透析管路端的第一个回水分支相连接。④关闭血泵，关闭透析管路动脉端和动脉穿刺针，打开动脉管路端的第一个回水分支。⑤开启血泵，将生理盐水引至动脉小壶处。目的是将回水分支处可疑的血栓或空气排入动脉小壶处，防止进入体内。⑥关闭血泵，打开透析管路动脉端和动脉穿刺针，依靠重力作用，用生理盐水回净透析管路的动脉端。回水时，应仔细观察透析管路的动脉端有无空气及血栓，防止其进入体内，可用手轻轻搓动管路。⑦回净透析管路的动脉端后夹闭，同时夹闭动脉内瘘穿刺针。⑧开启血泵，全程用生理盐水回血干净后，加闭静脉管路夹子和静脉穿刺针。⑨观察动脉穿刺针针眼的位置，将止血垫位置放置准确，一手按压止血垫，另一手拔出动脉内瘘穿刺针，放入锐器桶内。⑩止血带压迫止血，松紧要适度，压迫后能触及动脉搏动，嘱压迫15～20 分钟后摘除止血带并观察有无出血。⑪观察静脉穿刺针针眼的位置，将止血垫位置放置准确，一手按压止血垫，另一手拔出静脉内瘘穿刺针，放入锐器桶内。⑫止血带压迫止血，松紧要适度，嘱压迫 15～20 分钟后摘除止血带并观察有无出血。⑬血液透析机的清洁、消毒如下。⑭透析机外部清洁、消毒：每人次透析结束后，应该对机器外部进行清洁与消毒擦拭。操作要求：用含有效氯 500 mg/L 消毒剂毛巾（纸巾）擦拭。擦机器顺序：从上到下、从左到右、从前到后。对于难以接近部位，可以用软毛刷清洁。⑮透析机内部消毒：按照设备要求，透析结束后进行有效的透析机内部消毒。

五、注意事项

(1)核查穿刺针、透析管路、中心静脉导管、传感器等各连接处连接紧密无误，方可进行下一步工作。

(2)透析过程中,严格按照《护士巡视制度》密切观察情况并记录。

(3)透析中如果要更换透析液,请重新调整电导度。

(王艳君)

第二节　血液透析技术与护理

一、对患者评估

(一)透析前评估

血液透析前对患者进行必要的评估,是防止透析中并发症的最重要的要素。透析前评估包括体重、血压和脉搏,对于静脉置管的患者还包括体温。

1.水负荷状况

查看患者前次透析记录,讨论以前透析中出现的问题,评估目前的水负荷状况并作出恰当的判断。需要记录患者的水肿、气短、高血压、体重、中心静脉压、病史、尿量、液体入量等情况。

2.血管通路

应认真评估、检查通路是否有感染和肿胀。

3.感染征象

检查穿刺部位有无感染,局部敷料清洁度等。如有感染征象,应做拭子培养;如有发生,应进行静脉血培养。更换敷料时必须执行无菌操作。

(二)透析后评估

(1)根据透析后体重、透析前体重和干体重来确定预定的超滤量是否实现,并调整干体重。

(2)通过观察患者全身情况和血压记录评估患者对超滤量的耐受情况。

(3)如实际超滤量与预定量不符,最可能原因有体重下降值计算错误、超滤控制错误、患者在透析过程中额外丢失液体、透析过程中静脉补液或进食水、透析前后称体重时的着装不一致及体重秤故障等。

二、血液透析技术规范

(一)超滤

1.确定超滤

患者确定超滤必须考虑超滤率和患者的生理状况及心血管并发症。如果透析过程中始终保持过高超滤率、耐受性差、透析期间容量增加较多的患者和血管再充盈差的患者,需个体化的超滤曲线。透析时体液的清除率可以是阶梯式或恒定式。

2.钠曲线

钠曲线即为调钠血液透析,指透析液钠浓度从血液透析开始至结束呈从高到低或从低到高或高低反复调整变化,而透析后血钠浓度恢复正常的透析方法。可以帮助达到超滤目标,但应注意钠超负荷的风险。

3.容量监测

通过超声或光电方式通过计算机反映患者血细胞比容和血红蛋白浓度，计算出相对血容量，防止超滤过多、过快引起的有效血容量减少，引起不良反应。协助医务人员为患者设定理想的干体重。

（二）透析液离子浓度的选择

应根据不同患者的个体差异或同一患者的病情变化选择合适的透析液成分。

（三）透析器的选择

（1）对慢性肾衰竭患者，透析器的选择应参考溶质分子清除、超滤率、透析时间、生物相容性、是否血液滤过和患者体重决定。

（2）对急性肾衰竭患者，透析器应根据患者的生化指标和体液平衡情况进行选择。

（四）血液透析机及管路的准备

（1）在治疗前彻底预冲透析器（按照不同透析器厂家说明进行预冲处理），并必须将所有的空气排出透析器，以避免治疗开始后回路中形成泡沫。

（2）预冲完毕，透析机即进入重复循环模式。

（3）在透析机上设定好目标脱水量、治疗时间、肝素剂量及任何需修改的治疗内容。

（五）开始透析

有两种方式可供选择。

（1）连接动脉管路和静脉管路，开启血泵至 100 mL/min。

（2）只连接动脉管，开启血泵至 100 mL/min，当血流到静脉端时接通管路。

（3）逐渐增加泵速到预定速度。

（4）患者进入透析治疗阶段后应确保患者：①动脉和静脉管路安全。②患者舒适。③机器处于透析状态。④抗凝已经启动。⑤悬挂 500 mL 生理盐水与血管通路连接以备急需。⑥已经按照程序设定脱水量；⑦完成护理记录。⑧用过的敷料已经丢掉。⑨如果看不到护士，确定患者伸手即可触及呼叫器。

（5）在整个透析过程中，应巡视、观察、记录患者的一般情况、血压、脉搏、静脉压、动脉压、超滤量、超滤率、肝素剂量等，对首次透析和急诊透析的患者应予以监护。

（6）透析时工作人员应时刻注意个人卫生和无菌操作，每次进行操作都应确保洗手、手套和工作服清洁、戴防血液或化学物质的面罩或对高危患者采取针对性预防措施等。

（六）结束透析

（1）透析结束时，透析机将发出听觉或视觉信号，提醒程序设定的治疗时间已经达到。为避免延迟下机，之前就应准备好下机所需物品，确定至少有 500 mL 的生理盐水可用于回输血液。

（2）血泵速度为 150 mL/min 时，要用 100～300 mL 的生理盐水才能使体外循环的血液回到患者循环中。

（3）测量患者血压，如血压无异常，当静脉管中的颜色呈现亮粉色时，即可以停止回输血液。因为有空气栓塞的风险，不推荐用空气回血。

（4）动静脉内瘘和人工血管瘘患者下机处理：①在患者带瘘上肢下垫一块治疗巾作为无菌区，暂停血泵。②拔除动脉针，封闭动脉管。③无菌操作将动脉管与回水管连接，开启血泵，回输血液。④当血液完全回输到患者体内后，关闭血泵。⑤拔除针头，纱布加压穿刺点止血。⑥当出血停止，用纱布和敷料覆盖过夜。

(5)静脉置管患者下机处理:①在患者的置管上肢下垫一块治疗巾作为无菌区,戴无菌手套,采用非接触技术断开血管通路。②提前消毒导管接头,断开后用至少 10 mL 生理盐水冲洗导管,肝素封管(1 000～5 000 IU/mL,用量恰好充满而不溢出管腔),立即接上无菌帽。

(七)抗凝方法

(1)应个体化并且经常回顾性分析。其方法和剂量应参考活化凝血时间值、通路情况及透析后透析器和管路的清洁程度等。

(2)肝素是最常使用的抗凝剂,可以采取初始注射剂量、初始注射剂量加维持量、仅给维持量、间断给药等方式给药。还可以选择低分子肝素、局部用枸橼酸盐、前列环素或无肝素透析。

(3)急性肾衰竭患者肝素的用法应该参照患者整体状况和每次透析情况而定。

(4)尿毒症的患者可能有血小板功能异常和活动性出血,合并有创操作的患者应使用小剂量肝素或无肝素透析。

(5)在无肝素透析时,应保持较高血流速,每隔 15～30 分钟用盐水冲洗管路和透析器以防止血栓形成。冲洗盐水的量应在超滤量中去除。但目前很少使用无肝素透析,因为血栓形成将会引起整个管路血液损失。

(八)血标本采集方法

1.透析前

进针后立即从瘘管针采血样本,针不要预冲,如瘘管针预冲或通过留置导管透析先抽出 10 mL血,再收集样本,以免污染。

2.透析后

考虑到电解质的反跳,样本再循环或回血生理盐水污染等,应在透析结束时,超滤量设置为零,减慢血流速至 50～100 mL/min。约 10 秒后,从动脉瘘管处采血留取标本。通常电解质反跳发生在透析结束后 2～30 分钟。

三、透析机报警原因及处理

(一)血路部分

1.动脉压(血泵前)

通常动脉压(血泵前)为－26.6～－10.6 kPa(－200～－80 mmHg),超过－33.3 kPa(－250 mmHg)将发生溶血。如果血管通路无法提供足够的血流,动脉负压增大,产生报警,关闭血泵。血泵关闭后,动脉负压缓解,报警消除,血泵恢复运转直到再次产生负压报警,如此反复循环。

(1)负压过大的原因:①动脉针位置不当(针不在血管内或紧贴血管壁)。②患者血压降低(累及通路血流)。③通路血管痉挛(仅见于动静脉内瘘)。④吻合口狭窄(动静脉内瘘吻合口或移植血管动脉吻合口)。⑤动脉针或通路凝血。⑥动脉管道打结。⑦抬高手臂后通路塌陷(如怀疑,可让患者坐起,使通路低于心脏水平)。⑧穿刺针口径太小,血流量太大。⑨深静脉导管尖端位置不当、活瓣栓子形成或纤维阻塞。

(2)处理:①减少血流量,动脉负压减低,使报警消除。②确认动脉针或通路无凝血,动脉管道无打结。③测定患者血压,如降低,给予补液、减少超滤率。④如压力不降低则松开动脉针胶布,稍做前后移动或转动。⑤提高血流量到原先水平,如动脉压仍低,重复前一步骤。⑥若仍未改善,在低血流量下继续透析,延长透析时间,或另外打开动脉针透析(原针保留,肝素盐水冲洗,透析结束时才拔除)。如血流量需要＞350 mL/min,一般需用 15G 针。⑦如换针后动脉低负压仍持续存在，则血管通路可能有狭窄。用两手指短暂加压阻断动脉针和静脉针之间的血流，如泵前负压明显加大，说明动脉血流部分来自下游，而上游通道的血流量不足。⑧检查深静脉导管是否扭结；改变颈或臂位置，或稍微移动导管；转换导管口。如无效，注射尿激酶或组织血浆酶原激活剂；放射学检查导管位置。

2.静脉压监测

通常压力为 6.6～33.3 kPa(50～250 mmHg)，随针的大小、血流量和血细胞比容变化。

(1)静脉压增高的原因：①移植血管的静脉压可高达 26.6 kPa(200 mmHg)，因移植血管的高动脉压会传到静脉血管。②小静脉针(16G)，高血流量。③静脉血路上的滤器凝血，这是肝素化不充分的最早表现，也是透析器早期凝血的表现。④血管通路静脉端狭窄(或痉挛)。⑤静脉针位置不当或静脉血路扭结。⑥静脉针或血管通路静脉端凝血。

(2)静脉压增高的处理：①用生理盐水冲洗透析器和静脉滤器。如果静脉滤器凝血，而透析器无凝血(冲洗时透析器纤维干净)，立即更换凝血的静脉管道，调整肝素剂量后重新开始透析。②对于静脉针或血管通路静脉端是否阻塞可以采用关闭血泵，迅速夹闭静脉血路，与静脉针断开，用生理盐水注入静脉针，观察阻力大小的方法判定。③用两手指轻轻加压阻断动脉针和静脉针之间的血流，如为下流狭窄引起静脉流出道梗阻，静脉压会因上流受阻而进一步增高。

3.空气探测

最容易发生空气进入血液循环的部位在动脉针和血泵之间，因为这部分为负压。常见于动脉针周围(特别是负压很大时)、管道连接处、泵段血管破裂及输液管。透析结束时用空气回血操作不当也会引起空气进入体内。许多空气栓塞是在因假报警而关闭空气探测器后发生的，应注意避免。因空气栓塞可能致命。

4.血管路扭结和溶血

血泵和透析器之间的血管路扭结会造成严重溶血，这一段的高压通常测不出，因为动脉压监测器通常设在泵前，即使泵后有动脉压力监测器，如果扭结发生在探测器之前，此处的高压也无法被测出。

(二)透析液路

1.电导度

电导度增高最常见的原因是净化水进入透析机的管道扭结或低水压造成供水不足；电导度降低最常见的原因是浓缩液桶空；比例泵故障也可导致电导度增高或降低。当电导度异常时，将透析液旁路阀打开，使异常透析液不经过透析器而直接排出。

2.温度

温度异常通常是由加热器故障引起，但旁路阀可以对患者进行保护。

3.漏血

气泡、黄疸患者的胆红素或污物进入透析液均会引起假漏血报警。当透析液可能不出现肉眼可见的颜色改变时，需用测定血红蛋白尿的试纸检测流出透析器的透析液来判断漏血报警的真伪。如果确定漏血，透析液室压力应设置在 6.6 kPa(－50 mmHg)以下，以免细菌或细菌产物从透析液侧进入血液。空心纤维型透析器轻微漏血有时会自行封闭，可继续透析，但一般情况下应回血，更换透析器或停止透析。预防：①预冲时进行透析器漏血检测。②透析中避免跨膜压过高，如有凝血、静脉回路管弯曲打折等发生立即处理。③透析中跨膜压不能超过透析器的承受力。

四、血液透析治疗常见急性并发症及处理

(一)低血压

低血压为最常见,发生率可达50%～70%。

1.原因

有效血容量减少、血管收缩力降低、心源性及透析膜生物相容性差、严重贫血及感染等。

2.临床表现

典型症状为出冷汗、恶心、呕吐,重者表现为面色苍白、呼吸困难、心率加快、一过性意识丧失,甚至昏迷。

3.处理

取头低足高位,停止超滤,给予吸氧,必要时快速补充生理盐水100～200 mL或葡萄糖溶液20 mL,输血浆和清蛋白,并结合病因,及时处理。

4.预防

预防措施:①用容量控制的透析机,使用血容量监测器。②教育指导患者限制盐的摄入,控制饮水量。③避免过度超滤。④透析前停用降压药,对症治疗纠正贫血。⑤改变透析方法如采用碳酸氢盐透析、血液透析滤过、钠曲线和超滤曲线、低温透析等。⑥有低血压倾向的患者避免透析期间进食。

(二)失衡综合征

失衡综合征发生率为3.4%～20.0%。

1.原因

血液透析时血液中的毒素迅速下降,血浆渗透压下降,而由于血-脑屏障使脑脊液中的尿素等溶质下降较慢,以致脑脊液的渗透压大于血液渗透压,水分由血液进入脑脊液形成脑水肿。这也与透析后脑脊液与血液之间的pH梯度增大,即脑脊液中的pH相对较低有关。

2.临床表现

轻者头痛、恶心、呕吐、困倦、烦躁不安、肌肉痉挛、视力模糊、血压升高;重者表现为癫痫发作、惊厥、木僵甚至昏迷。

3.处理

轻者不必处理;重者可减慢透析血流量,以降低溶质清除率和pH改变,但透析有时需终止。可给予50%葡萄糖溶液或3%氯化钠10 mL静脉推注,或静脉滴注清蛋白,必要时给予镇静药及其他对症治疗。

4.预防

预防措施:①开始血液透析时采用诱导透析方法,透析强度不能过大,避免使用大面积高效透析器,逐步增加透析时间,避免过快清除溶质。②长期透析患者则适当提高透析液钠浓度。

(三)肌肉痉挛

发生率为10%～15%,主要部位为腓肠肌和足部。

1.原因

常与低血压同时发生,可能与透析时超滤过多、过快,低钠透析等有关。

2.临床表现

多发生在透析的中后期,老年人多见。以肌肉痉挛性疼痛为主,一般持续约10分钟。

3.处理

减慢超滤速度，静脉输注生理盐水 100～200 mL、高渗糖水或高渗盐水。

4.预防

预防措施：①避免过度超滤。②改变透析方法，如采用钠曲线和超滤曲线等。③维生素 E 或奎宁睡前口服。④左旋卡尼汀透析后静脉注射。

（四）发热

常发生在透析中或透析后。

1.原因

感染、致热源反应及输血反应等。

2.临床表现

若为致热源反应通常发生在透析后 1 小时，主要症状有寒战、高热、肌痛、恶心、呕吐、痉挛和低血压。

3.处理

静脉注射地塞米松 5 mg，通常症状在几小时内自然消失，24 小时内完全恢复；若有感染存在应及时与医师沟通，应用抗生素。

4.预防

预防措施：①严格执行无菌操作。②严格消毒水处理设备和管道。

（五）空气栓塞

1.原因

血液透析过程中，各管路连接不紧密、血液管路破裂、透析器膜破损及透析液内空气弥散入血，回血时不慎等。

2.临床表现

少量无反应，如血液内进入空气 5 mL 以上可出现呼吸困难、咳嗽、发绀、胸部紧迫感、烦躁、痉挛、意识丧失甚至死亡。

3.处理

一旦发生空气栓塞应立即夹闭静脉通路，并关闭血泵。患者取头低左侧位，通过面罩或气管吸入 100％氧气，必要时做右心房穿刺抽气，同时注射地塞米松，严重者要立即送高压氧舱治疗。

4.预防

（1）透析前严格检查管道有无破损，连接是否紧密。

（2）回血时注意力集中，气体近静脉端时要及时停止血泵转动。

（3）避免在血液回路上输液，尤其泵前负压部分。

（4）定期检修透析机，确保空气探测器工作正常。

（六）溶血

1.原因

透析液低渗、温度过高；透析用水中的氧化剂和还原剂（氯胺、酮、硝酸盐）含量过高；消毒剂残留；血泵和管道内红细胞的机械损伤及血液透析中异型输血等。

2.临床表现

急性溶血时，患者有胸部紧迫感、心悸、心绞痛、腹背痛、气急、烦躁，可伴畏寒、血压下降、血红蛋白尿甚至昏迷；大量溶血时患者可出现高钾血症，静脉回路血液呈淡红色。

3.处理

立即关闭血泵，停止透析，丢弃体外循环血液；给予高流量吸氧，明确溶血原因后应尽快开始透析；贫血严重者应输入新鲜全血。

4.预防

预防措施：①透析中防止凝血。②保证透析液质量。③定期检修透析机和水处理设备。④患者输血时，认真执行查对制度，严格遵守操作规程。

五、透析器首次使用综合征

在透析时因使用新的透析器发生的临床症状，称为首次使用综合征，分为A型首次使用综合征和B型首次使用综合征。

（一）A型首次使用综合征

此型又称超敏反应型。多发生于血液透析开始后5～30分钟内。主要表现为呼吸困难、全身发热感、皮肤瘙痒、麻疹、咳嗽、流泪、流涕、打喷嚏、腹部绞痛、腹部痉挛，严重者可心跳骤停甚至死亡。

1.原因

主要是患者对环氧乙烷、甲醛等消毒液过敏或透析器膜的生物相容性差或对透析器的黏合剂过敏等，使补体系统激活和白细胞介素释放。

2.处理原则

（1）立即停止透析，勿将透析器内血液回输体内。

（2）按抗变态反应常规处理，如应用肾上腺素、抗组胺药和激素等。

3.预防措施

（1）透析前将透析器充分冲洗（不同的透析器有不同的冲洗要求），使用新透析器前要仔细阅读操作说明书。

（2）认真查看透析器环氧乙烷消毒日期。

（3）部分透析器反应与合并应用血管紧张素转化酶抑制剂有关，应停用。

（4）对使用环氧乙烷消毒透析器过敏者，可改用γ射线或蒸气消毒的透析器。

（二）B型首次使用综合征

此型又称非特异型。多发生于透析开始后数分钟至1小时，主要表现为胸痛，伴有或不伴有背部疼痛。

1.原因

目前尚不清楚。

2.处理原则

（1）加强观察，症状不明显者可继续透析。

（2）症状明显者可予以吸氧和对症治疗。

3.预防措施

（1）试用不同的透析器。

（2）充分冲洗透析器。

六、血液透析突发事件应急预案

(一)透析中失血

1.原因

管路开裂、破损,接管松脱和静脉针脱落等。

2.症状

出血、血压下降,甚至发生休克。

3.应急预案

(1)停血泵,查找原因,尽快恢复透析通路。

(2)必要时回血,给予输液或输血。

(3)心电监护,对症处理。

4.预防

(1)透析前将透析器管路、管路针等各个接头连接好,预冲时要检查是否有渗漏。

(2)固定管路时,应给患者留有活动的余地。

(二)电源中断

1.应急预案

应急预案:①通知工程师检查稳压器和线路,电话通知医院供电部门。②配备后备电源的透析机,停电后还可运行20～30分钟。③若没有后备电源的透析机,停电后应立即将动静脉夹打开,手摇血泵,速度每分钟100 mL左右。④若15～30分钟内恢复供电可不回血。若暂时仍不能恢复供电可回血结束透析,并尽可能记录机器上的各项参数。

2.预防

预防措施:①保证透析中心为双向供电。②停电后15分钟内可用发电机供电。③给透析机配备后备电源,停电后可运行20～30分钟。

(三)水源中断

1.应急预案

应急预案:①机器报警并自动改为旁路。②通知工程师检查水处理设备和管路。电话通知医院供水部门。③1～2小时不能解除,终止透析,记录机器上的各项参数。

2.预防

预防措施:①保证透析中心为专路供水。②在水处理设备前设有水箱,并定期检修水处理设备。

(王艳君)

第三节　血管通路技术与护理

血管通路是血液透析关键环节之一,通路问题常会影响患者有效透析治疗,导致透析不充分。血液透析护士是血管通路的使用者,在血管通路护理中血液透析护士需掌握正确的方法解决通路问题,才能更好地维护血管通路的功能。

建立一条有效而通畅的血管通路是血液透析患者得以有效透析、长期存活的基本条件，血管通路也是血液透析患者的生命线。

一、血管通路的特点及分类

建立能够反复使用的血管通路是维持性血液透析患者保证长期透析质量的重要环节。无论选择何种方式建立的血管通路，都应该具备以下几个特征：①易于反复建立血液循环。②血流量充分、稳定。③能长期使用。④没有明显的并发症。⑤可减少和防止感染。⑥不影响和限制患者活动。⑦使用安全，能迅速建立。

根据血管通路使用的时间，临床将血管通路分为两大类：临时性血管通路和永久性血管通路。临时性血管通路包括动静脉直接穿刺、中心静脉留置导管；永久性血管通路包括动静脉内瘘、移植血管内瘘。目前临床常用的血管通路有动静脉内瘘、中心静脉留置导管、聚四氟乙烯人造血管通路等。

二、临时性血管通路及护理

临时性血管通路指建立迅速，能立即使用，包括动静脉直接穿刺、中心静脉留置导管。临时性血管通路主要适用于急性肾衰竭；慢性肾衰竭还没建立永久性血管通路，内瘘未成熟或因阻塞、流量不足、感染等暂时不能使用者或出现危及生命的并发症，如高血钾、急性左心衰竭或酸碱平衡紊乱需紧急透析或超滤者；中毒抢救、腹膜透析、肾移植术后紧急透析；其他疾病需行血液净化治疗，如血液灌流、免疫吸附、血浆置换、连续性血液净化治疗等。

（一）直接动脉穿刺

直接动脉穿刺操作简便，血流量大，可以立即使用，适用于各年龄组，常用穿刺部位有桡动脉、足背动脉、肱动脉。其缺点是透析中和透析后并发症较多，如早期的血肿和大出血；后期的假性动脉瘤；透析中活动受限，透析后止血困难；反复穿刺易导致血管损伤，与周围组织粘连，对慢性肾功能不全的患者影响永久性血管通路——动静脉内瘘的建立，因此临床的使用受到严格的限制。

1.穿刺方法

(1)穿刺前评估患者，包括神志、皮肤黏膜有无出血、需选用的穿刺部位、动脉搏动强弱、患者合作性及对疼痛耐受性。

(2)充分暴露血管，摸清血管走向。

(3)让患者采用舒适体位，做好穿刺肢体的固定，以免透析中患者体位不适影响血流量。

(4)连接好血液管路与穿刺针，常规消毒后穿刺针先进入皮下，摸到明显搏动后沿血管壁进入血管。

(5)见有冲击力的回血和搏动后固定针翼。

2.护理

(1)不宜反复进行穿刺，反复穿刺容易引起出血、血肿。穿刺尽量做到“一针见血”。

(2)穿刺后血流量不足，多受疼痛导致血管痉挛的影响，此时不调节穿刺针位置，只要穿刺针在血管内，随疼痛缓解血流量会逐渐改善。如仍不足，可另穿刺一条浅表动脉或静脉，用无过滤器的输液管连接穿刺针，另一端接泵前侧动脉侧管，形成两条引血通道的闭式循环通路，保证血流量。

(3)透析过程中加强巡视,穿刺肢体严格制动,发现针体移位致血肿或渗血应及时处理。

(4)透析结束后穿刺点做好局部止血,先指压30分钟,再用纸球压迫弹力绷带固定2～4小时后逐渐放松,同时观察有无出血。

(5)透析结束后做好患者宣传教育,教会患者对局部穿刺点出血、血肿的观察,出现出血处理方法的要点及措施,如出现出血先指压出血部位,再寻求帮助,出现血肿当天(24小时内)进行冷敷,次日(24小时后)开始热敷或用多磺酸黏多糖软膏局部敷,保持局部清洁,预防感染。

(6)由于动脉直接穿刺有损伤血管、出血、血肿及影响以后内瘘建立等缺点,故有条件应尽量选择中心静脉置管。

(二)中心静脉留置导管通路

1.中心静脉导管的种类

(1)不带涤纶套的中心静脉导管:最早的临时性血液通路是动静脉套针穿刺,后来被单腔或单针双腔静脉导管取代,如图3-1。随着材料的改进,一种外形设计统一的单针双腔导管被普遍采用。该导管尖部的侧孔作为出血的通路,即动脉出口、端口作为回血通路,即静脉入口。为减少血液透析时重复循环,端孔与侧孔的距离相距2～3 cm。用聚氨基甲酸乙酯或聚乙烯材料制成的导管在室温下相对较韧,在不用鞘管的情况下即可轻松插入静脉内。进入静脉后,由于体温及血流的作用,导管变得较柔软,这样便减少了对血管的机械损伤。由于不带涤纶套,在插管时不需要做皮下隧道,因此操作过程快捷、损伤小,在床旁及无X线透视条件下即可进行。

(2)带涤纶套的中心静脉导管:带涤纶套的中心静脉导管是1987年开始应用。这种导管是由硅胶材料制成,其硬度比普通双腔导管小,需要采用Seldinger技术并在撕开式鞘管帮助下插入静脉,做皮下隧道并将涤纶套埋入皮下导管出口处,如图3-2。由于涤纶套与皮下组织紧密粘贴,从而阻止了致病菌进入隧道引起感染。该种导管口径粗,且质地柔软,可以在X线下将导管尖端放置于心房内,因此具有较高的血流量。

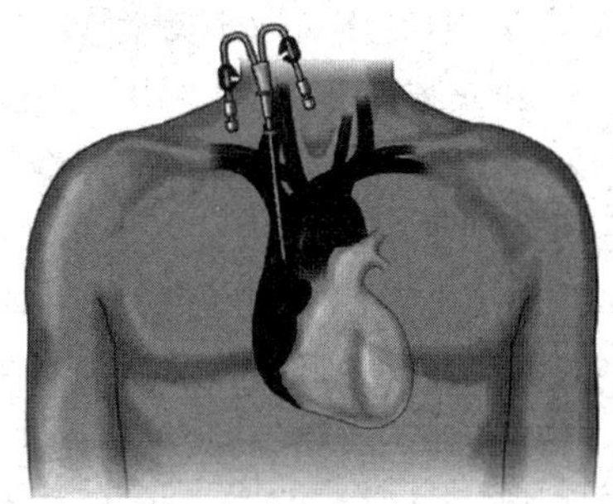

图3-1 置于颈内静脉的不带涤纶套的中心静脉导管

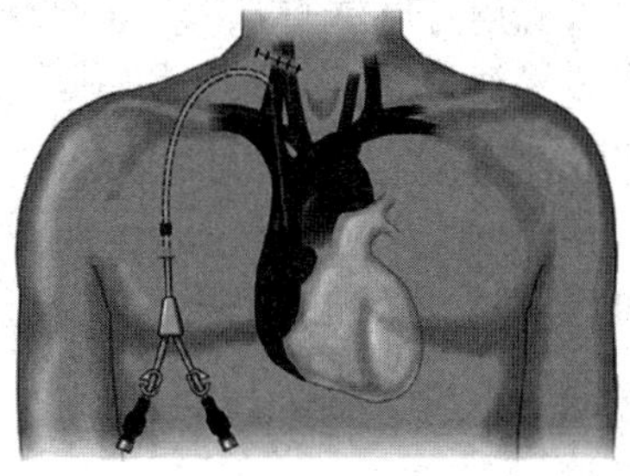

图3-2 置于颈内静脉的带涤纶套的中心静脉导管

2.中心静脉导管插管部位

中心静脉(如颈内静脉、锁骨下静脉和股静脉)具有血流量充足、操作简单易行、不损害血管和可以反复使用等优点,已成为最常用的临时性血管通路,中心静脉置管可立即行血液透析,并保证透析充分,是一种安全、迅速和可靠的血管通路。通常置管部位有股静脉、锁骨下静脉及颈内静脉,在不同的临床情况下有各自不同的优缺点,见表 3-1。

表 3-1 中心静脉插管部位优缺点比较

置管部位	优点	缺点	患者选择
股静脉	置管技术要求低 致命性并发症罕见	留置时间短、易感染 活动受限	ICU 有心脏和呼吸支持患者
颈内静脉	留置时间长 中心静脉狭窄发生率低、活动不受限	置管技术要求高 对气管插管有影响	除气管切开和气管插管患者
锁骨下静脉	留置时间长 舒适、易固定	置管技术要求高 已发生严重并发症	上述通路无法选择时

颈内静脉插管手术较易,并发症少,且能提供较高的血流量,一般作为插管首选途径。右侧颈内静脉较粗且与头静脉、上腔静脉几乎成一直线,插管较易成功;左侧颈内静脉走行弯曲,手术难度相对较大,一般应选择右侧颈内静脉。锁骨下静脉插管手术难度和风险大、易出现血气胸等并发症,一般情况下不提倡锁骨下静脉插管。股静脉插管手术简单、操作简便、安全有效,不易发生危及生命的严重并发症,但由于位置原因,较颈内静脉容易发生感染,血栓,血流量差,留置时间短,且给患者行动带来不便。故股静脉插管只适于卧床患者的短期透析或颈部无法建立临时性血管通路的患者。

3.中心静脉留置导管的护理

(1)中心静脉留置导管的常规护理:①治疗前取下置管部位覆盖敷料,检查导管固定翼缝线是否脱落,置管口有无渗血、渗液、红肿或脓性分泌物,周围皮肤有无破溃、皲裂等过敏现象,如无特殊,采用常规消毒置管部位、更换无菌敷料。②取下导管外延端敷料,铺无菌治疗巾,取下肝素帽,消毒导管口两次后用 5 mL 注射器回抽出导管内的封管肝素液及可能形成的血凝块,回抽腔内容量在导管腔容量基础上增加 0.2～0.3 mL,以避免增加患者失血过多。③从静脉导管端注入首次量抗凝剂,连接血管通路管,开启血泵进行透析。透析管路与留置导管连接处用无菌治疗巾覆盖。④做好透析管路的固定。固定血管通路管时注意给患者留有活动长度,最好固定在患者身上某个部位(根据留置导管置管部位决定),以免患者翻身或移动时将导管带出。⑤透析结束后常规消毒导管口,用 20 mL 生理盐水冲洗导管动脉端管腔,按常规回血后再注入相应导管腔容量的肝素封管液于动、静脉导管腔内。肝素封管液的浓度采用个体化进行封管,推注肝素时速度应缓慢,在注入管腔等量肝素封管液的同时立即夹闭导管,使导管腔内保持正压状态,然后拧紧消毒的肝素帽。导管外延端用无菌敷料包扎并妥善固定。⑥严格无菌操作,避免感染;抗凝剂封管液量应视管腔容量而定;肝素帽应于下次透析时更换。⑦指导留置导管患者每天监测体温,体温异常应及时告知医务人员,以便作进一步处理。

(2)中心静脉留置导管并发症的护理:中心静脉导管相关并发症主要有插管手术相关并发症和导管远期并发症。

与插管相关并发症的护理。与留置导管技术相关的并发症有气胸、血胸、心律失常、相邻的动脉损伤、空气栓塞、纵隔出血、心脏压塞、臂丛神经损伤、血肿、穿刺部位出血等。除外血肿、穿刺部位出血的上述技术并发症，均需紧急处理，必要时通过手术拔管，并进行积极抢救。①穿刺部位出血及护理：穿刺部位出血是常见的并发症之一，多由于反复穿刺造成静脉损伤较重或损伤了穿刺路径上的血管造成。置管后，全身使用抗凝剂或对置管处的过度牵拉，也可能导致出血。局部压迫止血是有效而简便的方法，如指压 20～30 分钟。应用云南白药或凝血酶局部加压包扎或冰袋冷敷时应注意伤口的保护。嘱患者穿刺部位不能剧烈运动，静卧休息。如透析过程中出血，可适当减少肝素用量，用低分子量肝素或无抗凝透析；如透析结束后出血仍未停止，可经静脉注入适量鱼精蛋白中和肝素的作用。②局部血肿形成的护理：局部血肿也是较常见并发症，多与穿刺时静脉严重损伤、损伤邻近动脉或误入动脉造成。一旦形成血肿，尤其出血量较多时应拔管，同时用力压迫穿刺部位 30 分钟以上，直至出血停止，之后局部加压包扎。并严密观察血肿是否继续增大，避免增大血肿压迫局部重要器官造成其他严重后果。

(3)置管远期并发症的护理：留置导管使用过程中的远期并发症如血栓形成、感染、静脉狭窄、导管功能不良、导管脱落等可直接影响到患者血液透析是否顺利进行及透析的充分性，预防留置导管使用过程中的远期并发症的发生是血液透析护士的主要职责。

血栓。留置导管因使用时间长，患者高凝状态，抗凝剂的使用量不足、封管时肝素用量不足或封管操作时致管腔呈负压状、或有部分空气进入或管路扭曲等原因易引起血栓形成。与导管相关的血栓形成可分为导管腔内血栓、导管外尖部血栓、静脉腔内血栓和附壁血栓。导管腔内血栓多由注入封管肝素量不足，肝素液流失或血液反流入导管腔内所致。导管尖部血栓因封管后肝素封管液从导管侧孔流失而不能保留在尖部引起微小血栓形成。

在护理中应首先重视预防。每次透析前应认真评估通路的通畅情况，在抽吸前次封管液时应快速抽出，若抽出不畅时，切忌向导管内推注液体，以免血凝块脱落而致栓塞。如有血栓形成，可采用尿激酶溶栓。具体方法：5×10^4～1.5×10^5 U 尿激酶加生理盐水 3～5 mL 分别注入留置导管动静脉腔内，保留 15～20 分钟，回抽出被溶解的纤维蛋白或血凝块，若 1 次无效可重复进行。局部溶栓治疗适用于早期新鲜血栓，如果血栓形成时间比较长，则不宜采用溶栓治疗。反复溶栓无效则予以拔管。

感染。感染是留置导管的主要并发症。根据导管感染部位不同可将其大致分为三类：①导管出口处感染；②皮下隧道感染；③血液扩散性感染。引起导管感染的影响因素有很多：如导管保留时间、导管操作频率、导管血栓形成、糖尿病、插管部位、铁负荷过大、免疫缺陷、皮肤或鼻腔带菌等。许多研究表明，股静脉置管感染率明显高于颈内静脉或锁骨下静脉插管。带涤纶套的导管比普通导管菌血症的发生率低。

减少留置导管感染的护理重在预防，加强置管处皮肤护理。①置管处的换药：每天 1 次。一般用安尔碘由内向外消毒留置导管处皮肤两遍，消毒范围直径＞5 cm，并清除局部的血垢，覆盖透气性好的无菌纱布并妥善固定；换药时应注意观察置管部位或周围皮肤或隧道表面有无红、肿、热或脓性分泌物溢出等感染迹象。可疑伤口污染应随时换药。随着新型伤口敷料的临床应用，局部换药时间已逐渐延长，一般仅需在透析时进行伤口护理。②正确封管：根据管腔容量采用纯肝素封管，保留时间长，可减少封管次数，减少感染的机会；尽量选用颈内静脉，少用股静脉。③感染的监测：每天监测患者体温变化；透析过程中注意观察导管相关性感染的临床表现；患者血液透析开始 1 小时左右，患者出现畏寒、重者全身颤抖，随之发热，在排除其他感染灶的前提下，应首先考虑留置导管内细菌繁殖致全身感染的可能；导管出口部感染是局部感染，一般无全身症状，普通透析导管可拔出并在其他部位插入新导管；对于带涤纶套的导管应定时局部消毒换药、局部抗生素应用或口服抗生素，以供继续使用。隧道感染主要发生于带涤纶套的透析导管，一旦表现为隧道感染应立即拔管，使用有效抗生素 2 周。若需继续透析在其他部位置入新导管。血液扩散性感染时应予以拔管，并将导管前端剪下做细菌培养，根据细菌对药物的敏感情况使用抗生素。

导管功能障碍：导管功能障碍主要表现为导管内血栓形成、血流不畅、完全无血液引出或单向阻塞，不能达到透析要求的目标血流量。置管术后即血流不佳，通常是导管尖端位置或血管壁与导管侧孔相贴造成"贴壁"，后期多是由于血栓形成引起的。可先调整导管位置至流出通畅；随着使用时间的延长和患者活动，虽然导管借助固定翼和皮肤缝合，导管位置也会发生不同程度改变，血液透析过程中突然出现血流不畅或完全出血停止，有时触及导管震颤感，护士应首先考虑是否是导管动脉开口处吸附管壁，立即给予置管创口处导管外延部和局部皮肤消毒，必要时停止血泵，小角度旋转导管或调整导管留置深度即可恢复满意血流量。当导管动脉端出现功能障碍而静脉端血流量充足时，可将两端对换使用，静脉导管作为引血、动脉导管作为静脉回路，这种处理方法的缺陷是导管血栓在泵压力下有可能进入体内循环，同时也和动脉端开口于侧壁型导管的使用设计原理相矛盾，其再循环率及透析的充分性受到影响。如导管一侧堵塞而另一侧通畅，可将通畅一侧作为引血，另行建立周围静脉作回路。

导管脱落：临时性静脉留置导管因保留时间长，患者活动多，造成固定导管的缝线断裂；或人体皮肤对异物（缝线）的排斥作用，使缝线脱离皮肤；或在透析过程中由于导管固定不佳，由于重力牵拉作用等导致导管滑脱。为防止留置导管脱出，应适当限制患者活动，换药、封管及透析时注意观察缝线是否断裂，置管部位是否正常，一旦缝线脱落或断裂应及时缝合固定好插管。当发生导管脱出时，首先判断插管是否在血管内，如果插管前端仍在血管内，插管脱出不多，在插管口无局部感染情况下可进行严格消毒后重新固定，并尽快过渡到永久通路。如果前端已完全脱出血管外，应拔管并局部压迫止血，以防局部血肿形成或出血。

（4）中心静脉留置导管拔管的护理：中心静脉留置导管拔管时先消毒局部皮肤，拆除固定翼缝线，用无菌敷料按压插管口拔出导管，局部指压 30 分钟后观察局部有无出血现象。患者拔管采取卧位，禁取坐位拔管，以防静脉内压力低而产生气栓，拔管后当天不能沐浴，股静脉拔管后应卧床 4 小时。

（5）中心静脉留置导管自我护理及卫生宣传教育：①置管术后避免剧烈活动，以防由于牵拉致导管滑脱。②做好个人卫生，保持局部清洁干燥，如需淋浴，应先将导管及皮肤出口处用无菌敷贴封闭，以免淋湿后导致感染，淋浴后及时更换敷贴。③每天监测体温变化，观察置管处有无肿、痛等现象，如有体温异常、局部红、肿、热、痛等症状应立即告知医务人员，及时处理。④选择合适的卧位休息，以平卧位为宜。避免搔抓置管局部，以免导管脱出。⑤股静脉留置导管者应限制活动，颈内静脉、锁骨下静脉留置导管运动不受限制，但也不宜剧烈运动，以防过度牵拉引起导管滑脱，一旦滑出，立即压迫局部止血，并立即到医院就诊。⑥留置导管者，在穿脱衣服时需特别注意，避免将导管拔出，特别是股静脉置管者，颈内静脉或锁骨下静脉置管应尽量穿对襟上衣。⑦中心静脉留置导管是患者透析专用管路，一般不作其他用途，如输血、输液、抽血等。

三、动静脉内瘘的护理

动静脉内瘘是指动脉、静脉在皮下吻合建立的一种安全并能长期使用的永久血管通路，包括直接动静脉内瘘和移植血管内瘘。直接动静脉内瘘是利用自体动静脉血管吻合而成的内瘘，其优点是感染发生率低，使用时间长；其缺点是等待“成熟”时间长或不能成熟，表现为早期血栓形成或血流量不足，发生率在9%～30%，如超过3个月静脉仍未充分扩张，血流量不足，则内瘘失败，需重新制作。

动、静脉吻合后静脉扩张、管壁肥厚即为“成熟”，一般需要4～8周，如需提前使用至少应在2周以后，NKF-DOQI推荐内瘘成型术后1个月使用。我国的透析通路使用指南建议术后2个月后使用。

(一)制作动静脉内瘘部位及方法

自体动静脉内瘘常见手术部位：①前臂内瘘。桡动脉-头静脉（图3-3）、桡动脉-贵要静脉、尺动脉-贵要静脉和尺动脉-头静脉，此外还可以采用鼻烟窝内瘘。②上臂内瘘。肱动脉-上臂头静脉、肱动脉-贵要静脉、肱动脉-肘正中静脉。③其他部位，如踝部、小腿部内瘘、大腿部内瘘等，临床上很少采用。

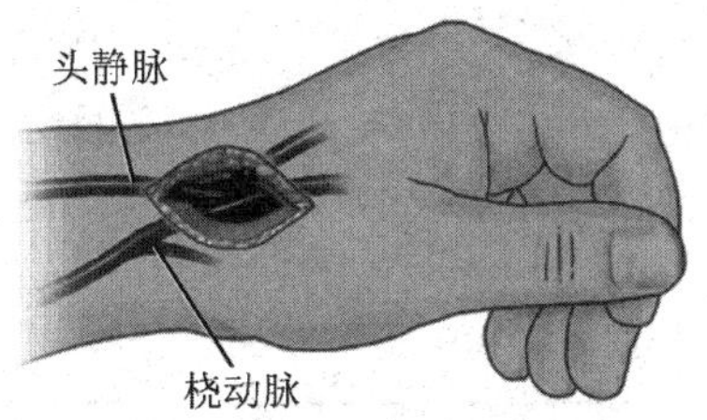

图3-3 上肢桡动脉与头静脉的动静脉血管内瘘

动静脉内瘘吻合方式包括端端吻合法、端侧吻合法、侧侧吻合法。吻合口径大小与血流量密切相关，一般为5～7 mm。吻合口径＜3 mm时，血流量常＜150 mL/min，此时透析效果差或透析困难。如吻合口＞7 mm或血流量＞300 mL/min时影响心脏功能，增加心脏负荷。进行血管吻合的方法有两种。①缝合法：可采用连续缝合或间断缝合。②钛轮钉法：动静脉口径相差比较小的患者很适合钛轮钉吻合法，一般采用直径2.5～3 mm的钛轮钉。采用钛轮钉法手术损伤小，内膜接触良好，吻合口大小恒定，不会因吻合口扩张而导致充血性心力衰竭；吻合后瘘管成熟相对比较快；钛金属组织相容性好，体内可长期留置。其缺点容易造成远端组织缺血；动静脉口径不一致、血管与钛钉口径不一致时，血管壁易造成撕裂或损伤。

(二)动静脉内瘘制作应遵循的原则

动静脉内瘘是维持血液透析患者的生命线，制作时应根据患者的血管条件最大限度地利用最合适的血管。选择内瘘血管应遵循的原则：①由远而近，从肢体的最远端开始，逐渐向近端移行。②从左到右，选择非惯用性上肢造瘘，以方便患者的生活和工作。③先上后下，上肢皮下浅静脉多，血液回流阻力小，关节屈曲对血液循环影响较少；而下肢动静脉位置较深，两者间距大，吻合后静脉充盈不良不利于穿刺，且下肢蹲、坐站立影响下肢静脉回流，易形成血栓，感染率也高，故应选择上肢做内瘘。④先自身血管后移植血管。

(三)动静脉内瘘制作的时机及功能评估

终末期肾病患者都应由肾科医师作出早期治疗安排，包括药物、饮食疗法及最终的治疗方式（如腹膜透析、血液透析、肾移植）；对于准备行血液透析的患者应保护好静脉血管，避免在这些静脉上行穿刺或插管，特别是上肢静脉血管；有预期血液透析的患者在透析前2～3个月、内生肌酐清除率＜25 mL/min或血清肌酐＞400 mmol/L时建议制作动静脉血管内瘘，这样可有充足时间等待瘘管成熟,同时如有失败也可有充足时间进行另一种血管通路的建立,减少患者的痛苦。

除了选择合适的时机、选择最佳的方法和理想的部位制作血管通路外,要保持血管通路长久使用,采用正确的方法解决血管通路并发症,需要对血管通路建立前、使用过程及处理并发症之后进行功能评价,血管通路建立前评估见表 3-2。

表 3-2　血管通路建立前患者评价

病史	影响
是否放置过中心静脉导管	可能致中心静脉狭窄
是否放置心脏起搏器	可能导致中心静脉狭窄
患者惯用的上臂	影响患者生活质量
是否有心力衰竭	血管通路可能改变血流动力学及心排血量
是否有糖尿病	患者血管不利于血管通路的通畅
是否使用过抗凝剂或有凝血方面的问题	可能较易使血管通路产生血栓或不易止血
是否有建立血管通路的历史	失能的血管通路使身上能为血管通路的地方减少
是否进行肾移植	临时性血管通路即可
是否有手臂、颈部、胸腔的受伤史或手术史	可能有血管受损时使其不适合做血管通路

血管通路使用过程的功能评估主要有物理检查、超声和影像学检查。临床常用观察瘘管外部情况、触诊震颤和听诊杂音来判断瘘管功能,此方法既简单、方便、也很有价值。每天定期的物理检查能够早期发现通路狭窄及手臂渐进性水肿等异常。自体动静脉内瘘局部动脉瘤的形成、定点穿刺造成的静脉流出道狭窄也可以早期发现,并提醒护士改变穿刺方式;通路中出现局部硬结和疼痛大多数提示血栓早期形成或局部血栓性静脉炎;如果内瘘出现高调杂音,表明存在狭窄。肩周和前胸壁的侧支静脉显露提示中心静脉狭窄或同侧上臂内瘘分流过大。

(四)动静脉内瘘的护理

1.动静脉内瘘术前宣传教育及护理

动静脉内瘘是透析患者的生命线,维持一个功能良好的动静脉内瘘,须得护患双方的共同努力。手术前心理护理如下。

(1)术前向患者介绍建立内瘘的目的、意义,解除患者焦虑不安、恐惧的心理,积极配合手术。

(2)告知患者手术前配合的具体事项,如准备做内瘘的手臂禁做动静脉穿刺,保护好皮肤勿破损,做好清洁卫生,以防术后发生感染。

(3)手术前进行皮肤准备,肥皂水彻底清洗造瘘肢皮肤,剪短指甲。

(4)评估制作通路的血管状况及相应的检查如外周血管脉搏、双上肢粗细的比较、中央静脉插管史、外周动脉穿刺史;超声检查血管,尤其是需要吻合的静脉走行、内径和通畅情况,为内瘘制作成功提供依据。

2.动静脉内瘘术后护理

(1)内瘘术后将术侧肢体抬高至水平以上 30°,促进静脉回流,减轻手臂肿胀。术后 72 小时密切观察内瘘通畅及全身状况。观察指标:①观察患者心率、心律、呼吸,询问患者有无胸闷、气紧,如有变化及时向医师汇报并及时处理。②观察内瘘血管是否通畅,若于静脉侧扪及震颤,听到血管杂音，则提示内瘘通畅，如触摸不到或听不到杂音，应查明是否局部敷料缚扎过紧致吻合口静脉侧受压，并及时通知医师处理。③观察吻合口有无血肿、出血，若发现渗血不止或内瘘侧手臂疼痛难忍，应及时通知医师处理。④观察内瘘侧手指末梢血管充盈情况，如手指有无发麻、发冷、疼痛等缺血情况。

(2)定期更换敷料：内瘘术后不需每天更换敷料，一般在术后 5～7 天更换；如伤口有渗血应通知医师检查渗血情况并及时更换敷料，更换时须严格无菌技术操作，创口用安尔碘消毒待干后包扎敷料，敷料包扎不宜过紧，以能触摸到血管震颤为准。

(3)禁止在造瘘肢进行测血压、静脉注射、输液、输血、抽血等操作，以免出血造成血肿、药物刺激导致静脉炎等因素所致内瘘闭塞。

(4)指导患者内瘘的自我护理：①保持内瘘肢体的清洁，并保持敷料干燥，防止敷料浸湿，引起伤口感染。②防止内瘘肢体受压，衣袖要宽松，睡眠时最好卧于健侧，造瘘肢体不可负重物及佩戴过紧饰物。③教会患者自行判断内瘘是否通畅，每天检查内瘘静脉处有无震颤，如扪及震颤则表示内瘘通畅。反之则应马上通知医师进行处理。

(5)内瘘术后锻炼。术后 24 小时可做手指运动，3 天即可进行早期功能锻炼：每天进行握拳运动，1 次 15 分钟，每天 3～4 次，每次 10～15 分钟。术后 5～7 天开始进行内瘘的强化护理：用另一手紧握术肢近心端，术肢反复交替进行握拳松拳或挤压握力球锻炼，或用止血带压住内瘘手臂的上臂，使静脉适度扩张充盈，同时进行捏握力健身球，1 分钟循环松压，每天 2～3 次，每次 10～15 分钟，以促进内瘘的成熟。

(6)内瘘成熟情况判断：内瘘成熟指与动脉吻合后的静脉呈动脉化，表现为血管壁增厚，显露清晰，突出于皮肤表面，有明显震颤或搏动。其成熟的早晚与患者自身血管条件、手术情况及术后患者的配合情况有关。内瘘成熟一般至少需要 1 个月，一般在内瘘成形术后 2～3 个月开始使用。

3.内瘘的正确使用与穿刺护理

熟练正确的穿刺技术能够延长内瘘的使用寿命，减少因穿刺技术带来的内瘘并发症。新建内瘘和常规使用的内瘘在穿刺技术上有些不同，需要血液透析护士认真把握。

(1)穿刺前评估及准备：①首先检查内瘘皮肤有无皮疹、发红、淤青、感染等，手臂是否清洁。②仔细摸清血管走向，感觉震颤的强弱，发现震颤减弱或消失应及时通知医师。③穿刺前内瘘手臂尽量摆放于机器一侧，以免因管道牵拉而使穿刺针脱落；选择好合适的体位同时也让患者感觉舒适。④工作人员做好穿刺前的各项准备，如洗手、戴口罩、帽子、手套及穿刺用物品。

(2)选择穿刺点：①动脉穿刺点距吻合口的距离在 3 cm 以上，针尖呈离心或向心方向穿刺。②静脉穿刺点距动脉穿刺点间隔在 5～8 cm，针尖呈向心方向穿刺。③如静脉与动脉在同一血管上穿刺，应相距 8～15 cm，以减少再循环，提高透析质量。④注意穿刺部位的轮换，切忌定点穿刺。沿着内瘘血管走向由上而下或由下而上交替进行穿刺，每个穿刺点相距 1 cm 左右，此方法优点在于，由于整条动脉化的静脉血管受用均等，血管粗细均匀，不易因固定一个点穿刺或小范围内穿刺而造成受用多的血管处管壁受损，弹性减弱，硬结节或瘢痕形成及严重时形成动脉瘤，减少未受用的血管段的狭窄而延长瘘管使用寿命；避免定点穿刺处皮肤变薄、松弛，透析时穿刺点渗血。此方法的缺点是不断更换穿刺点，将增加患者每次穿刺时的疼痛，需与患者沟通说明此穿刺方法的优点，从而取得患者的配合。

(3)进针角度：穿刺针针尖与皮肤成 30°～40°、针尖斜面朝左或右侧进针，使针与皮肤及血管的切割面较小，减轻穿刺时患者疼痛，保证穿刺成功率及治疗结束后伤口愈合速度。

(4)新内瘘穿刺技术的护理：刚成熟的内瘘管壁薄而脆，且距吻合口越近血液的冲击力就越大，开始几次穿刺很容易引起皮下血肿。因此在最初几次穿刺时应由骨干层护士操作。操作前仔细摸清血管走向后再行穿刺，以保证一针见血。穿刺点一般暂时选择远离造瘘口的肘部或接近肘部的“动脉化”的静脉做向心或离心方向穿刺作动脉引血端，另择下肢静脉或其他小静脉作静脉回路，待内瘘成熟后，动脉穿刺点再往下移。这样动脉发生血肿的概率就会减少。针尖进皮后即进血管，禁止针尖在皮下潜行后再进血管。首次使用时血流量在 150～250 mL/min，禁止强行提高血流量，以免造成瘘管长时间塌陷。在血液透析过程中避免过度活动，以免穿刺针尖损伤血管内膜，引起血栓形成。透析结束后应由护士负责止血，棉球按压穿刺点的力度宜适当，不可过重，同时注意皮肤进针点与血管进针点是否在同一部位。穿刺点上缘及下缘血管亦需略施力压迫，手臂略微举高，以减少静脉回流阻力，加快止血。

(5)穿刺失败的处理：新内瘘穿刺失败出现血肿应立即拔针压迫止血，同时另建血管通路进行透析，血肿部位冷敷以加快止血，待血肿消退后再行穿刺。

作为动脉引血用的血管在穿刺时发生血肿，应首先确认内瘘针在血管内，当血肿不大时，可在穿刺处略加压保护，同时迅速将血液引入体外循环血管通路管内以减轻患者血管内压力，通常可维持继续透析。但如血肿明显增大，应立即拔出，加压止血，在该穿刺点以下(远心端)再作穿刺(避开血肿)；如重新穿刺有困难，可将血流量满意的静脉改为动脉引血，另择静脉穿刺作回血端继续透析。如静脉回路发生血肿应立即拔针，局部加压止血。透析未结束，应为患者迅速建立静脉回路继续透析，如选择系同一条血管再穿刺时应在前一次穿刺点的近心端或改用其他外周静脉穿刺。

(6)内瘘拔针后的护理：内瘘拔针后的护理内容主要包括正确止血方法应用及维持内瘘的良好功能。拔针前用无菌止血贴覆盖针眼，拔针时用 1.5 cm×2 cm 大小的纸球或纱球压迫穿刺部位，弹性绷带加压包扎止血，按压的力量以既能止血又能保持穿刺点上下两端有搏动或震颤，20～30 分钟后缓慢放松，2 小时后取下纸球或纱球，止血贴继续覆盖在穿刺针眼处 12 小时后再取下。同时注意观察有无出血发生，如出血再行局部穿刺部位指压止血 10～15 分钟，同时寻求帮助。术后按压过轻或过重都会造成皮下血肿，损伤血管，影响下次穿刺或血流量不足，严重血肿可致血管硬化、周围组织纤维化及血栓形成等，造成内瘘闭塞。

(7)内瘘患者的自我护理指导：良好正确的日常护理是提高动静脉内瘘使用寿命的重要环节，因此如何指导患者正确地进行自我护理是透析护理工作者一项重要工作。

提高患者自护观念，让其了解内瘘对其生命的重要性，使患者主动配合并实施保持内瘘良好功能状态的措施。

保持内瘘皮肤清洁，每次透析前彻底清洗手臂。

透析结束当日穿刺部位不能接触水及其他液体成分，保持局部干燥清洁，用无菌敷料或创可贴覆盖 12 小时以上，以防感染。提醒患者尽早放松止血带，如发生穿刺处血肿或出血，立即按压止血，再寻求帮助；出现血肿在 24 小时内先用冰袋冷敷，24 小时后可热敷，并涂搽喜疗妥消肿，如有硬结，可每天用喜疗妥涂搽按摩，每天 2 次，每次 15 分钟。

造瘘肢手臂不能受压，衣袖要宽松，不佩戴过紧饰物；夜间睡觉不将造瘘肢手臂压垫于枕后，尽量避免卧于造瘘侧，不可提重物。

教会患者自我判断动静脉内瘘通畅的方法。

适当活动造瘘手臂,可长期定时进行手握橡皮健身球活动。

避免造瘘手臂外伤,以免引起大出血。非透析时常戴护腕,护腕松紧应适度,过紧易压迫动静脉内瘘导致内瘘闭塞。有动脉瘤者应用弹性绷带加以保护,避免继续扩张及意外破裂。

(8)内瘘并发症的护理。

1)出血:主要表现为创口处渗血及皮下血肿。皮下出血如处理不当可致整个手中上臂肿胀。

原因:①术后早期出血,常发生于麻醉穿刺点及手术切口处。②内瘘未成熟,静脉壁薄。③肝素用量过大。④穿刺失败导致血肿。⑤压迫止血不当或时间过短。⑥内瘘手臂外伤引起出血。⑦透析结束后造瘘肢体负重。⑧迟发性出血见于动脉瘤形成引起破裂出血及感染。

预防和护理:①术前准备应充分,操作细心,术后密切观察伤口有无渗血。②避免过早使用内瘘,新建内瘘的穿刺最好由有经验的护士进行。③根据患者病情合理使用抗凝剂。④提高穿刺技术,力争1次穿刺成功。⑤止血力度适当,以不出血为准,最好指压止血。⑥避免同一部位反复穿刺,以防发生动脉瘤破裂。⑦指导患者放松止血带时观察有无出血及出现出血的处理方法。

2)感染:瘘管局部表现为红、肿、热、痛,有时伴有内瘘闭塞,全身症状可见寒战、发热,重者可引起败血症、血栓性静脉炎。

原因:①手术切口感染。②未正确执行无菌技术操作,穿刺部位消毒不严或穿刺针污染。③长期使用胶布和消毒液,致动静脉穿刺处皮肤过敏,发生破损、溃烂或皮疹,用手搔抓引起皮肤感染。④透析后穿刺处接触污染液体引起的感染。⑤穿刺不当或压迫止血不当致血肿形成或假性动脉瘤形成引起的感染。⑥内瘘血栓切除或内瘘重建。

预防和护理。①严格执行无菌技术操作,穿刺部位严格消毒,及时更换可疑污染的穿刺针。②避免在有血肿、感染或破损的皮肤处进行通路穿刺,提高穿刺技术,避免发生血肿。③内瘘有感染时应及时改用临时性血管通路,并积极处理感染情况:局部有脓肿时应切开引流,并全身使用抗生素;发生败血症者应用有效抗生素至血细菌培养阴性后2周。④做好卫生宣传教育,让患者保持内瘘手臂皮肤清洁、干净,透析后穿刺处勿沾湿、浸液。

3)血栓形成及预防。

原因:①早期血栓多由于手术中血管内膜损伤、血管外膜内翻吻合、吻合时动静脉对位不良、静脉扭曲、吻合口狭窄旋转等及内瘘术后包扎过紧,内瘘受压。②自身血管条件差,如静脉炎、动脉硬化、糖尿病血管病变、上段血管已有血栓。③患者全身原因,如高凝状态、低血压、休克、糖尿病等。④药物影响,如促红细胞生成素的应用,使血细胞比容上升,增加了血栓形成的危险。⑤反复低血压发生。⑥反复定点穿刺导致血管内膜损伤。⑦压迫止血不当,内瘘血管长时间受压。

临床表现:患者动静脉内瘘静脉侧搏动、震颤及杂音减弱,患者主诉内瘘处疼痛。部分堵塞时透析引血时血流量不足,抽出血为暗红色,透析中静脉压升高。完全阻塞时搏动震颤及杂音完全消失,不能由此建立血液通路进行透析。

预防和护理:①严格无菌技术,正确手术方法、规范术后护理;避免过早使用内瘘,一般内瘘成熟在6～8周,最好在内瘘成熟后再使用。②计划应用内瘘血管,切忌定点穿刺,提高内瘘穿刺成功率,力争1次穿刺成功,避免反复穿刺引起血肿形成。③根据患者情况,指导患者用拇指及中指指腹按压穿刺点,注意按压力度,弹力绷带不可包扎过紧。④避免超滤过多引起血容量不足、低血压。⑤做好宣传教育工作,内瘘手臂不能受压,夜间睡眠时尤其要注意。⑥高凝状态的患者可根据医嘱服用抗凝药。⑦穿刺或止血时发生血肿，先行按压并冷敷，在透析后24小时热敷消肿，血肿处涂搽喜疗妥并按摩。早期血栓形成，可用尿激酶 $2.5\times10^5\sim5\times10^5$ U单位溶于20 mL生理盐水中，在动静脉内瘘近端穿刺桡动脉缓慢注入。若无效，则应通知医师，行内瘘再通或修补术。

(9)血流量不足及处理。

原因：①反复定点穿刺引起血管壁纤维化，弹性减弱，硬结、瘢痕形成，管腔狭窄，而未使用的血管因长期不使用也形成狭窄。②内瘘未成熟过早使用。③患者本身血管条件不佳，造成内瘘纤细，流量不足。④穿刺所致血肿机化压迫血管。⑤肢体受冷致血管痉挛、动脉炎症、内膜增厚。⑥动静脉内瘘有部分血栓形成。

临床表现：主要表现血管震颤和杂音减弱，透析中静脉端阻力增加而动脉端负压上升；血流量增大时，可见血管明显塌陷，患者血管处有触电感，静脉壶滤网上血流量忽上忽下，同时有大量泡沫析出，并伴有静脉压、动静脉压的低压报警。

预防及护理：①内瘘成熟后有计划地使用内瘘血管。②严格执行正确的穿刺技术，切忌反复定点穿刺。③提高穿刺技术，减少血肿发生。④嘱患者定时锻炼内瘘侧手臂，使血管扩张。⑤必要时手术扩张。

(10)窃血综合征。

原因：桡动脉-头静脉侧侧吻合口过大，前臂血流大部分经吻合口回流，引起肢体远端缺血；血液循环障碍，如糖尿病、动脉硬化的老年患者。

临床表现：①轻者活动后出现手指末梢苍白、发凉、麻木疼痛等一系列缺血症状，患者抬高时手指隐痛。②严重者休息时可出现手痛及不易愈合的指端溃疡，甚至坏死，多发生于桡动脉和皮下浅静脉侧侧吻合时。

预防及护理：定期适量活动患肢，以促进血液循环。

手术治疗：将桡动脉-头静脉侧侧吻合改为桡动脉-头静脉端端吻合，可改善症状。

(11)动脉瘤：由于静脉内压力增高，动脉化的静脉发生局部扩张并伴有搏动，称为真性动脉瘤；穿刺部位出血后，在血管周围形成血肿并与内瘘相通，伴有搏动称为假性动脉瘤。动脉瘤的形成一般发生在术后数月至数年。

原因：①内瘘过早使用，静脉壁太薄。②反复在同一部位进行穿刺致血管壁受损，弹性差或动脉穿刺时离吻合口太近致血流冲力大。③穿刺损伤致血液外渗形成血肿，机化后与内瘘相通。

临床表现：内瘘局部扩张明显，局部明显隆起或呈瘤状。严重扩张时可增加患者心脏负担和回心血量，影响心功能。

预防及护理：有计划地使用内瘘血管，避免反复在同一部位穿刺，提高穿刺技术，穿刺后压迫止血力度适当，避免发生血肿，若内瘘吻合口过大应注意适当加以保护，减少对静脉和心脏的压力。小的血管瘤一般不需手术，可用弹力绷带或护腕轻轻压迫，防止其继续扩大，禁在血管瘤处穿刺。如果血管瘤明显增大，影响了患者活动或有破裂危险，可采用手术处理。

(12)手肿胀综合征：常发生于动静脉侧侧吻合时，由于压力差的原因，动脉血大量流入吻合静脉的远端支，手臂处静脉压增高，静脉回流障碍，并干扰淋巴回流，相应的毛细血管压力也升高而产生肿胀。主要的临床表现为手背肿胀，色泽暗红，皮肤发痒，或坏死。早期可以通过握拳和局部按压促进回流，减轻水肿，长期肿胀可通过手术结扎吻合静脉的远侧枝，必要时予重新制作内瘘。

(13)充血性心力衰竭：当吻合口内径过大，超过 1.2 cm，分流量大，回心血量增加，从而增加心脏负担，使心脏扩大，引发了心力衰竭。主要临床表现为心悸、呼吸困难、心绞痛、心律失常等。一旦发生，可用弹力绷带加压包扎内瘘，若无效则采用外科手术缩小吻合口内径。

(王艳君)

第四节　血浆置换技术与护理

一、概述

(一)血浆置换(plasma exchange,PE)

血浆置换是一种用来清除血液中大分子物质的体外血液净化疗法，指将患者的血液引出体外，经离心法或膜分离法分离血浆和细胞成分，迅速地选择性地从循环血液中去除病理血浆或血浆中的病理成分(如自身抗体、免疫复合物、副蛋白、高黏度物质和蛋白质结合的毒物等)，而将细胞成分及补充的等量的平衡液、血浆、清蛋白溶液回输入体内，达到清除致病物质的目的，从而治疗一般疗法无效的多种疾病。

(二)每次血浆交换量

尚未标准化，每次交换 2～4 L。一般来说，若该物质仅分布于血管内，则置换第 1 个血浆容量可清除总量的 55%，如继续置换第 2 个血浆容量，却只能使其浓度再下降 15%。因此每次血浆置换通常仅需要置换 1 个血浆容量，最多不超过 2 个。

(三)置换频度

要根据基础疾病和临床反应来决定。每次血浆交换后，未置换的蛋白浓度重新升高，通过从血管外返回血管内和再合成这 2 个途径。血浆置换后血管内外蛋白浓度达到平衡需 1～2 天。因此，绝大多数血浆置换疗法的频度是间隔 1～2 天，连续 3～5 次。

(四)置换液

为了保持机体内环境的稳定，应维持有效血容量和胶体渗透压。

1.置换液种类

(1)晶体液，如生理盐水、葡萄糖生理盐水、林格液，用于补充血浆中各种电解质的丢失。

(2)胶体液，如血浆代用品，主要有中分子右旋糖酐、低分子右旋糖酐、羟乙基淀粉，三者均为多糖，能短时有效地扩充和维持血容量；血浆制品，最常用的有 5%清蛋白、新鲜冰冻血浆，后者是唯一含枸橼酸盐的置换液。

2.置换液的补充原则

(1)等量置换。

(2)保持血浆胶体渗透压正常。

(3)维持水、电解质平衡。

(4)适当补充凝血因子和免疫球蛋白。

(5)减少病毒污染机会。

(6)无毒性，没有组织蓄积。

二、血浆置换的并发症及应对

(一)变态反应

1.原因

在血浆置换治疗过程中,由于弃去了含有致病因子的血浆,为了保持血浆渗透压稳定和防止发生威胁生命的体液平衡紊乱,在分离血浆后要补充等容量液体。新鲜冰冻血浆含有凝血因子、补体和清蛋白,其成分复杂,常可诱发变态反应。据文献报道,变态反应的发生率<12%。

2.预防

在应用血浆前静脉给予地塞米松 5~10 mg 或 10%葡萄糖酸钙 20 mL;应用血浆时减慢置换速度,逐渐增加置换量。同时应选择合适的置换液。

3.护理措施

治疗过程中要严密观察,如出现皮肤瘙痒、皮疹、寒战、高热时,不可让患者随意搔抓皮肤,应及时给予激素、抗组胺药或钙剂,可为患者摩擦皮肤缓解瘙痒。另外,治疗前认真执行三查七对,核对血型,血浆输注速度不宜过快。

(二)低血压

1.原因

置换与滤出速度不一,滤出过快、置换液补充过缓;体外循环血量多,有效血容量减少;疾病原因引起,如应用血制品引起变态反应;补充晶体液时,血渗透压下降。

2.预防

血浆置换术中血浆交换应等量,即血浆出量应与置换液入量保持平衡,当患者血压下降时可先置入胶体,血压稳定时再置入晶体,避免血容量的波动。其次,要维持水、电解质的平衡,保持血浆胶体渗透压稳定。

3.护理措施

密切观察患者生命体征,每 30 分钟监测生命体征 1 次。出现头晕、出汗、恶心、脉速、血压下降时,立即补充清蛋白,加快输液速度,减慢血浆出量,延长血浆置换时间。一般血流量应控制在 50~80 mL/min,血浆流速为 25~40 mL/min,平均置换血浆 1 000~1 500 mL/h,血浆出量与输入血浆和液体量平衡。

(三)低钙血症

1.原因

新鲜血浆含有枸橼酸钠,输入新鲜血过多、过快容易导致低钙血症,患者出现口麻、腿麻及小腿肌肉抽搐等低钙血症表现,严重时发生心律失常。

2.预防

治疗中常规静脉注射 10%葡萄糖酸钙 10 mL。

3.护理措施

严密观察患者有无低钙血症表现及血液生化改变,如出现低钙血症表现可给予热敷、按摩或补充钙剂等对症处理。

(四)出血

1.原因

血浆置换过程中血小板破坏、抗凝剂输入过多及疾病本身导致。

2.预防

治疗前常规检测患者的凝血功能，根据情况确定抗凝剂剂量及用法。

3.护理措施

治疗中严密观察皮肤及黏膜有无出血点；进行医疗护理操作时，动作轻柔、娴熟，熟练掌握静脉穿刺技巧，尽量避免反复穿刺；一旦发生出血，立即通知医师采取措施，治疗结束时用鱼精蛋白中和肝素，用无菌纱布加压包扎穿刺点，术后 6 小时注意观察穿刺部位有无渗血。

(五)感染

1.原因

置换液含有致热源；血管通路感染；疾病原因引起的感染。

2.预防

严格无菌操作。

3.护理措施

血浆置换是一种特殊的血液净化疗法，必须严格无菌操作；患者必须置于单间进行治疗，治疗室要求清洁，操作前紫外线照射30 分钟，家属及无关人员不得进入治疗场所；操作人员必须认真洗手、戴口罩和帽子，配置置换液时需认真核对、检查、消毒，同时做到现配现用。

(六)破膜

血浆分离的滤器因为制作工艺而受到血流量及跨膜压的限制，如置换时血流量过大或置换量增大，往往会导致破膜，故血流量应为 100～150 mL/min，每小时分离血浆 1 000 mL 左右，跨膜压控制为 50.0 kPa(375 mmHg)。预冲分离器时注意不要用血管钳敲打排气，防止破膜的发生。

(王艳君)

第五节　免疫吸附技术与护理

免疫吸附(IA)是吸附疗法中的一种血液净化方式。自 1979 年美国学者 Terman 等第一次将免疫吸附技术应用于临床治疗以来，免疫吸附治疗已逐渐成为血液净化领域的一个重要分支，且日益受到医学界的广泛关注。

免疫吸附是利用抗原-抗体的生物化学反应理论，将抗原或抗体固定在特定的载体上制成吸附柱，当血浆流经吸附柱时，血浆中的抗体或抗原可被吸附柱吸附及清除。

一、免疫吸附装置

免疫吸附系统常由三大部分组成：①动力系统；②血浆分离器；③免疫吸附装置。另外尚需各类压力、空气、温度、血液监测报警设备。

(一)动力系统

1.血泵

用于引出血液。为避免破膜，泵速不宜过大，一般为 20～150 mL/min。

2.血浆泵

将血浆从血浆分离器中引出,泵速一般为 15～35 mL/min。一般根据吸附柱的饱和情况及预计要清除物质的量来设定血浆循环量(通常为 9 000 mL)。

(二)血浆分离器

用于分离血浆,使之与吸附柱作用,这样可以避免血细胞与吸附柱直接接触,降低不良反应发生率,提高吸附效能。

(三)吸附柱

吸附柱由柱体、载体和配体三部分组成。目前临床上常用的吸附柱有 Immunosorba、prosorba、IgA-Therasorb、Coraffin、Clq、TR-350 及 PH-350 等。临床上用的免疫吸附柱应满足以下几个条件:①吸附应具备选择性或特异性;②在体液特别是血浆中应无毒和不溶解;③不激活补体及凝血系统,不致敏;④极少配基离解脱落;⑤能再生;⑥稳定性好,便于储存和消毒;⑦成本不应太高。吸附柱中的配体可按其生物反应特性分为以下三大类。

1.抗原性物质

如 DNA、血型抗原、胰岛素等,可分别清除血中的抗 DNA 抗体、抗血型物质抗体及抗胰岛素抗体。

2.抗体

如抗甲胎蛋白抗体、抗低密度脂蛋白抗体、抗乙肝病毒表面抗原抗体等,分别可清除血中的甲胎蛋白、低密度脂蛋白、乙肝病毒表面抗原。

3.能与抗体 Fc 段结合的物质

如补体 C1q、葡萄球菌蛋白 A(SPA),两者均能与血中免疫复合物的 Fc 段结合,清除免疫复合物和免疫球蛋白 IgG。其中常用的是蛋白 A 免疫吸附。SPA 能与血中 IgG 的 Fc 段结合,这种结合方式不属于免疫反应。SPA 性质很稳定,酸性物质、低浓度的非离子型去垢剂均不影响其活性,且耐热。SPA 与 IgG 的结合可被多种洗脱液解离,从而可实现吸附再生。另外,SPA 同载体的结合很稳定,SPA 同载体的偶联技术也不复杂。以上特点,使得 SPA 成为免疫吸附疗法的临床开发热点。吸附柱的工艺要求还包括吸附剂解离率要低,载体解离率也要低。

二、免疫吸附的方法

免疫吸附治疗的方式通常有血浆灌流和全血灌流两种。全血灌流很少使用,因为吸附柱或多或少对多血细胞有损伤或激活作用,故有专家认为血浆分离装置是进行免疫吸附治疗的必备条件。

血浆灌流时,需先用膜分离器或通过离心使血液的有形成分和血浆分开,然后血浆通过吸附柱后与细胞成分汇合,并输回体内。为了增加吸附效果,可以同时串联几个吸附柱,也可将两个吸附柱交替使用,即当一个吸附柱用于吸附的同时,另一个进行再生处理。

A 蛋白免疫吸附柱为 A 蛋白和含琼脂球混合而成,含琼脂量为 62.5 mL,吸附柱预冲量为 72.5 mL,A 蛋白结合能力为每毫升琼脂结合 20 mg IgG,外壳由丙烯酸酯包成。免疫吸附治疗的第一步是需先将血浆分离出来(用膜式或离心式),血浆以 15～35 mL/min 的速度进入第一个吸附柱(机器上一般有两个吸附柱),在柱内血浆中抗体(IgG)被吸附并结合在 A 蛋白上。与此同时,第二个柱自动冲洗出保存液(具有防腐作用),冲洗液自动进入废液袋中。当第一个吸附柱抗体饱和后,第二个柱也冲洗完毕,两个柱工作状态开始自动转换,即此时第二个柱开始吸附血浆，而第一个柱进行再生，方法是由酸液泵自动混合两种液体(酸和缓冲剂预先配制好)，形成一个 pH 梯度(2.2～7.0)的液体进入该柱，A 蛋白上的抗体遇酸后脱落，随即被缓冲液冲走，进入吸附血浆袋内并被弃去。抗体不断冲掉，直至完全冲洗净，柱内 pH 恢复到 7.0 时，第二个柱又饱和，两个柱工作状态又转换(每 10 分钟转换 2 次)。被吸附过的血浆(不含抗体血浆或再生血浆)进入血浆袋内，并通过泵输回患者体内，这样循环下去，一直达到事先设定的血浆循环量(通常是 9 000 mL)和排除的 IgG 总量，治疗才算结束。整个治疗过程均由电脑控制，并随时检测柱的吸附和冲洗，以确保安全。

三、免疫吸附的护理

免疫吸附利用抗体在酸性环境下吸附，在碱性环境下脱落的原理，主要通过五个阶段完成吸附过程。

(一)采血阶段

用 16 号采血针头穿刺静脉，在动力泵的作用下，抗凝药与全血 1∶18 的比例混入，抽出的血液沿着管道流入离心机上的分离杯内，直到采到所设置的血量为止。

(二)分离阶段

边采血边分离。分离杯以机器特定的速度旋转，由于血液成分的相对密度不同，将血液分离成血浆和血细胞。

(三)血浆收集阶段

随着分离杯内血液成分的不断增加，血浆因为相对密度最低，故由分离杯上的管道内自动顶出，直接流入血浆收集袋内，直至达到预先设置好的 300 mL。

(四)抗体吸附阶段

300 mL 血浆经Ⅰ号吸附泵Ⅱ号吸附泵交替将抗体全部吸附。

(五)回输阶段

抗体吸附完毕，血泵将抗体吸附后的血浆与分离杯内剩余的血细胞部分混合后全部输到患者体内。一个吸附周期完成需 15～25 分钟，一般收集血浆 2 000～3 000 mL。

(六)术前护理

(1)了解患者病史，熟悉目前病情，做好相关检查，包括出血时间、凝血时间、部分凝血活酶时间、免疫全套、抗体、血电解质，老年患者要查血流变。

(2)做好心理护理：多数患者担心治疗不成功导致经济上受损失，身体上受痛苦，因此护士应帮助患者熟悉环境，细致地解答疑问，说明治疗目的，详细介绍治疗原理和操作过程；应关心、体贴患者，了解他们的心理变化；操作时动作熟练、稳健，消除患者紧张、焦虑的情绪，使患者对治疗充满信心，积极配合治疗。

(3)熟悉患者静脉血管：主要选择四肢的静脉，以便血液的抽吸和回输的畅通。静脉穿刺时需采用血液透析患者专用的 16 号静脉穿刺针。如估计患者血管条件不佳时，治疗前应及早做股静脉、锁骨下静脉或中心静脉穿刺并予以保留，以供 2～3 周的免疫吸附治疗。

(4)吸附治疗当日测量体温、脉搏、呼吸、血压及体重，有腹水时测量腹围，保持呼吸道通畅和口腔卫生。可给予清淡、含水量少的饮食，保持大、小便通畅。

(七)术中护理

(1)由 1～2 名有临床经验的护士担任吸附治疗的操作与护理工作。护士应熟悉吸附治疗的操作规程、步骤、并发症处理,并掌握抢救措施。

(2)患者取平卧位,床头抬高30°以利于回心血量的增加。嘱患者如有不适,应及时告知医护人员。

(3)建立静脉通道,采用16号静脉穿刺针穿刺大静脉,固定好针头,静脉推注2 500 IU肝素抗凝。加强局部观察,保持静脉通道畅通。每隔1小时注入2 500 IU肝素1次,以便抽出的血液处于低凝状态。

(4)在吸附治疗过程中根据患者血管条件及操作规程,适当调节泵出血液的速度和压力,以确保吸附过程的正常进行。

(5)每个吸附周期后及时用pH试纸检查冲洗吸附泵后排出液体的pH,使其处于中性。

(八)吸附治疗中的监护和护理

(1)密切观察脉搏、血压,一般30～60分钟测量1次。注意神志、呼吸、面色的改变,并做好治疗、护理记录。经常询问患者有无口麻、头晕、心悸等症状。由于每次吸附治疗需要较长的时间,因此要做好生活护理,使患者顺利完成吸附治疗。

(2)吸附完毕后,留取血液标本复查抗体,以便对照。操作完毕拔出针头后,一定要注意保护针眼,先消毒,再加压按10～15分钟,避免出现皮下出血。观察30分钟后再送至病房,与病房护士交接班。

(九)不良反应及处理

(1)一般反应常见畏寒、口干、疲倦等,是由于血液成分反复循环、分离、吸附、回输,机体不适应所致。对此可在吸附治疗开始阶段稍延长吸附周期,采血和回输速度减慢,使患者逐步适应。注意嘱咐患者保暖,喝热的饮料,症状会很快减轻或得到控制。

(2)枸橼酸反应:吸附治疗中输入过多的枸橼酸抗凝溶液易引起低血钙反应。因此,术前应常规给予葡萄糖酸钙,以免发生严重的枸橼酸反应。

(王艳君)

第四章

门 诊 护 理

第一节 门诊用药护理

一、静脉留置针护理

静脉留置针又称套管针，由不锈钢针芯、软的外套管及塑料针座组成，穿刺时将外套管和针芯一起刺入血管中，套管送入血管后，抽出针芯，仅将柔软的外套管留在血管中进行输液的一种输液工具。

（一）静脉留置针的意义

（1）操作简单，减轻由于反复穿刺而造成的痛苦。

（2）保护血管，减少液体外渗（尤其是小儿输液）。

（3）保证合理用药时间，为输血和输液提供方便。

（4）保留一条静脉输液通路，便于抢救。

（5）减少护理人员工作量，减少职业暴露。

（二）静脉留置针的适应证

长期输液患者，老年、小儿及无自主意识患者，危重患者，有血液传播性疾病的患者。

（三）静脉留置针的禁忌证

一般无绝对禁忌证，相对禁忌证包括血管脆性大、凝血功能较强、有自伤倾向等。

（四）静脉留置针穿刺前患者的准备

（1）排空大小便，取舒适卧位。

（2）注意穿刺侧肢体的保暖，静脉较细者可先用温热毛巾局部热敷，但应注意防止烫伤。

（3）穿着合适的衣物，穿刺侧肢体衣物不可过紧。

（4）了解所输注药物、主要作用及不良反应，熟悉配合要点。

（5）做好心理准备，无焦虑和厌烦情绪。

（五）静脉留置针穿刺时的配合

（1）穿刺时穿刺侧肢体不可随意活动。

(2)护士在手臂扎止血带后,可适当握拳,使血管充盈,穿刺成功后及时松开拳头。

(3)护士行血管穿刺时,肢体要保持不动,以免针头刺破血管。

(六)静脉留置针穿刺后的注意事项

(1)静脉注射或输液过程中,注意观察穿刺局部皮肤情况,如有疼痛(小儿哭闹不止)、红肿、液体外渗或感到心悸、发冷、发抖等不适,要及时通知护士。

(2)留置期间,在保证留置针固定牢固的情况下,可以进行大部分日常活动,但要避免穿刺针肢体过度活动、长时间下垂及留针部位潮湿。

(3)若留置针需留置备用,常规封管后要保持小夹子的夹闭状态,若夹子与留置针末端间软管内存有少量血液为正常现象,不必担心。

(4)留置针常规保留 72～96 小时,最长不应超过 96 小时,若穿刺点周围有渗出或治疗完毕应立即拔除,拔除留置针后按静脉走向按压 1～2 分钟至不出血为止,勿揉搓局部,若凝血功能过低则需按压 10 分钟以上。

(5)特殊药物使用时,应注意观察有无不良反应发生,如有异常,要通知医护人员进行处理。

二、静脉输液

静脉输液是将大量无菌溶液或药物直接输入静脉的治疗方法。

(一)静脉输液的意义

(1)补充水分及电解质,预防和纠正水、电解质及酸碱平衡紊。

(2)增加循环血量,改善微循环,维持血压及微循环灌注量。

(3)供给营养物质,促进组织修复,增加体重,维持正氮平衡。

(4)输入药物,治疗疾病。

(二)静脉输液的适应证

(1)各种原因引起的脱水、酸碱平衡失调。

(2)严重烧伤、大出血、休克等。

(3)慢性消耗性疾病、胃肠道吸收障碍及不能经口进食。

(4)需要控制感染、解毒及降低颅内压等。

(三)静脉输液的禁忌证

(1)心肌疾病、心力衰竭、高血压。

(2)肾功能减退,特别是急性肾衰竭无尿期。

(3)肺实质广泛性炎症、肺充血、肺水肿。

(4)穿刺部位有炎症、肿瘤、外伤、瘢痕。

(5)有严重出、凝血倾向,血小板明显减少或用肝素、双香豆素等进行抗凝治疗暂禁穿刺。

(四)静脉输液前患者的准备

同静脉留置针输液。

(五)静脉输液的配合

(1)穿刺时配合或由家属协助配合行穿刺肢体的固定。

(2)不可自行调节滴速,如有疑问可询问护士。

(3)注意观察局部皮肤情况,如有疼痛(小儿哭闹不止)、红肿、液体外渗或感到心悸、发冷、发抖等不适,可关闭调节器并及时通知护士。

(4)留意输液瓶中液体滴注情况，当输液袋或输液瓶中剩余少量液体时，应及时通知护士。

(5)注意穿刺部位的相对制动，避免针头脱出或刺破血管。

(六)静脉输液后的注意事项

(1)拔针后按静脉走向按压1～2分钟至不出血为止，勿揉搓局部，若凝血功能过低则需按压10分钟以上。

(2)特殊药物应注意观察有无不良反应并及时通知医护人员进行处理。

(3)输液结束后应再观察20分钟，无不适后方可离开。

三、肌内注射

肌内注射是将一定量的药液注入肌肉组织内的方法。注射部位一般选择肌肉丰厚且距大血管及神经较远处。其中最常用的部位为臀大肌，其次为臀中肌、臀小肌、股外侧肌及上臂三角肌。

(一)肌内注射的意义

局部注入药物，用于不宜或不能口服或静脉注射，产生疗效比皮下注射更快。

(二)肌内注射的适应证

(1)注射刺激性较强或药量较大的药物。

(2)不宜或不能口服、皮下注射，需一定时间内产生药效者。

(3)不宜或不能做静脉注射，要求比皮下注射更迅速产生疗效者。

(三)肌内注射的禁忌证

(1)注射部位有炎症、肿瘤、外伤破溃者。

(2)严重出凝血倾向，血小板或凝血因子明显减少或进行抗凝治疗者。

(3)破伤风发作期、狂犬病痉挛期采用肌内注射可诱发阵发性痉挛。

(4)癫痫抽搐、不能合作的患者也相对禁忌，必要时可予以镇静。

(四)肌内注射前患者的准备

(1)排空大小便，取合适体位(卧位或站立)。

(2)穿着合适的衣物。

(3)了解所注射药物的主要作用及不良反应，熟悉配合要点。

(4)做好心理准备，无恐惧情绪。

(五)肌内注射的配合

(1)注射时配合暴露注射部位，由护士协助取合适的体位，不可突然改变体位。

(2)尽可能放松，避免局部肌肉过度收缩。

(六)肌内注射后的注意事项

(1)适当按压注射部位至不出血，避免局部揉搓。

(2)观察注射局部有无红肿、硬结、神经损伤或感染症状，如有异常，及时通知医护人员诊治。

(3)注意有无全身不良反应，如心悸、寒战、皮疹等，及时通知医护人员进行处理。

(4)肌内注射后观察20分钟，无不良反应后方可离开。

四、皮下注射

皮下注射是将少量药液或生物制剂注入皮下组织内的方法。

(一)皮下注射的意义

(1)注入小剂量药物,用于不宜口服给药而需在一定时间内发生药效时。

(2)预防接种。

(3)局部麻醉用药。

(二)皮下注射的适应证

(1)不能经口服给药,需迅速达到药效时,如注射胰岛素、阿托品、肾上腺素等药物。

(2)预防接种。

(3)局部麻醉用药。

(三)皮下注射的禁忌证

(1)注射部位有红肿、硬结、炎症、皮损者。

(2)对要注射的药物过敏者。

(四)皮下注射前患者的准备

(1)了解皮下注射的目的、方法、注意事项、药物的作用及配合要点。

(2)放松心态,消除焦虑紧张情绪。

(五)皮下注射的配合

(1)取舒适体位暴露注射部位,注射肢体放松。

(2)针头刺入角度不宜>45°,以免刺入肌层。

(3)在护士推药过程中,如有不适,要及时告知。

(六)皮下注射后的注意事项

(1)尽量避免应用对皮肤有刺激作用的药物进行皮下注射。

(2)长期注射者,应了解轮流交替注射部位的意义,经常更换注射部位,以促进药物吸收。

(3)注射剂量少于 1 mL 的药液,必须用 1 mL 注射器,以保证注入药液剂量的准确。

(4)注射后局部按压至不出血为止,禁止局部揉搓。

(5)注射后观察 20 分钟,无不适后方可离开。

五、皮内注射

皮内注射是将少量药液或生物制品注射于表皮与真皮之间的方法。门诊输液室患者进行皮内注射多为进行药物的过敏试验,简称皮试。

(一)皮内注射的意义

(1)进行药物过敏试验,以观察有无变态反应。

(2)预防接种。

(3)局部麻醉的起始步骤。

(二)皮内注射的适应证

(1)某些疾病的变态反应诊断(如结核)。

(2)药物过敏试验。

(3)预防接种。

(三)皮内注射的禁忌证

(1)注射部位有红肿、硬结、皮损、炎症者。

(2)对拟应用的药物过敏者。

(四)皮内注射前患者的准备

(1)了解皮内注射的目的、方法、注意事项及配合要点。

(2)尽量避免空腹情况下进行皮内注射。

(3)取舒适体位并暴露注射部位。

(4)放松心态,消除内心的紧张、焦虑

(5)注射前应告知医务人员自己的用药史、过敏史及家族遗传史,如有该药物过敏史,则不可进行皮内注射。

(五)皮内注射的配合

(1)配合暴露注射部位,注射肢体放松,无紧张焦虑情绪。

(2)进针角度不宜过大,避免将药液注入皮下,影响结果的判断和观察。

(3)注射过程中,如有不适,要及时告知护士。

(六)皮内注射后的注意事项

(1)拔针后勿揉擦注射局部,以免影响结果的判断。

(2)注射后,勿离开注射室,在观察区就座,20 分钟后观察结果。期间如有不适,立即通知护士,及时进行处理。

(3)由 2 名护士判断药物过敏实验结果,如结果为阳性,不能应用该种药物,护士会将阳性结果记录在病历首页、医嘱页及电子医嘱上。

(4)皮试结果即使为阴性,也同样存在用药过敏的可能,部分患者会发生迟发性变态反应。注射药物时要注意观察自身不良反应,并及时通知医护人员进行处理。

六、抗生素应用

抗生素是由微生物(包括细菌、真菌、放线菌属)或高等动、植物在生活过程中所产生的具有抗病原体或其他活性的一类次级代谢产物,能干扰其他生活细胞发育功能的化学物质。

(一)应用抗生素的意义

预防和控制感染。

(二)应用抗生素的适应证

(1)适用于各类非病毒性感染。

(2)特定手术前的预防用药。

(三)应用抗生素的禁忌证

(1)发热原因不明者不宜用抗生素,因抗生素用后常使致病微生物不易检出,且使临床表现不典型,影响临床诊断,延误治疗。

(2)病毒性或估计为病毒性感染的疾病不用抗生素。抗生素对各种病毒性感染并无疗效,对麻疹、腮腺炎、伤风、流感等患者给予抗生素治疗是有害无益的。咽峡炎、上呼吸道感染 90%以上由病毒所引起,因此除能肯定为细菌感染者外,一般不采用抗生素。

(3)皮肤、黏膜疾病尽量避免应用抗生素。因用后易发生变态反应且易导致耐药菌的产生。因此,除主要供局部用的抗生素如新霉素、杆菌肽外,其他抗生素特别是青霉素 G 的局部应用要尽量避免。

(四)应用抗生素前患者的准备

(1)了解使用抗生素的目的、注意事项及配合要点。

(2)了解用药史、过敏史及家族过敏史,有过敏史者禁忌应用。

(3)使用前需做皮试的抗生素、停药 24 小时以上或使用过程中改用不同生产批号的制剂时都需重做皮试,阴性后方可用药。

(4)应用抗生素前禁止饮酒。

(五)应用抗生素的配合

(1)为避免变态反应的发生,用药时尽量避免空腹状态。

(2)初次应用青霉素类、头孢菌素类抗生素以及抗生素停药 24 小时以上者均需做皮试,结果阴性后才能使用。对皮试结果有怀疑时,应在对侧前臂掌侧部位皮内注射生理盐水 0.1 mL 以做对照。

(3)应用抗生素过程中注意自身有无变态反应。如果出现皮疹、荨麻疹等要及时通知医护人员,根据医嘱减慢输液速度或停药;如出现心悸、胸闷、寒战等症状,应争分夺秒就地抢救。

(4)输液过程不可自行调节滴速。

(5)应用抗生素时,应尽量要求家属的陪伴,以避免意外情况的发生。

(六)使用抗生素后的注意事项

(1)用药结束后要停留观察 30 分钟,无不适后方可离开。

(2)了解用药的频次,掌握下一次用药的时间,以免超过 24 小时需重做皮试,护士在门诊病历上适当标明当日用药的时间。

(于 红)

第二节 门诊换药护理

一、伤口换药

换药又称更换敷料,包括检查伤口、除去脓液和分泌物、清洁伤口及覆盖敷料。是预防和控制创面感染,消除妨碍伤口愈合因素,促进伤口愈合的一项重要外科操作。

(一)伤口换药适应证

(1)观察和检查伤口局部情况后需要更换敷料。

(2)缝合伤口拆线或拔除引流管的同时,需要更换敷料。

(3)伤口有渗出、出血等液体湿透敷料。

(4)污染伤口、感染伤口、烧伤创面、肠造口、肠瘘、慢性溃疡、窦道等,根据不同情况每天换药 1 次或多次。

(二)伤口换药禁忌证

危重症需要抢救患者。

(三)伤口换药前患者准备

(1)精神准备:安抚患者情绪,避免患者过度紧张。

(2)体位:安全,舒适,便于操作,文明暴露,保暖。

(四)伤口换药中配合

(1)消除患者顾虑,做好心理指导。

(2)协助患者取合适体位,充分暴露换药部位。

(3)术中询问患者感受,交代注意事项,随时观察患者反应,必要时及时处理。

(五)伤口换药后注意事项

1.伤口保护

要根据不同情况采取止血和保护伤口的措施。

2.止痛

疼痛虽然不直接影响伤口愈合,但会干扰患者睡眠和食欲,故可酌情使用镇痛药。

3.保持伤口清洁干燥

如有污染,要及时清洁伤口,更换敷料。

4.饮食指导

食用富含维生素的食物,不要吃过于刺激的辛辣食物。

二、伤口拆线

伤口拆线是指在缝合的皮肤切口愈合以后或手术切口发生某些并发症时(如切口化脓性感染、皮下血肿压迫重要器官等)拆除缝线的操作过程。

(一)伤口拆线适应证

(1)无菌手术切口,局部及全身无异常表现,已到拆线时间,切口愈合良好者。

(2)伤口术后有红、肿、热、痛等明显感染者,应提前拆线。

(二)伤口拆线禁忌证

遇有下列情况,应延迟拆线:①严重贫血、消瘦,轻度恶病质者;②严重失水或水电解质紊乱尚未纠正者;③老年患者及婴幼儿;④咳嗽没有控制时,胸、腹部切口应延迟拆线。

(三)伤口拆线前的准备

1.器械准备

无菌换药包,小镊子2把,拆线剪刀及无菌敷料等。

2.评估患者

了解患者伤口缝合时间,根据不同的部位确定拆线时间。

(1)面颈部4～5天拆线;下腹部、会阴部6～7天;胸部、上腹部、背部、臀部7～9天;四肢10～12天,近关节处可延长一些;减张缝线14天方可拆线。

(2)眼袋手术、面部瘢痕切除手术在手术后4～6天拆线。

(3)乳房手术在手术后7～10天拆线。

(4)关节部位及复合组织游离移植手术在手术后10～14天拆线。

(5)重睑手术、除皱手术在手术后7天左右拆线。

对营养不良、切口张力较大等特殊情况可考虑适当延长拆线时间。青少年可缩短拆线时间,年老、糖尿病患者、有慢性疾病者可延迟拆线时间。

(四)伤口拆线的配合

(1)消除患者顾虑,做好心理指导。

(2)协助患者取合适体位,充分暴露拆线部位。

(3)术中询问患者感受,交代注意事项,随时观察患者反应,必要时及时处理。

(五)伤口拆线后注意事项

(1)拆线后短期内避免剧烈活动,以免伤口裂开。

(2)保持伤口干燥,短期内避免淋湿伤口。

(3)拆线3天后去除伤口敷料,如出现伤口愈合不良的情况要及时就医。

三、脓肿切开引流术

(一)脓肿切开引流术的适应证

(1)表浅脓肿形成,查有波动者,应切开引流。

(2)深部脓肿穿刺证实有脓液者。

(3)口底蜂窝织炎、手部感染及其他特殊部位的脓肿,应于脓液尚未聚集成明显脓肿前切开引流。

(二)脓肿切开引流术的禁忌证

(1)结核性寒性脓肿无合并感染。

(2)急性化脓性蜂窝织炎,未形成脓肿者。

(3)合并全身脓毒血症,处于休克期者。

(4)血液系统疾病或凝血机制严重不全者。

(5)唇、面部的疖、痈虽有脓栓形成,也不宜广泛切开引流。

(三)脓肿切开引流的术前准备

(1)洗净局部皮肤,必要时剃毛。

(2)术前治疗并发症,如糖尿病、结核病。

(3)合理应用抗生素,防止炎症扩散。

(4)对重危患者或合并败血症者,应积极提高全身抵抗力。

(四)脓肿切开引流术中的配合

(1)消除患者顾虑,做好心理指导。

(2)协助患者取合适体位,充分暴露手术部位。

(3)术中询问患者感受,交代注意事项,随时观察患者反应,如有不适及时处理。

(五)脓肿切开引流术后的注意事项

(1)嘱患者术后第2天起更换敷料,拔除引流条,检查引流情况,并重新放置引流条后包扎。

(2)保持患处干燥,定时清洁换药。

(3)给予饮食指导,食用富含维生素的食物,不要吃过于刺激的辛辣食物。

(4)注意休息,避免过劳。

(于　红)

第三节 呼吸内科门诊护理

一、呼吸内科的常用检查方法

(一)肺功能检查

可以协助判断引起呼吸困难的原因,评估病变损害程度和了解肺的功能储备。患者需于术前 4 小时内戒烟,不要过饱及过量饮水,检查中遵医嘱进行呼吸动作,必要时测动脉血气;有眩晕、胸痛、心悸、恶心、气喘等不适及时通知医师。

(二)胸腔穿刺

可协助诊断,缓解由胸腔积液引起的压迫症状,由医师在病房局麻下进行。患者取坐位或半卧位均可,穿刺时不要动,不要深呼吸或咳嗽,防止损伤肺脏,并尽量放松,保持正常呼吸。出现憋气、气喘、头晕及时通知医师。

(三)支气管造影

支气管造影是用碘油注入支气管拍胸片的方法,目的是观察各支气管分支的部位,确定咯血原因。检查前 12 小时患者禁食禁饮;遵医嘱服药;要咳尽呼吸道内的痰液;取下义齿,做好口腔卫生;排空大小便。喷雾式麻醉可能会使患者感到憋气,如有心慌、憋气、烦躁、瘙痒、欣快等症状应及时通知医师。术后患者取侧卧位或半卧位,直至咽反射恢复正常,在此之前禁食禁饮。术后有咽喉痛,属于正常反应。

(四)纤维支气管镜

纤维支气管镜是装有照明设备的一种内镜,常用于协助诊断肺癌、肺结核和肺不张,还可观察脓痰来源及有无支气管扩张,明确咯血部位,也可用于吸出掉入呼吸道的异物。患者术前 6 小时内禁食、禁饮,检查时取平卧位,支气管镜经鼻或口插入。术后患者取侧卧位或半卧位,勿过早进食和饮水。

(五)CT

对肺、纵隔等组织病变的定位检查。

(六)胸部 X 线检查

可诊断肺及纵隔病变。患者术前需除去项链等金属饰物及衣扣,要求憋气时,身体勿动。

(七)磁共振检查

可提供高清晰度的肺组织横断面影像,为无痛无创伤的检查。检查时患者应除去所有金属异物,如手表、义齿、饰物、钥匙等,如体内有起搏器、金属瓣膜等应通知医师。术中患者可自由呼吸但不要说话。

二、呼吸内科常用药物

(一)茶碱类

如氨茶碱、复方茶碱等。

1.作用

控制喘息和防止呼吸道痉挛，松弛支气管平滑肌。

2.不良反应

食欲下降、腹泻、头晕、面色潮红、失眠、易怒、恶心、呕吐、心悸、心律失常、烦躁、呼吸急促等。

3.注意事项

患者要按时服药，不可私自停药。勿私自使用有中枢兴奋性的药物，如麻黄碱、肾上腺素等。服药期间应戒烟，以免引起药物毒性反应。应空腹服用，以便更好发挥药效。如果患有感冒，一定要去看医师，因为感冒可能会影响药效。

(二)祛痰镇咳药

1.可待因

(1)作用：控制干咳。

(2)不良反应：头晕、呼吸困难、意识模糊、困倦、便秘、恶心，长期应用可致耐药或成瘾。

(3)注意事项：勿饮酒。应用此药期间，从事驾车、操作机器的职业要格外注意。

2.美沙醇

(1)作用：控制咳嗽。

(2)不良反应：异常兴奋、失眠、易怒、神经质。

(3)注意事项：此药通常与抗组胺药、拟交感神经药联用。在使用其他抗感冒药之前，要经医师允许。服药期间勿饮酒。

(三)泼尼松龙

1.作用

减轻哮喘症状及其他呼吸道感染症状。

2.不良反应

腹痛、肋间痛、发热、疲乏、高血压、下肢水肿、呕吐、伤口不愈、头痛、失眠等。

3.注意事项

服此药时必须遵医嘱，不可私自减量或停药。应食用低盐、高蛋白质、高钾食品。此药与饭同服可减少胃肠道刺激症状。勿与阿司匹林同服，以免加重胃溃疡。长期应用可能产生库欣综合征。

三、慢性支气管炎、肺气肿的预防及自我护理

(一)病因

慢性支气管炎是指气管、支气管黏膜及其周围组织的慢性非特异性炎症。临床上以咳嗽或伴有喘息及反复发作的慢性过程为特征。

1.外因

(1)吸烟：吸烟时间愈长、烟量愈大，患病率也愈高。戒烟后可使症状减轻或消失，病情缓解甚至痊愈。

(2)感染：主要为病毒和细菌感染。首次发病前有受凉、感冒病史者达56%～80%。

(3)理化因素：如刺激性烟雾、粉尘、大气污染等的慢性刺激。

(4)气候：寒冷常为慢性支气管炎发作的重要原因和诱因。

(5)过敏因素：患者有过敏史者较多。许多抗原性物质，如尘埃、细菌、寄生虫、花粉及化学气

体都可成为过敏因素而致病。

2.内因

(1)呼吸道局部防御及免疫功能降低:正常人的呼吸系统具有完善的防御功能,正常情况下,下呼吸道始终保持无菌状态。全身或呼吸道局部的防御及免疫功能减弱,可为慢性支气管炎提供发病的内在条件。

(2)自主神经功能失调:当呼吸道的副交感神经反应性增高时,对正常人不起作用的微弱刺激便可引起支气管痉挛,分泌物增多,产生咳、痰、喘等症状。

总之,慢性支气管炎的病因是多方面的,一般认为在抵抗力减弱的基础上,有一种或多种外因存在时,经过长期、反复的相互作用,容易发展成慢性支气管炎。阻塞性肺气肿是由慢性支气管炎或其他原因逐渐引起的细支气管狭窄、终末细支气管远端气腔过度充气,并伴有气腔壁膨胀、破裂的一种病理状态,多为慢性支气管炎最常见的并发症。

(二)临床表现

主要症状为慢性咳嗽、咳痰和呼吸困难。开始时症状轻微,如果吸烟或接触有害气体或受寒感冒后,则可引起急性发作或病情加重,在夏季气候转暖时则可自行缓解。

1.咳嗽、咳痰

痰量以清晨较多,痰液一般为白色黏稠或泡沫痰,急性发作伴有细菌感染时则变为黏液脓痰。

2.呼吸困难

通常在慢性支气管炎阶段就可发生,随着病情发展,在平地活动时也可感觉胸闷、气短,严重时可出现呼吸衰竭的症状,如发绀、头痛、嗜睡、神志恍惚等。

(三)治疗

(1)抗生素药物的使用:单用药物或联合用药,静脉注射后口服。严重感染者用青霉素或头孢菌素类,病情改善后可用口服抗生素药物巩固治疗,感染控制后,要及时停用广谱抗生素,以免长期使用引起菌群失调、二重感染或细菌产生耐药性。

(2)应用祛痰、镇咳药物:对年老体弱、无力咳嗽或痰量较多者,以祛痰为主,协助排痰,不选用强烈镇咳药,以免抑制中枢、加重呼吸道阻塞症状。

(3)喘息性患者先用氨茶碱、沙丁胺醇等解痉平喘药物。

(4)定时做雾化吸入,可稀释气管内分泌物,有利于排痰。一般每天2～4次,可选用抗菌、祛痰平喘药进行吸入治疗。

(四)自我护理

(1)患者若能做到有效咳嗽,则对清理呼吸道分泌物、控制感染非常重要。有效咳嗽法:尽可能取坐位,上身向前倾,行深且慢的呼吸,屏住呼吸3～5秒,用胸部短且用力地咳2次。

(2)教会患者减轻呼吸道分泌物黏稠度的方法:①增加饮水量,每天摄入液体2 500～3 000 mL;②保持室内空气湿润;③咳嗽、咳痰后做口腔护理。

(3)教会患者进行有效呼吸的方法,以改善呼吸功能、减轻呼吸困难的症状。①缩唇呼吸法:首先鼓励患者放松,闭口,用鼻子吸气。在一舒适的时间长度里经由缩起的口唇完全的呼出气来,会产生一种吹的效果,如同吹动蜡烛的火焰状。此法可预防呼吸道的塌陷,协助肺脏排气。②腹式呼吸法:当深吸气时腹部鼓起,在呼气时腹部收缩。当坐起或躺卧时,一只手在腹部而另一只手放在胸部可感觉自己的呼吸是否正常。它的作用是有效使用横膈膜,呼吸也比较容易。

(4)活动要适宜:应向患者解释增加耗氧的活动和因素,如吸烟、体温升高、肥胖、压力等,以免增加耗氧量,氧气要放在随时可以取到的地方,给予低流量吸氧 1～3 L/min。

(5)注意营养均衡:多吃含高蛋白质、低糖类的食物,少吃高脂肪、高热量的食物。避免喝牛奶、食用巧克力等易导致唾液黏稠的食物。

(6)提供良好的休息环境:过冷或干燥的空气均会引起呼吸道痉挛。室内温度需在 18～20 ℃,湿度在 50%～70%,室内需通风良好,保证充足的睡眠。

(7)教会患者自我照顾:如按时服药、勿急躁、保持心情舒畅;避开烟雾环境,尽量避免去交通拥挤的地方,以减少有害气体的吸入;预防感冒,加强体育锻炼,提高机体免疫力;戒烟等。

(8)防止并发症:有肺气肿的患者,应特别注意观察特发性气胸的症状(即一种急性的并发症),其常发生于肺大疱破裂之后。如果感到突然的尖锐性的疼痛,并随胸部的移动、呼吸或咳嗽而加重,一定要向医师说明。还要注意有无肺心病的发生,如注意观察有无皮肤发紫或出现斑点,有无水肿,有无呼吸困难加重。

(五)预防

首先让患者掌握此病的本质,树立战胜疾病的信心,同时根据病情指导患者进行适当的体育锻炼,如腹式呼吸、缩唇呼吸等,增强呼吸肌肌力。注意生活规律和丰富的饮食营养,以全面增强体质、减少复发及提高生活质量。加强自身耐寒锻炼,感冒流行期不去公共场所,天气变化时及时增减衣服,避免感冒,减轻发病症状,减少入院次数。有条件的家庭可长期应用氧疗,每天吸氧时间应超过 15 小时,低流量吸氧 1～3 L/min,可延长患者生存期。

四、支气管哮喘的预防及自我护理

支气管哮喘简称哮喘病,是因为变应原或其他过敏因素引起的一种支气管反应性过度增高的疾病,通过神经体液而导致气道可逆性痉挛、狭窄。遗传、过敏体质与本病关系很大,本病的特点是反复发作的暂时性、带哮鸣音的呼气性呼吸困难,能自动或经治疗后缓解。

(一)病因

哮喘的发病及反复发作有诸多复杂的综合因素,大多是在遗传的基础上受到体内外某些因素的激发,主要的激发因素如下。

1.变应原

(1)特异性抗原。①花粉:因吸入花粉而引起的哮喘,称为花粉性哮喘。在一定地区及季节内因吸入某些致敏花粉,而引起季节性发作或季节性加重的支气管哮喘,药物治疗效果很差,无并发症者多可随空中花粉的消失而自行缓解。此类患者可选择不同的变应原进行皮肤试验和脱敏治疗。②灰尘:包括有机尘(街道上的灰尘)、家尘(腐烂物质、被褥等产生的细菌、真菌、脱屑等),建议湿式打扫。③尘螨:尘螨孳生于人类居住的环境中,如卧室、床褥、衣服等。尘螨性过敏发病率儿童高于成人,男性高于女性。④表皮变应原:狗、猫、马的皮屑。⑤真菌:潮湿的空气或住室中易产生真菌。⑥昆虫排泄物:甲虫、蛀虫、蟑螂等的排泄物可引起Ⅰ型变态反应而致哮喘发作。

(2)非特异性因素:有工业气体、氨、煤气、氧气、冷空气等。

2.呼吸道感染

在哮喘患者中,可存在有细菌、病毒、支原体等特异性 IgE,如果吸入相应的抗原则可激发哮喘。

3.气候因素

当气温、湿度、气压、空气离子等改变时可诱发哮喘，故在寒冷季节或秋冬气候转变时发病较多。

4.药物因素

有药物过敏史，如青霉素、阿司匹林、磺胺类等药物可以引发哮喘的剧烈发作。

5.精神因素

临床上常见到因精神紧张、恐惧、焦虑等诱发哮喘发作的例子。

6.运动因素

运动诱发的哮喘又称运动性哮喘，指经过一定量的运动后，出现的急性、暂时性大小气道阻塞。

(二)临床表现

哮喘症状可分为以下 3 个类型。

1.阵发性哮喘

多数患者有明显的变应原接触史或发作与季节有关。发作前多有鼻痒、眼睑痒、喷嚏、流涕或干咳等黏膜过敏现象，继而出现带哮鸣音的呼气性呼吸困难、胸闷、强迫体位，严重时出现发绀，轻度可自行缓解。

2.慢性哮喘

慢性哮喘是阵发性哮喘控制不良的后果，一年四季经常发作，即使不在急性期内，亦常感到胸闷、气急。

3.哮喘持续状态

指严重的哮喘发作持续在 4 小时以上者，患者出现极度呼吸困难、焦虑不安或意识障碍，大量出汗伴有脱水，明显发绀，心动过速，心率在 140 次/分以上，严重者可出现呼吸循环衰竭。

哮喘持续状态的原因通常为以下几种：①持续接触大量变应原。②失水严重，痰液黏稠形成痰栓阻塞小支气管。③继发急性感染。④治疗不当，耐药或突然停用激素。⑤心肺功能不全，严重肺气肿等。⑥精神紧张或并发自发性气胸等。

(三)哮喘持续状态的治疗

1.目的

缓解支气管痉挛、水肿所致的气道阻塞，保持黏液的正常分泌。

2.常规治疗

通常先吸入或口服支气管舒张药和激素，减轻支气管痉挛和气道水肿，如使用雾化治疗。在哮喘刚开始发作即予以雾化治疗，可有效缓解病情。雾化治疗步骤如下：①张口，将喷头置于口外 2～4 cm 处，对准口腔。②微抬头把气呼光，然后深吸气，同时按压让喷出的药液随气流一同进入气道深处。由于药液进入气道越深，缓解支气管痉挛的作用越强，所以应尽量使喷出的药液吸入气道深部，而不是喷入口腔。③吸气结束后屏气 5～10 秒。④然后慢慢呼气。⑤雾化治疗完成后应及时进行口腔护理，预防口腔真菌感染。用面罩行雾化治疗后应及时清洁面部，以清除残留在面部的药物。

若对以上常规治疗反应不佳者，则需住院治疗。住院后经用激素、静脉注射氨茶碱和吸入 β_2 受体激动剂等，大多数可缓解症状。

(四)预防措施

1.避免诱因

找出变应原,避免患者接触。如某些食物(花生油、巧克力、咖啡等),动物(猫、狗、蟑螂等),家居品(羽毛枕、油漆等),不良情绪(恐惧、愤怒、悲伤等),疾病(流感等),药物(普萘洛尔、碘油等),其他还有季节变化,冷热不适等。房间内避免摆设花草、铺设地毯,做卫生清洁时应注意湿法打扫,避免尘土飞扬,使用某些消毒剂时要转移患者。

2.预防感冒

注意随气候变化增减衣物,防止着凉、感冒。

3.控制哮喘发作

当哮喘发作的前兆如胸闷、咳嗽、气促、憋闷等出现时,立即采取措施常常会减轻症状。通常采取的措施有以下几种:①使用常用的气雾喷剂;②放松心情;③使用缩唇呼吸法调整呼吸;④如果先兆为咳嗽,则首先必须清理痰液。如果上述措施均无效,马上通知医师。

4.适度活动

加强锻炼:在缓解期,患者应避开变应原,加强自身体质锻炼,提高御寒能力。适当的活动量有助于促进健康,患者可通过实践去发现哪些活动适合自己,如散步、慢跑等。目前认为哮喘患者最适宜的运动是游泳。

5.合理饮食

平衡饮食能够预防感染。多吃高蛋白、低脂肪、清淡饮食,多吃新鲜蔬菜水果,多饮水以稀释痰液,减少支气管痉挛,补充由于憋喘出汗过多而失去的水分,严禁食用与发病有关的食物,如牛奶、虾、海产品等。

6.药物维持

遵医嘱按时服药,即使自我感觉良好,也不能私自停药,因为停药或改变药量都可能成为哮喘发作的诱因。

7.严格戒烟

组织患者讨论吸烟与哮喘的关系,解释吸烟的不良影响,帮助其制定戒烟计划。

(五)自我护理

(1)有效排痰。当有上呼吸道感染存在时,应每天在家里做胸部物理疗法,采用体位引流、胸壁叩击的方法,有利于痰液的排出。①体位引流:患者准备软枕及手纸或痰杯放在自己可以取到的地方。选择高矮合适的床,俯卧于床边,使上身成倒立状。将软枕放在胸部垫好,保持这一体位10～20分钟。②胸壁叩击:保持第一步体位,家属手心屈曲成凹状轻拍患者背部,自背下部向上,自背两侧向中间进行,这样轻拍3～5分钟。③咳嗽:患者保持第一步体位,用鼻部用力吸气后屏住气,心中默数1、2、3……8然后张开嘴,做短暂有力的咳嗽2～3次,将胸腔深部的痰咳出,咳嗽后做平静缓慢的呼吸并放松。

(2)有效使用氧气:一般氧浓度为30%～40%。

(3)居住环境宜空气清新、流通。

(4)采取舒适的体位,如半卧位。

(5)保持情绪稳定,可减少哮喘发作次数。

五、上呼吸道感染的预防及自我护理

(一)病因

本病大部分是由病毒引起(主要是鼻病毒、副流感病毒),其次是腺病毒,小部分由细菌引起(主要是溶血性链球菌、肺炎双球菌、葡萄球菌、流感杆菌感染所致)。上述病毒和细菌常寄生在人体鼻咽部,病毒的传染性较强,常通过飞沫传播。当受凉、过劳、或年老体弱、身体或呼吸道局部防御功能减弱时,外来的或原已在呼吸道生存的病毒或细菌迅速繁殖引发本病。

(二)临床表现

1.症状

起病较急,往往以流清鼻涕、鼻塞、喷嚏、咽干痒开始,可伴全身不适、头痛、疲乏、肌肉酸痛,一般无发热或有微热,经 2～3 天后鼻涕变稠,呈黏液性,可有咽痛、声嘶、轻度干咳,一般经 5～7 天即可痊愈。由细菌感染引起者,全身症状较重,咽痛较明显,常无喷嚏和流涕。

2.体征

鼻咽黏膜充血肿胀,鼻腔有分泌物,咽红、咽后壁淋巴结肿大,有压痛。

3.血常规

病毒感染者,白细胞计数偏低或正常,继发细菌感染者则白细胞数常增高。

(三)治疗

中医根据分型不同,分为风寒型、风热型感冒,采取不同的方法辨证施治。西医治疗可用氯化铵合剂或复方甘草合剂镇咳,西地碘片或润喉片润喉,有细菌感染者加用抗生素,病毒感染者使用抗病毒制剂。

(四)护理

1.休息

应相对地减少活动,使生理和心理得到松弛并恢复精力,发热时应卧床休息,避免体力消耗过多,减轻头晕、心慌、全身无力等症状,促进康复。

2.补充营养及水分

呼吸道感染时,一般伴有迷走神经兴奋性降低,胃肠活动减弱,消化吸收能力差。同时,分解代谢增加,水分和营养物质大量消耗,致使入量不足,营养缺乏。因此,应供给高热量、易消化的流质饮食或半流质饮食。患病时一般食欲较差,因此饮食还应注意清淡、少油腻,多饮水,每天需补充 2 000～4 000 mL 的水分。

3.保持空气清新,定时开窗通风

空气流通可降低空气中微生物的数量,即减少再次感染新型病毒的机会,同时还应注意保暖,避免受凉。

4.保持口腔清洁,用淡盐水漱口

口腔是病原微生物侵入人体的途径之一。口腔内存有大量细菌,其中不少为致病菌,口腔的温度、湿度和食物残渣很适合微生物生长繁殖。在患病时,机体由于抵抗力低,饮水进食减少,细菌在口腔内迅速繁殖,不仅可致口臭、影响食欲及消化功能,而且可引起口腔局部炎症加重或反复促发呼吸道感染。因此,每天多次用淡盐水漱口不仅可降低口腔内细菌的数量,还可保持口腔清洁,促进食欲,增强舒适感。

5.保证按时服药

中、西药均可直接杀灭细菌、病毒,增强机体吞噬细胞的防病抗病能力,抑制细菌、病毒的繁殖,起到最主要、最直接的作用,因此按时服药对于疾病的康复有着重要的意义。

(五)预防

1.积极锻炼

健康人的鼻咽部经常有一些病毒和细菌存在,在机体受凉、疲劳等因素作用下,因机体抗病能力减弱而致病。所以,平时应加强身体锻炼,注意避免发病诱因,增强自身抗病能力。

2.呼吸道隔离

病毒具有高度的传染性,可以通过飞沫在空气中传播,也可借污染的食具和物品传播。在呼吸道感染流行时,应戴口罩,尽量不去公共场所,并将自用的水杯、毛巾、脸盆、碗筷等与他人分开,切断传染途径,尽量勿与患者及其他人接触。

3.家庭消毒

家居室内可用食醋熏或用艾卷燃熏,每次 1 小时,隔天 1 次;有条件的可用消毒液擦拭桌面、窗台、地面,以达到空气消毒的目的。

4.中药预防

在呼吸道感染流行时,可服用清热、解毒、抗病毒的中药制剂以达到平衡体内阴阳,增强机体抵抗力的作用,如野菊花、薄荷、荆芥、板蓝根(大青叶)等。

(于　红)

第四节　消化内科门诊护理

一、消化性溃疡的检查

(一)胃液分析

胃溃疡患者胃酸分泌正常或稍低,十二指肠溃疡患者则多增高。高峰排量明显减低者,尤其是胃液 pH>7.0 应考虑癌变,十二指肠溃疡高峰排量多大于 40 mmol/L。

(二)粪便隐血实验

素食 3 天后,粪便隐血实验阳性者可提示有活动性消化溃疡。治疗后一般 1～2 周转阴。

(三)X 线钡剂检查

患者吞服钡剂后,钡剂充盈在溃疡的隐窝处,X 线检查可显示阴影。这是诊断消化性溃疡的直接手段。

(四)纤维内镜检查

具有最直接的优点,通过内镜,不仅能明确溃疡是否存在,而且还可以估计溃疡面的大小,周围炎症轻重,溃疡面有无血管显露以及准确评价药物治疗效果。

二、常用药物

（一）西咪替丁

1.作用

抑制胃酸分泌，但不影响胃排空作用。本药对化学刺激引起的腐蚀性胃炎有预防及保护作用，同时对应激性溃疡和上消化道出血都有较好疗效。

2.不良反应

消化系统反应，如腹胀、腹泻、口干等；心血管系统反应可表现为面色潮红、心率减慢等。对骨髓有一定抑制作用，还有一定的神经毒性，可有头痛、头晕、疲乏及嗜睡等。

3.注意事项

不可突然停药，疗程结束后仍需要服用维持量 3 个月或严格遵医嘱服药，因为突然停药会引起酸度回跳性升高；用药期间注意查肝肾功能和血象；不可与抗酸剂（氢氧化铝、乐得胃等）同时服用，应在餐中或餐后立即服用；不宜与地高辛、奎尼丁及含咖啡因的饮料合用。

（二）雷尼替丁

1.作用

组胺 H_2受体拮抗剂，比西咪替丁作用强 5～8 倍，作用迅速、长效、不良反应小。

2.不良反应

静脉输入后可有头晕、恶心、面部烧灼感及胃肠刺激；可有焦虑、健忘等。对肝有一定毒性，孕妇、婴儿及严重肾功能不全者慎用。

3.注意事项

静脉用药后可出现头晕等不适，约持续 10 分钟消失。不能与利多卡因合用。

（三）奥美拉唑

1.作用

可特异性的作用于胃黏膜细胞，抑制胃酸分泌，对 H_2受体拮抗剂效果不好的患者可产生强而持久的抑酸作用，对十二指肠溃疡有很好的治愈作用，并且复发率低，可减弱胃酸对食管黏膜的损伤，可治疗顽固性溃疡。

2.不良反应

不良反应同雷尼替丁，偶见氨基转移酶升高、皮疹、嗜睡、失眠等，停药后消失。

3.注意事项

胶囊应于每天晨起吞服，尽量不要嚼，不可擅自停药。一般十二指肠溃疡服用 2～4 周为 1 个疗程，胃溃疡服用 4～8 周为 1 个疗程。

三、消化性溃疡的预防及自我护理

消化性溃疡是发生在胃和十二指肠的慢性溃疡，亦可发生于食管下段，胃空肠吻合术后。溃疡的形成与胃酸和胃蛋白酶的消化作用有关，故称消化性溃疡。

（一）病因和发病机制

尚不十分明确，学说甚多，一般认为与多种因素有关。

（1）胃酸和胃蛋白酶：具有强大的消化作用，在本病的发病机制中占有重要位置，尤以胃酸的作用更大。

(2)胃黏膜屏障学说:在正常情况下,胃黏膜不受胃内容物的损伤,或在损伤后可迅速地修复。当胃黏膜屏障遭受破坏时,胃液中的氢离子可回流入黏膜层,引起组胺释放,使胃蛋白酶增加而造成胃黏膜腐烂,长期可形成溃疡。

(3)胃泌素在胃窦部潴留。

(4)神经系统和内分泌功能紊乱。

(5)其他因素:物理性及化学性刺激;各种药物可通过各种机制引起消化性溃疡;O型血人群的十二指肠溃疡发病率高于其他血型者;消化性溃疡常与肝硬化、肺气肿、类风湿关节炎、慢性胰腺炎、高钙血症等并存。

(二)临床表现

1.疼痛

溃疡病患者的临床表现主要是上腹部疼痛,这种疼痛与饮食有较明显的关系。胃溃疡的疼痛多于饭后0.5～2小时,至下餐前消失。十二指肠溃疡的疼痛多出现于午夜或饥饿之时,进食后疼痛可减轻或缓解。疼痛可因饮食不当、情绪波动、气候突变等因素而加重。常服抑酸剂、休息、热敷疼痛部位可使疼痛减轻,穿透性溃疡可放射至胸部和背后。少数溃疡病患者可无疼痛或仅有轻微不适。

2.其他胃肠症状

反酸、嗳气、恶心、呕吐等,可单独出现或伴有疼痛同时出现。

3.全身性症状

患者可有失眠等神经官能症的表现,并伴有自主神经功能不平衡的症状,如脉缓、多汗等。

(三)并发症

1.上消化道出血

上消化道出血是本病常见并发症之一。一部分患者以大量出血为本病的初发症状,临床表现为呕血和黑便,原来的溃疡病症状在出血前可加重,出血后可减轻。

2.穿孔

急性穿孔是消化性溃疡最严重的并发症。当溃疡深达浆膜层时,可发生急性穿孔。胃及十二指肠内容物溢入腹腔,导致急性弥漫性腹膜炎。临床表现为突然发生上腹剧疼,继而出现腹膜炎的症状和体征,部分患者呈现休克状态。

3.幽门梗阻

幽门梗阻是十二指肠球部溃疡常见的并发症,其原因是溃疡活动期周围组织炎性水肿引起痉挛,妨碍幽门通畅,造成暂时性的幽门梗阻。随着炎症的好转,症状即消失。在溃疡愈合时,有少数患者可因瘢痕形成与周围组织粘连而引起持久性的器质性幽门狭窄,临床体征常见上腹部胃蠕动波、振水音,往往有大量呕吐、含酸性发酵宿食,呕吐后上述症状可缓解。

4.癌变

少数溃疡可发生癌变。

(四)治疗与护理

1.生活起居的规律性和饮食的合理性

(1)精神因素对本病的发生发展有重要影响,过分的紧张、情绪的改变或疲劳过度,均会扰乱生活规律,诱发溃疡的发生或加重。

(2)养成定时进食的良好习惯,忌暴饮暴食,限制酸、辣、生、冷、油炸、浓茶、咖啡等刺激性食

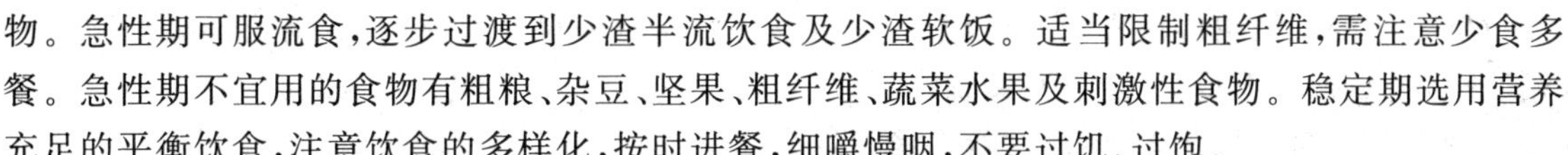

物。急性期可服流食，逐步过渡到少渣半流饮食及少渣软饭。适当限制粗纤维，需注意少食多餐。急性期不宜用的食物有粗粮、杂豆、坚果、粗纤维、蔬菜水果及刺激性食物。稳定期选用营养充足的平衡饮食，注意饮食的多样化，按时进餐，细嚼慢咽，不要过饥、过饱。

2.应用制酸、解痉和保护黏膜、促进溃疡愈合的药物

（1）降低胃内酸度即抑酸治疗。目前常用的抑酸剂有 H_2受体拮抗剂和质子泵抑制剂。前者常用的是西咪替丁，后者为奥美拉唑，其他常用的药物还有雷尼替丁、法莫替丁等。

（2）增加胃黏膜抵抗力。常用的药物有硫糖铝、铋剂。

（3）抗生素类药物。应用抗生素的目的是为了杀灭幽门螺杆菌。单独应用一种药物疗效较差，常用的有阿莫西林、甲硝唑、铋剂等三联治疗。与抗酸药同时应用疗效较好，复发率低，有效率可达 80%～90%。

3.注意观察患者的病情变化

如腹痛、出血征兆及程度。

（五）预防

（1）保持心情愉快：持续或过度精神紧张、情绪波动，可使大脑皮质功能紊乱，自主神经兴奋性增加，最后导致胃酸分泌增多。减少和防止精神紧张、忧虑、情绪波动、过度劳累等，保持乐观情绪，心情愉快地工作与生活，以使大脑皮质功能稳定。

（2）注意休息：不要过度疲劳，生活规律化。有规律地生活，注意劳逸结合，病情轻者可边工作边治疗，较重的活动性溃疡患者应卧床休息，一般应休息 4～6 周（溃疡愈合一般需 4～6 周）。

（3）每天保证充足的睡眠及休息，防止复发。可适当给予镇静药或采用气功疗法。

（4）饮食合理，注意饮食方式，要定时定量，细嚼慢咽，避免急食，忌生、冷、热、粗糙、油炸及其他刺激性食物和饮料，以清淡饮食为主。溃疡病活动期宜少量多餐（每天 5～6 次），症状控制后改为每天 3 次。

（5）戒除烟酒。吸烟可引起血管收缩，抑制胰液、胆汁分泌，使十二指肠中和胃酸的能力减弱；乙醇能使胃黏膜屏障受损加重，延迟愈合。

（6）遵医嘱服药。

（7）注意观察溃疡病复发症状：疼痛、吐酸水、恶心、呕吐、便血或体重减轻等。

（于　红）

第五节　妇产科门诊护理

一、门诊护理工作常规

（一）妇科门诊工作要求

（1）详细询问病史，了解发病经过及症状。进行妇科检查前，均应排空膀胱（需化验小便者可先安排小便化验后检查）。未婚妇女一般行肛门检查，禁行阴道检查，必要时应征得患者本人及其家属的同意。

（2）男性医师为女患者进行阴道检查时，必须有一位女性工作人员在场。

(3)月经期不做阴道检查,有原因不明的阴道流血需行阴道检查时,检查前应消毒外阴。每次检查后需更换臀部垫单,防止交叉感染。

(4)白带量多或异常者,应取白带作滴虫及真菌检查。

(5)初诊妇女(未婚者除外)都应作宫颈涂片或刮片防癌普查,如有可疑症状作宫颈活体组织检查。

(6)在门诊进行有关妇科手术时,应严格按无菌操作进行,术前应检查有无发热或感染等手术禁忌证。

(7)危重患者或年老体弱者来门诊时需提前就诊,诊断不明时应立即请上级医师复查,必要时紧急会诊,需住院时,由专人护送入院。

(8)凡需住院治疗的患者,由医师填写住院证,在住院前应完成有关必要的化验及检查。

(9)开展计划生育的宣传及指导。

(二)产科门诊工作要求

1.产前检查

(1)产前检查时间:确定早孕后,一般应在孕12周内进行妇科检查,如测量血压、血糖、血常规、肝功能、尿常规并检查心肺等。正常情况下,孕28周以前,每月检查1次,28周以后每2周检查1次,36周以后每周检查1次。如有异常应增加检查次数。

(2)孕妇保健卡:实行统一的孕妇围生期保健卡。

(3)病史:除询问一般内、外科疾病及手术史、家族史及有无遗传性疾病外,应着重询问产科情况,如月经史、末次月经、预产期、分娩史,有无难产史,并注意本次妊娠情况,如有特殊情况应详细记录。

(4)体格检查:包括全身体检与产科检查。初孕产妇或经产妇有难产史者,应测量骨盆外径。每次产前检查应测量血压、体重、子宫底高度、腹围、胎位、胎心次数、先露部与骨盆的关系等,以及测定尿蛋白、尿糖等。

(5)初诊完毕:产科怀孕28～37周及38周至住院前分别评分1次。如发现危险因素,应及时评分,并按高危孕妇要求处理或转各专科门诊处理。

(6)孕期指导:定期向孕妇宣传妊娠生理、孕期卫生及临产的征兆等知识,如饮食、休息、衣着,妊娠晚期不能坐浴、忌性交等。结合具体情况作计划生育宣传和指导。

(7)检查预约名单:每次门诊结束时,应检查预约来诊名单,发现未按时来院检查者,根据情况电话通知或进行家访。

(8)产前卡整理:按预产期月份做好产前卡的整理工作。

(9)专人护送临产孕妇。

2.产后检查

产后42天左右,嘱产妇携带婴儿来院检查。

(1)产妇检查:询问产程经过;检查一般情况,如体重、血压、尿蛋白(限于妊娠期高血压疾病)、乳房、乳头、手术瘢痕检查;妇科检查,包括外阴伤口愈合情况、阴道分泌物性状、宫颈有无糜烂、子宫大小及位置,如有异常者及时给予治疗或矫正;做好计划生育宣教工作,落实避孕措施;宣传婴儿喂养、卫生以及预防接种等知识。

(2)婴儿方面:了解喂养方法及大小便情况;一般情况检查包括体重、营养发育、皮肤、反射、五官(注意舌系带有无过短);检查心肺、脐带、臀部。

二、妇科检查

(一)概述

妇科疾病与全身营养和健康、内分泌疾病关系密切。因此,也需要了解内分泌腺,如甲状腺、肾上腺的功能,注意乳房发育情况及有无体态异常(如肥胖、消瘦、侏儒等)。

(二)全身体格检查

常规测量体温、脉搏、呼吸、血压、身高、体重,其他检查项目包括患者神志、精神状态、面容、体态、全身发育及毛发分布情况、皮肤、淋巴结、头部器官、颈、乳房、心、肺、肝、脾、脊柱、四肢等。

妇科检查包括腹部检查及盆腔检查。

1.腹部检查

有系统地进行视、触、叩、听诊,注意腹部形状,有无妊娠、肿块或腹水。腹部检查是妇科体格检查的重要部分,应在盆腔检查前进行。

(1)视诊:腹壁有无瘢痕、静脉曲张、妊娠纹、腹壁疝,腹部是否隆起或不对称。

(2)触诊:腹壁厚度,肝、肾有无增大和压痛,其他部位有无压痛、反跳痛或肌紧张;如触到肿块,能否确定其部位、大小、形状、硬度、活动度及表面性状,肿块是否有压痛。

(3)叩诊:鼓音和浊音的分布,有无移动性浊音等。

(4)听诊:如为妊娠,除检查胎位、胎动情况,还应听胎心音(心律和心率)。听诊还要了解肠鸣音。

2.外阴部检查

(1)目的:观察外阴发育及阴毛多少和分布情况,有无畸形、水肿、皮炎、溃疡或肿块;皮肤黏膜色泽及质地变化,有无增厚、变薄和萎缩等。

(2)方法:用一手的拇指和示指(戴一次性手套或指套)分开小阴唇,暴露并观察前庭及尿道、阴道开口及处女膜;未婚者处女膜多完整未破,中间有孔,勉强可容示指;已婚者阴道口可容两指通过;经产妇处女膜仅余残痕或会阴有侧切瘢痕。然后再让患者用力向下屏气,观察有无阴道前壁或后壁膨出、子宫脱垂或尿失禁等。

3.阴道窥器检查

(1)目的。①检查宫颈:观察宫颈的大小、颜色、外口形状,有无糜烂、撕裂、外翻、腺囊肿、息肉、肿块,宫颈管内有无出血或分泌物,宫颈和宫颈管分泌物涂片和培养的标本均应于此时采集。②检查阴道:观察阴道前、后侧壁黏膜颜色、皱襞多少,有无阴道隔、双阴道等先天畸形或出血、溃疡、肿块等;有无分泌物及分泌物的量、性状、颜色、气味等。白带异常者应作涂片或培养寻找滴虫、念珠菌、淋菌及线索细胞等。

(2)方法:根据需要选择大小合适的窥器。具体操作方法如下。①放置窥器前选用左手示指和拇指分开双侧小阴唇,暴露阴道口,右手持预先备好的阴道窥器,避开敏感的尿道周围区,直接沿阴道侧后壁缓慢插入阴道内,然后向上向后推进,边推进边将两叶转平,并逐渐张开两叶,直至完全暴露宫颈为止,旋紧窥器侧部螺丝,使窥器固定在阴道内。②如患者阴道壁松弛,宫颈多难以暴露,有可能将窥器两叶前方松弛而鼓出的阴道前、后壁误认为宫颈前后唇。此时应调整窥器中部螺丝,以使其两叶能张开达最大限度,或改换大窥器进行检查。同时还应注意防止窥器两叶顶端直接碰伤宫颈以致宫颈出血。

3.双合诊

双合诊是妇科特有的检查方法,也是盆腔检查中最重要的项目。

(1)目的:扪触阴道、宫颈、子宫、附件,在双手配合下查清子宫的位置、形状、大小、硬度、活动度、性状,有无压痛及其异常。

(2)方法:检查者戴手套蘸以肥皂水,用示、中两指伸入阴道,另一手放在腹部配合检查。

4.三合诊

腹部、阴道、直肠联合检查。

(1)目的:弥补双合诊的不足,进一步了解骨盆后部及子宫直肠陷凹,通过三合诊可扪清后倾或后屈子宫的大小,发现子宫后壁、直肠子宫陷凹、宫骶韧带或双侧盆腔后部及直肠周围的病变情况。

(2)方法:检查者一手示指放入阴道,中指放入直肠,另一手在腹部进行检查。

5.直肠-腹部诊

(1)目的:临床应用于未婚、阴道闭锁或经期不宜做阴道检查者。

(2)方法:检查者一手示指伸入直肠,另一手在腹部配合检查。

(三)护理配合

1.患者的配合

(1)指导患者检查前排便或排尿,必要时导尿或灌肠后检查。

(2)指导并协助患者上妇科检查台,患者臀部置于台缘,头略抬高,两手平放于身旁,以使腹肌松弛;危重患者不宜搬动时,可在病床上检查。

(3)指导并协助患者脱衣裤(冬天注意调节室温)。

(4)一般患者取膀胱截石位,尿瘘者取膝胸位。

(5)指导患者于检查(三合诊)时,用力向下屏气,使肛门括约肌自动放松,以减轻疼痛和不适。

2.用物准备的配合

用物准备齐全,定位放置,使用中才能得心应手。

(1)设备:诊床、妇科检查台。

(2)器材:应备高压消毒的阴道窥器、手套、宫颈钳、鼠齿钳、子宫探针、宫颈活检钳、子宫内膜吸取器、小刮匙、宫颈刮板、止血钳、剪刀、镊子、导尿管、器械盒及冲洗壶(杯、瓶)、干燥的玻片、标本瓶、血压计、听诊器等。

(3)敷料:棉拭子、棉球、棉签、纱布、甘油纱布、消毒纸垫或布垫、治疗巾、丁字带、绷带等。

(4)药品(外用药):聚维酮碘、0.05%氯己定、2%汞溴红、75%乙醇、2%硝酸银、10%甲醛、95%乙醇、0.5%普鲁卡因、生理盐水、无菌液状石蜡等。

(5)其他用物:吊桶架、立灯、橡胶单、污物桶、屏风或拉帘、洗手设备等。

3.心理护理的配合

妇科患者的主要特点是所患疾病在生殖系统,害羞心理强;因生殖系统疾病直接关系到婚姻、家庭、生育等,患者思想顾虑多;对妇科疾病知识缺乏了解,表现为迷惘,不知所措。因此,护理人员应热情接待、关心体贴患者、理解患者的心情,做到语言亲切、解释耐心,主动向患者讲述有关妇科检查的目的、方法、注意事项、检查中的配合等,使患者解除思想顾虑,配合检查;同时如患者紧张、害怕,护理人员还可以抚摸患者,握住她的手并指导患者使用放松技术,如缓慢地深呼吸、全身肌肉放松等。男性医师对未婚者进行检查时，需要有女性医护人员在场，以减轻患者紧张心理和避免发生不必要的误会。

4.一般护理配合

(1)保持检查室清洁整齐，空气流通，光线充足，寒冷季节注意保暖，室温在 16～25 ℃。

(2)及时为医师递送检查用的器具、药品、敷料，标本采集后立即送检。

(3)遵医嘱进行注射及更换敷料等。

(4)使用窥器检查，遇冬天气温低时，先将窥器前端置入 40～45 ℃肥皂液中预先加温；如做宫颈刮片或阴道上 1/3 段涂片细胞学检查，则不宜用润滑剂(可用生理盐水润滑)，以免影响检查结果。

(5)检查或处理完毕，擦净外阴部，协助患者下检查台并穿好衣裤。

5.注意事项

(1)避免于经期做妇科检查，如因异常出血而必须检查时，检查前应先消毒外阴，严格操作规程，以防发生感染。

(2)对未婚患者禁做双合诊及窥器检查，应限于用示指放于直肠内行直肠-腹部诊；若确有检查必要时，应先征得其本人及家属同意后，方可以示指缓慢放入阴道扪诊。

6.消毒隔离

(1)每次检查用过的窥器采用消-洗-消程序处理(先浸泡在 1∶200 的 84 消毒液中，30 分钟后取出再清洗，然后高压灭菌备用)。

(2)检查传染病或癌症患者的器具，用后应另行处理(按感染器械浸泡)。

(3)每检查一人，应及时更换置于臀部下面的垫单或纸单，以防交叉感染。

三、妇科特殊检查

(一)基础体温测定

1.概述

基础体温是指每天睡眠 6～8 小时，醒后尚未进行任何活动之前所测得的体温，能反映静息状态下的能量代谢水平。一般月经前半期体温稍低，因雌激素可使血中乙酰胆碱量增加，副交感神经兴奋，血管扩张、散热，故排卵前及排卵时体温更低。排卵后由于孕激素的致热作用，通过中枢神经系统可使基础体温轻度上升，月经来潮前 1～2 天或月经第一天孕激素下降，体温亦即下降。故正常月经周期，如体温呈双相曲线，表示排卵，单相曲线表示无排卵。临床常用此法了解有无排卵及黄体功能状况。

2.护理配合

(1)向患者说明其检查目的、方法、要求，以取得合作。

(2)指导患者每天临睡前将体温计水银柱甩至 36 ℃以下，放于床旁桌或枕下便于取用。

(3)嘱患者清晨睡醒后(未起床、未说话、未做任何活动时)，用体温计置口腔舌下测温 5 分钟。每天清晨固定时间测量较为准确。

(4)起床后，将所测体温记录于基础体温表上，逐天进行，最后画成曲线。

(5)指导患者将有关性生活、月经期、失眠、感冒等可能影响体温的因素及所用的治疗随时记录在基础体温单上，以便做参考。

(6)嘱患者连续测量 3 个月经周期以上，不要中途停顿，应持之以恒。否则不能准确反映卵巢功能。

(二)宫颈黏液检查

1.概述

子宫颈内膜腺体的分泌功能受卵巢激素影响。因此,宫颈黏液在量、性状(主要是黏稠度)及结晶类型方面,随着月经周期而变化,观察这些变化,可以了解卵巢功能;在雌激素影响下,宫颈黏液含水量增加,排卵期宫颈黏液清澈透明,延展性增高,黏液拉丝可长达 10 cm;在孕激素影响下,宫颈黏液黏稠混浊,延展性降低,拉丝长度仅为 1～2 cm。临床上据此鉴别闭经原因及判断有无排卵,了解卵巢功能。

2.方法

放入窥器,用灭菌、干燥的长吸管或注射器,从子宫颈内吸取黏液,置于玻片上,用另一玻片蘸取黏液,拉成丝状,观察其最大长度。然后涂抹于玻片上,干燥后镜检有无羊齿叶状结晶及结晶程度。

3.黏液结晶判断标准

(1)典型羊齿叶状结晶,主枝粗硬,分枝密而长,表示雌激素“＋＋＋＋”。

(2)弯曲而较粗的羊齿叶状结晶,似树枝着雪后,分枝少而短,表示雌激素“＋＋＋”。

(3)干枝细小结晶,分枝少,金鱼草样者,表示雌激素“＋＋”。

(4)结晶呈枝杆细小而稀疏,比较模糊,背景黑,主杆及分枝皆清晰,表示雌激素“＋”。

(5)主要为椭圆体或梭状体,长轴顺一个方向排列,比中性粒细胞大 2～3 倍,表示雌激素存在。

4.护理配合

(1)用物准备:窥器、手套、注射器、长吸管、玻片、镊子、棉球。

(2)患者准备:指导患者根据月经周期决定检查日期,并于检查日早晨做好检查前准备,如排便或导尿,外阴擦洗。

(3)护理指导:①向患者解释其检查目的,解除其紧张、害羞心理,使其主动配合。②注意屏风遮挡或拉门帘。③告诉患者检查后应注意局部卫生,尤其是患有宫颈糜烂时,可能有出血。④检查完毕,严格用物的隔离消毒。

(三)激素测定

1.概述

妇科常以雌激素试验、孕激素试验、促性腺激素刺激试验和垂体兴奋试验的联合应用,来检查下丘脑-垂体-卵巢轴的病变部位。临床上常用于闭经的诊断。

2.方法

(1)孕激素刺激试验:用孕激素如黄体酮每天一次 10 mg 肌内注射,连续注射 5 天;或用甲羟孕酮每天 1 次口服 10 mg,连续口服 5 天,用药后 2～7 天内观察有无撤退出血。有阴道流血者为阳性,表示生殖道发育正常,雌激素分泌正常,子宫内膜功能正常,为第 1 度闭经(下丘脑性闭经);无阴道流血者为阴性,不能排除子宫及生殖道异常。

(2)雌、孕激素刺激试验:对孕激素刺激试验阴性者施行。先用雌激素,如己烯雌酚,口服 1 mg,每天 1 次,连续服用 20 天;或用炔雌醇口服 0.05 mg,每天 1 次,连续服用 20 天,自服药第 16 天开始加用孕激素(用法用量与前述相同),用药 2～7 天观察有无撤退出血。阳性者表示患者子宫内膜功能正常,但体内雌激素不足,为第 2 度闭经;阴性者表示病变在子宫(子宫性闭经)。

(3)促性腺激素试验:对雌、孕激素刺激试验阳性者施行。给予人类绝经期促性腺激素和人绒毛膜促性腺激素数天后,检查宫颈黏液量及尿中雌激素总量。如果数值上升并有排卵则表明卵巢有排卵反应,功能正常;如结果相反,则可判断为卵巢性闭经,应进行卵巢活组织检查。

(4)垂体兴奋试验:即促性腺激素释放激素刺激试验(LH-RH 试验)对促性腺激素刺激试验中有卵巢反应者施行。快速静注戈那瑞林 100～200 μg,于 15 分钟、30 分钟、45 分钟、60 分钟、120 分钟分别检查血中卵泡刺激素及促黄体生成素含量。迅速上升者,表明垂体功能正常,对外源性 LH-RH 有反应,病变在下丘脑或其以上部位;不上升者,表明病变在垂体。

3.护理配合

向患者说明其检查方法的目的,使之能很好地按要求配合服药或注射并观察用药后的反应。必要时及时来医院复查。

(四)宫颈活组织检查

1.概述

在宫颈刮片或其他检查可疑为子宫颈癌时,需取宫颈活组织作病理学检查以确诊恶性肿瘤。宫颈活组织检查是确诊宫颈癌或其他宫颈病变的常用方法。

(1)钳取法:阴道窥器暴露宫颈,用棉签拭去表面的分泌物,用聚维酮碘棉球消毒宫颈后确定活检部位,以酒精消毒,再用宫颈活组织钳先抵住拟钳取部位,然后钳取,所取组织不宜太少太浅,应含足够间质。局部改变明显者,可用碘试验协助,在不着色区域采取 4～6 点组织,将钳取组织放入盛有 10%甲醛溶液的瓶内固定,送病理检查。钳取组织后,阴道内可填塞纱布卷或带线的纱布以压迫止血,卷端或线端应露出阴道口,或用胶布固定于一侧大腿内侧,嘱患者 24 小时后自行取出。

(2)锥形切除法:暴露宫颈及消毒方法与钳取法同。用宫颈钳夹持宫颈前唇,用刀在宫颈范围内并深入宫颈管约 2 cm 做锥形切除,残端止血;区分并标记好切除标本之前、后部位,固定后送检;用纱布卷压迫创面止血,如定于次天切除子宫,可将宫颈前、后唇缝合以封闭创面,并用抗生素预防感染。

2.护理配合

(1)用物准备:阴道窥器、宫颈钳、活检钳、小钝刮匙、10%甲醛溶液、聚维酮碘、纱布条、棉球、镊子。

(2)患者准备:通常于月经干净后 1 周进行,此时出血量少。

(3)护理指导:向患者或家属说明活检目的、方法和时间,以取得患者合作。解除患者的紧张、害怕心理。操作中注意与患者交谈,分散患者的注意力,减少患者的疼痛感。指导患者术后 24 小时自行取出填塞的纱布卷,并注意观察术后有无出血,必要时立即来医院复查,给予止血等处理。嘱患者术后静养 24 小时,避免劳动和剧烈活动。嘱患者入浴、性生活等按医师指导进行。

3.注意事项

(1)所取组织标本应立即固定,做好标志,填写送检单,避免放置过久发生组织自溶、丢失或混淆。

(2)标本须用 10%甲醛或 95%酒精溶液固定,溶液应盖过整个标本,立即送检。

(五)诊断性刮宫

1.概述

诊断性刮宫简称诊刮,是诊断宫腔疾病采用的诊断方法之一。其目的是刮取子宫内膜做病理检查，了解子宫内膜的变化是否同月经周期相一致，了解子宫内膜组织是否有其他病变。不论对老龄期、绝经期、绝经后，甚至青春期患者均是极为重要的诊断方法。常用于诊断月经失调、子宫内膜结核、不孕症、子宫内膜癌等疾病。

2.方法

一般不需麻醉，对敏感者或宫颈内口较紧者，酌情使用镇痛剂、局麻或静脉麻醉。

(1)常规消毒，铺巾，做双合诊，了解子宫大小及方向。用阴道窥器暴露宫颈，清除分泌物，再次消毒宫颈与宫颈管，用宫颈钳固定子宫颈前唇，用子宫探针顺子宫腔深度测宫腔长度。子宫口松者不需扩张，如宫口较紧，用宫颈扩张器扩张至能进入小号刮匙即可。

(2)取盐水纱布一块垫于阴道后穹隆处，用小刮匙按顺序刮取宫腔四周、宫底、两宫角内膜组织，置于纱布上，取纱布上内膜送检。

(3)凡疑有宫颈内病变或子宫腔病变累及宫颈管时，应做分段诊刮。先刮宫颈管后刮宫腔，分瓶置刮出物送检。

(4)取出宫颈钳，如有出血，可用纱布压迫止血，详细记录，并告诉患者及时取出纱布。

3.护理配合

(1)用物准备：窥阴器、子宫探针、宫颈管扩张器、小号刮匙或子宫内膜吸引器、10%甲醛溶液等。

(2)患者准备：排尿后取膀胱截石位。

(3)护理指导：向患者说明检查目的和方法，消除其紧张和顾虑；告诉患者检查后可伴有的症状，如腹痛、阴道分泌物等。术前采集血标本，定血型，交叉配血；做好静脉输液的准备工作。指导患者于检查后使用卫生垫，如出血多，应及时报告医师，给予处理。嘱患者静养，避免劳动，术后休息1～3天。怀疑有子宫穿孔时，一定留诊观察约48小时，防止贻误病情；如稍感下腹痛，可遵医嘱使用镇痛药。

预防感染的发生：①术前控制感染。②术中严格无菌操作。③术后遵医嘱使用抗生素。

4.注意事项

(1)如疑为子宫内膜结核，应特别注意在双侧宫角刮取组织，该处阳性率高。

(2)因不孕症进行诊刮，应选择月经前或月经来潮12小时内，以便判断有无排卵。术前不可用任何性激素药物。

(3)如患急性生殖道炎症，应在控制感染后再行诊刮。

(4)疑癌变者，若内膜肉眼观察高度疑为癌组织，不必全刮，取内膜活检已足够，防止出血、子宫穿孔、癌组织扩散。

(5)若为双子宫或双角子宫，应将两处的子宫内膜全部刮除，以免漏诊与术后淋漓出血。

(6)2周内禁盆浴及性生活。

(六)阴道分泌物悬滴检查

1.概述

用于检查阴道内有无滴虫或假丝酵母。

2.方法

患者取膀胱截石位，用窥阴器扩张暴露宫颈(未婚者不用)，用无菌长棉签取后穹隆少许白带，放入盛有1 mL生理盐水的试管内混匀，显微镜下检查，找活动的滴虫。如检查假丝酵母，取玻片滴上10%氢氧化钠作悬液，染色后镜检，找假丝酵母的孢子和菌丝。

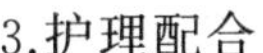

3.护理配合

(1)用物准备:小玻璃试管、清洁干燥玻片、生理盐水、10%氢氧化钠及其他妇科检查用具。

(2)患者准备:排尿后取膀胱截石位。

(3)护理指导:向患者说明检查目的、方法,解除紧张及思想顾虑,预约复诊日期。教导患者注意局部清洁卫生,如行检查后出现异常情况应及时来院复查。玻片上应写好患者姓名。滴虫离体后易死亡,故需及时送检立即检查。冬天应注意保温,以提高检出率。

(七)脱落细胞检查

1.概述

检查阴道、宫腔脱落细胞可反映体内性激素水平,间接了解卵巢功能及胎盘功能,更可协助诊断生殖系统不同部位的恶性肿瘤及判断治疗效果,而且又是最简便、经济实用的检查方法。

2.方法

(1)阴道涂片:主要目的是了解卵巢功能。常用的标本采取方法包括阴道侧壁采取法和后穹隆吸取法两种。①阴道侧壁采取法:用阴道窥器扩张后,在直视下用刮板或被生理盐水浸湿的棉棒在阴道侧壁上1/3处轻轻刮取或蘸取分泌物少许(切勿用力,以免将深层细胞混入),薄而均匀地涂于玻片上,置于95%酒精内固定,以免细胞质变质而染色不良。②后穹隆吸取法:用阴道窥器暴露后穹隆部,捏紧长玻璃吸管的橡皮球(排出气体),送至后穹隆部吸取分泌物,薄而均匀地涂于玻片上。

(2)宫颈刮片:为早期发现宫颈癌的重要方法,简便易行,结果可靠。一般在宫颈癌好发部位即宫颈外口鳞状和柱状上皮交界处,以宫颈外口为圆心,用木制刮片轻轻刮取一周,不要过分用力,以免损伤组织,引起出血。若白带过多,应先用无菌干棉球轻轻拭去,再刮取标本。

(3)宫颈管涂片:绝经后,妇女宫颈的鳞状和柱状上皮交界处上升到宫颈管内。用生理盐水浸泡的棉签插入宫颈管,轻轻旋转2～3周后取出作涂片,亦可用附有橡皮球的玻璃吸管插入宫颈管吸取分泌物作涂片。

(4)宫腔吸取标本:疑有宫腔内恶性病变者,可从宫腔内吸取标本进行检查。先做阴道检查,确定子宫大小及方位,然后严格消毒阴道及宫颈。将塑料管轻轻放入宫底部,上下左右移动吸取标本,但不要超出宫颈内口。取出吸管时,须注意停止抽吸,以免将宫颈管内容物吸入,造成混淆。

(5)内膜冲洗法:将前端有小孔的套管插入宫腔后,注入生理盐水,然后回收做成涂片。

通过以上各种方法采取标本制成的涂片,常用的是巴氏染色法,该法既可用于检查雌激素水平,又可查找癌细胞。

3.护理配合

(1)用物准备:木制刮板、棉棒、橡皮球玻璃吸管、金属吸管、前端有小孔的套管、玻片、窥器、固定溶液、生理盐水及其他妇科检查用具。

(2)患者准备:排尿后取膀胱截石位。

(3)护理指导:①向患者说明检查目的、方法,解除紧张及思想顾虑,预约复诊日期。②教导患者注意局部清洁卫生,如行检查后出现异常情况应及时来院复查。③做涂片检查时,玻片上应写好患者姓名;采自不同部位标本的涂片,要写上编号以便区分。④涂片做成后,立即投入固定液中固定,及时送检。

4.注意事项

嘱患者在检查前24小时禁止性生活,禁止阴道灌洗及上药。

(八)输卵管通液检查

1.概述

输卵管通液检查是测定输卵管是否通畅的方法，主要用于了解女性不孕症、患者输卵管是否阻塞，或用于验证为不孕症患者做的输卵管再通术是否通畅。由于进行检查时需要加压通液，有可能使原有的轻微粘连的输卵管腔被疏通开，故输卵管通液检查不仅是一种辅助诊断输卵管是否阻塞的方法，在一定程度上又有治疗作用，故临床上较常应用。

2.方法

(1)常规消毒外阴后，铺无菌巾。

(2)双合诊复查子宫位置后，用阴道窥器扩张阴道显露子宫颈，以宫颈钳夹住子宫颈前唇后稍向外牵拉并固定，聚维酮碘消毒子宫颈及阴道穹隆后，将专用于输卵管通液检查的导管顺宫腔方向插入子宫颈管内，必须使导管上的橡皮塞压紧子宫颈外口，防止液体外溢。

(3)接上 20 mL 的注射器(无菌生理盐水内加庆大霉素 8×10^4 U)，向宫腔内缓慢注入药液。边注边询问患者的感觉。因正常子宫腔容量仅为 5 mL 左右，若注入药液 5 mL 时患者自述下腹部有明显胀痛感，且操作者感到继续注入药液出现阻力，则应停止再灌注药液。当注射器停止加压后，可见已注入至子宫腔内的液体又逆流至注射器中，则表示双侧输卵管均阻塞；若加压注入药液时感到有一定阻力，但经加压后药液能缓慢注入宫腔，表示输卵管有轻微粘连可能已被分离开；若注入药液时所用的压力并不大，且无任何阻力感觉，患者亦无明显不适感，则表示双侧输卵管均通畅。

(4)检查结果确定后，取出导管，再次用聚维酮碘棉球消毒子宫颈及阴道，取下宫颈钳及阴道窥器。

3.护理配合

(1)用物准备：阴道窥器、输卵管通液装置、20～30 mL 注射器、生理盐水、庆大霉素 8 万单位、棉球、纱布、聚维酮碘。

(2)患者准备：嘱患者排尿，取平卧截石位。

(3)护理指导：①指导患者于月经干净后 3～7 天为最佳检查时间，如选择时间过早，可使子宫腔内残存的月经血逆流至腹腔的危险；选择时间过晚，则会因子宫内膜过厚，有可能遮挡输卵管入口，影响液体进入输卵管，造成结果判断上的错误，易发生子宫内膜出血。②检查中严格无菌操作，术后指导患者遵医嘱使用抗生素预防感染。③对精神紧张者，可于术前 20 分钟注射阿托品 0.5 mg，以防术中输卵管痉挛。④通液完毕后，应观察半小时。嘱患者 1 周内禁止性生活。

(九)子宫输卵管碘油造影

1.概述

为诊断某些妇科疾病并了解输卵管是否通畅，由子宫口注入碘造影剂，检查子宫腔、输卵管及骨盆腔的状态。

2.方法

(1)常规消毒外阴、阴道，铺无菌巾。

(2)双合诊明确子宫位置后，用阴道窥器暴露宫颈，用聚维酮碘消毒子宫颈及阴道穹隆部。

(3)用宫颈钳固定宫颈前唇，将子宫颈导管顺子宫腔方向伸入宫颈管，使导管前端圆锥形橡皮头与宫颈紧密相贴，缓慢注入碘化油，压力不宜过大，注入 5 mL 摄片 1 张，24 小时再在该部位摄片 1 张。使用水溶性造影剂时，30 分钟后摄影。

(4)X 线摄影后，取出用物，消毒后填塞纱布条。

(5)记录宫腔充满时的注入量及左、右输卵管显影时的注入量。

3.护理配合

(1)用物准备：造影剂、气囊、导管、阴道窥器、宫颈钳、子宫探针、注射器、造影剂。

(2)患者准备。①碘过敏试验：油性制剂吸收缓慢，无不良反应。水溶性制剂可引起碘疹、无尿、血尿、休克等急性中毒症状。②检查前禁食，并测量血压、脉搏、体温等，检查前排尿。

(3)护理指导：①指导患者于月经干净后第 3～7 天为检查日期。②操作中严格无菌操作，指导患者服用抗生素，预防上行感染及潜在性炎症的恶化。③指导患者取出填塞纱布条的时间(一般于 2～3 小时后)和方法。④嘱患者当天静养，禁止入浴，禁止性生活 1 周。⑤说明可能有混入造影剂的少量出血或因造影剂而产生的不良反应。

4.注意事项

(1)油性制剂吸收缓慢，因油滴的刺激可发生肉芽肿而形成粘连。注入的量大、压力强时，可发生肺栓塞或脑栓塞。

(2)注碘油时勿用力过大、过速，以防输卵管破裂。术中如发现患者刺激性咳嗽、胸痛等，应立即停止注射，并严密观察。

(3)附件炎、月经期、妊娠、碘过敏者禁用此法。

(十)超声检查

1.概述

超声检查是一种利用向人体内部发射超声波，并观察分析其回声信号所显示的波形(回声图)、图像(声像图)及信号音(多普勒)来检查、诊断盆腔疾病和了解妊娠情况的方法。由于超声波诊断对人体无损，尤其对孕妇与胎儿安全，可以重复检查，诊断也较准确、迅速。

2.方法

妇产科临床上常用的方法及诊断仪有 A 型超声波诊断仪、B 型超声波诊断仪、多普勒超声波诊断仪。

(1)检查前要了解妇科检查，腹部触诊了解病灶的部位、大小及活动度。

(2)腹部表面涂以液状石蜡乳剂，使探头与皮肤很好接触。将探头置于所测部位做垂直探查或水平探查，根据需要适当移动探头观察并拍片。

3.护理配合

(1)预约：检查日期，做好登记。

(2)患者准备：使用 A 型超声波诊断仪检查前应嘱患者排尿后取平卧位；B 型超声显像仪检查时应嘱患者保持膀胱充盈；早孕、前置胎盘等需膀胱充盈作为透声窗。因此，嘱患者检查前1～2 小时不解小便，必要时再饮水 500～600 mL。

(3)护理指导：①向患者说明其检查目的。如观察盆腔脏器同膀胱位置的关系，膀胱必须充盈。②有尿意后，进入 B 超室检查。③检查后协助擦净腹壁凝胶，嘱患者排尿。

(十一)盆腔动脉造影

1.概述

检查诊断子宫、卵巢的肿瘤及前置胎盘、异位妊娠等。

2.方法

从股动脉插入导管，到主动脉分支部(检查恶性卵巢肿瘤可插到肾动脉分支部)，注入造影剂后连续摄影，以观察盆腔内动脉的血流状态。

3.护理配合

(1)用物准备：纱布、敷料、血管造影用接头、有齿镊、持针器、注射器、棉球、不锈钢碗、塞氏针、导管、平皿。

(2)患者准备：检查前当天禁食、排便、排尿。

(3)护理指导：①将检查目的、方法、注意事项简明易懂地向患者说明，以取得合作。②以腹股沟为中心，将下腹部、大腿上部剃毛后入浴或擦洗。③填写血管造影检查单，做碘过敏试验。④检查前给予高压盐水灌肠，排便后护送到放射科检查(同时持病历等有关资料)。⑤根据需要协助患者取平卧位。⑥平车护送患者回病室，检查侧腹股沟用沙袋压迫固定，髋关节伸直，嘱患者 24 小时安静卧床，协助患者床上大小便。⑦连续观察生命体征 3～4 小时。注意下肢有无麻木感、冷感，皮肤颜色，足背动脉搏动左、右有无不同及有无压痛；穿刺部位有无内、外出血，发现异常应立即通知医师及时处理。⑧如患者无恶心，可于 30 分钟后饮水，2 小时后可进食。⑨遵医嘱使用抗生素预防感染。

四、妇产科内镜检查患者的护理

(一)阴道镜检查

1.概述

阴道镜检查是利用阴道镜将宫颈表面上皮细胞和宫颈阴道部放大 10～40 倍，观察肉眼看不到的宫颈表面层较微小的病变。因此，可用于发现子宫颈部与癌变有关的异型上皮、异型血管及早期癌变的所在，以便准确地选择可疑部位做活组织检查。对子宫颈癌及癌前病变的早期发现、早期诊断具有一定价值。阴道镜对外阴、阴道部位病变的诊断亦有重要价值。尤其是脱落细胞检查，对肉眼观察难以确定的可疑病变区域及活检部位，可大大提高阳性检出率。

2.适应证

(1)阴道脱落细胞学涂片检查结果在巴氏三级以上。

(2)细胞学检查虽是阴性，但肉眼观察到可疑癌变。

(3)长期按宫颈炎治疗，但效果不佳者。

(4)肉眼观察难以确定病变的细微外形结构，需在阴道镜下放大数倍观察病变。

(5)宫颈癌手术前，需在阴道镜下确定病变波及的部位，指导手术应切除的范围。

3.禁忌证

(1)下生殖道有急性、亚急性感染，应查明原因控制炎症后再检查。

(2)下生殖道有伤口或挫伤，待上皮组织修复后再检查。

(3)有活动性出血时，止血后再查。

4.方法

在检查前 24 小时内，不应有涉及阴道的操作(包括冲洗、检查、性交等)。

(1)用阴道窥器充分暴露子宫颈阴道部(不蘸润滑剂，避免影响观察)，生理盐水棉球轻轻拭净宫颈分泌物，不可用力涂搽，以免引起出血，妨碍观察。

(2)调整好阴道镜焦距，先用 10 倍放大镜观察全貌，然后用 3%醋酸棉棒涂子宫口及宫颈阴道部，使柱状上皮与鳞状上皮易于鉴别(如重点观察血管，最好不用醋酸涂抹)。然后用放大20～40 倍镜检查上皮及血管。在检查中发现可疑部位即取活组织送病理检查。必要时，安装照相机

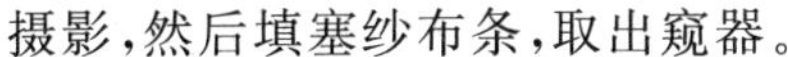

摄影，然后填塞纱布条，取出窥器。

5.护理配合

(1)用物准备：窥阴器、宫颈钳、活检钳、小钝刮匙、10%甲醛溶液、聚维酮碘、纱布条、棉球、镊子。

(2)患者准备：排尿后取膀胱截石位。

(3)护理指导：①向患者或家属说明活检目的、方法和时间，以取得患者合作。②解除患者的紧张、害怕心理。操作中注意与患者交谈，分散患者的注意力，减少患者的疼痛感。③指导患者术后 24 小时自行取出填塞的纱布卷，并注意观察术后有无出血，必要时立即来医院复查，给予止血等处理。④嘱患者术后静养 24 小时，避免劳动和剧烈活动。⑤嘱患者入浴、性生活等按医师指导进行。

6.并发症的护理

(1)预防出血的护理：如术野渗血，少于月经量，常规给予纱球或碘仿纱布填塞宫颈止血。术后结痂脱落出血，创面血管活动性出血，多于月经量，予收入院后行碘仿纱布填塞压迫创面后止血。

(2)预防感染的护理：操作时应严格无菌操作，器械物品除了绝缘阴道扩张器外，其他均为一次性使用。绝缘阴道扩张器应用环氧乙烷灭菌以防止交叉感染。患急性阴道炎、急性宫颈炎时禁止手术。检查前一晚有过性生活也应暂停手术。术后在手术创面喷洒呋喃西林粉以防感染。告知患者严格执行健康宣教中的内容，以防感染。

7.注意事项

(1)所取组织标本应立即固定，做好标志，填写送检单，避免放置过久发生组织自溶、丢失或混淆。

(2)标本须用 10%甲醛或 95%乙醇溶液固定，溶液应盖过整个标本，立即送检。

(二)宫腔镜检查

1.概述

对用肉眼观察子宫腔，探查原因不明的异常子宫出血，定位和夹取宫腔内异物，检查鉴别宫颈内赘生物的性质，诊断黏膜下肌瘤、子宫内膜息肉，处理残留的胚胎组织、行输卵管粘堵绝育术和直视下输卵管通液及镜检下治疗等，可发挥很好的作用。

2.方法

(1)外阴及阴道常规消毒。

(2)阴道窥器暴露子宫颈，常规消毒后用宫颈钳牵持，探针探查宫腔屈度及深度。

(3)用 Hegari 扩张器扩张子宫口到 7 号，再以生理盐水冲洗宫腔至冲洗液清亮。继而缓慢滴注葡萄糖液，待宫腔充分扩展(一般用 50～100 mL)，子宫内壁清晰可见时移动镜管，按顺序检视宫腔内各部，最后检视宫颈管，再徐徐退出镜管。

3.护理配合

(1)用物准备：宫腔镜用 2%戊二醛消毒液浸泡 30 分钟，操作前用生理盐水或蒸馏水冲洗备用。

(2)患者准备：术前排空膀胱，取膀胱截石位。

(3)检查前的准备：应询问病史，重点行腹部检查与妇科检查，常规行宫颈刮片与阴道分泌物检查，决定是否适于子宫镜检查。

(4)护理指导:①向患者说明检查目的,解除紧张及思想顾虑,并指导患者于月经干净后5~10天内操作为宜,因此期间为子宫内膜增生早期,较薄且不易出血,黏液分泌少,宫腔内病变易显露。②嘱患者于检查后卧床休息1~2小时,注意局部清洁卫生,2周内禁房事。③交代患者于检查后2~7天内可能有少量阴道流血。如出现异常情况及时来院复查。

4.并发症的护理

(1)预防子宫穿孔:严重的宫腔粘连、瘢痕子宫、子宫过度前倾或后屈、宫颈手术后、萎缩子宫、哺乳期子宫均易发生子宫穿孔,必要时超声监护下行宫腔镜检查。一旦发生穿孔,应停止操作,退出器械,估计穿孔的情况,仔细观察腹痛及阴道流血。

(2)预防出血:宫腔镜检术后一般有少量的阴道流血,多在一周内干净。宫腔镜手术可因切割过深、宫缩不良或术中止血不彻底导致出血多,可用电凝器止血,也可用Foley导管压迫6~8小时止血。

(3)预防感染:术前和术后适当应用抗生素,严格消毒器械,可避免感染的发生。患急性阴道炎、急性宫颈炎时禁止手术。检查前一晚有过性生活也应暂停手术。

(4)预防膨宫液过度吸收:膨宫液过度吸收是膨宫时常见的并发症,多发生于宫腔镜手术,与膨宫压力过高、子宫内膜损伤面积较大有关,膨宫时维持合适的压力及缩短手术时间可避免。如手术超过30分钟,予以呋塞米静推并检测电解质。

5.注意事项

(1)加强消毒隔离措施,严格执行消毒清洗程序(先消毒水浸泡→清水冲洗→戊二醛浸泡或高压灭菌),防止用物消毒不严造成盆腔感染。

(2)操作中动作轻、稳、准,防止操作不当造成损伤,如宫颈内口出血、子宫内膜出血、宫颈裂伤或子宫穿孔。

(3)备好急救药,防止扩张宫颈时,迷走神经反应。

(三)腹腔镜检查

1.概述

腹腔镜检查(laparoscopy ventroscopy)是将腹腔镜(laparoscope peritoneoscope)自腹壁脐下插入腹腔内(妇科主要为盆腔),肉眼观察盆腔内脏器,直视病变部位以协助诊断,必要时取活检组织。

2.方法

(1)套管针穿刺。①腹部皮肤常规消毒:脐窝处应反复擦洗,因该部位皮肤薄,以防感染。②麻醉:以往多采用插管吸入麻醉,近年来则采用局麻加静脉麻醉。③在脐轮下(脐下或脐上1 cm)做一小切口约1.5 cm,刺入套管后,拔出套管芯,将腹腔镜自套管插入盆腔。

(2)人工气腹:为避免损伤腹腔脏器及便于自腹壁送入腹腔镜与观察,须先行人工气腹。可在局麻下进行,缓慢充气,以CO_2最好。注入压力不超过2.94 kPa(30 cmH_2O),充气总量可达2 000~3 000 mL。穿刺针暂保留,以便检查中调节气量。

(3)由腔镜观察,随需要移动镜头,寻找发生于子宫、输卵管、卵巢、直肠子宫陷凹或盆腹腔内其他部位的病灶,观察其性状、部位,必要时可嘱台下助手自阴道上推宫颈或移动宫体(或术前自宫颈插入操纵管与宫颈钳固定在一起,术者可自己手持钳柄移动宫体),观察与病灶的关系,借以判断。必要时取活检送病理检查。

(4)检查无出血及脏器损伤,取出腹腔镜。排气后再拔除套管,缝合切口,盖上无菌纱布,胶布固定。

3.护理配合

(1)用物准备:纤维腹腔镜、套管针、活检钳等置于2%戊二醛溶液中浸泡30分钟,使用前取出,生理盐水或蒸馏水冲洗后备用。

(2)患者准备:①嘱患者术前吃少量半流质饮食,当天早晨(午前检查者)或中午(午后检查者)禁饮食;术前晚及早晨行清洁灌肠,冲洗并消毒外阴及阴道,必要时导尿留置导尿管。②嘱其检查时取膀胱截石位,行剖腹探查术时取平卧位。

(3)护理指导:①向患者说明其目的,以解除紧张、恐惧心理。②术后4小时内应密切观察脉搏、呼吸、血压,如有异常情况及时报告医师。③告诉患者于检查后有可能出现的问题。如检查后虽排气,仍可能因腹腔残留气体而感肩痛及上腹部不适,不需作处理。如上述症状得不到缓解或症状加重即来医院复查。

4.并发症的护理

(1)气腹:腹膜外注气是由于Verem针没有进入腹腔内进行充气而造成的。常发生于腹壁的前方,如皮下、腹膜前、大网膜,也可能由于针进入过深发生于腹膜后。因此,充气前,洗手护士要再次检查气腹针是否有堵塞的情况,应用抽取试验、悬滴法、腹内压读数等方法,确保气腹针顺利到达腹腔。

(2)周围脏器损伤:熟悉解剖结构,动作轻柔,当粘连致密或组织层次不清楚时最好用锐性而不用钝性剥离。腹腔镜检查前应常规导尿和留置导尿管,术后注意观察患者的尿色、量,避免膀胱损伤。术前灌肠,术后观察患者排气排便情况及腹痛情况,避免胃肠道损伤。

5.注意事项

(1)腹腔镜检查前须行人工气腹,检查时又须取头低臀高体位,如有心肺功能疾病或膈疝,禁行此项检查。

(2)结核性腹膜炎、腹壁广泛粘连及其他原因所致的腹腔粘连,忌行腹腔镜检查,以免造成脏器损伤。

(于　红)

第五章

呼吸内科护理

第一节　急性上呼吸道感染

一、概述

(一)疾病概述

急性上呼吸道感染为外鼻孔至环状软骨下缘包括鼻腔、咽或喉部急性炎症的概称。主要病原体是病毒,少数是细菌,免疫功能低下者易感。通常病情较轻、病程短、可自愈,预后良好。但由于发病率高,不仅影响工作和生活,有时还可伴有严重并发症,并具有一定的传染性,应积极防治。

多发于冬春季节,多为散发,且可在气候突变时小规模流行。主要通过患者喷嚏和含有病毒的飞沫经空气传播,或经污染的手和用具接触传播。可引起急性上呼吸道感染的病原体大多为自然界中广泛存在的多种类型病毒,同时健康人群亦可携带,且人体对其感染后产生的免疫力较弱、短暂,病毒间也无交叉免疫,故可反复发病。

(二)相关病理生理

组织学上可无明显病理改变,亦可出现上皮细胞的破坏。可有炎症因子参与发病,使上呼吸道黏膜血管充血和分泌物增多,伴单核细胞浸润,浆液性及黏液性炎性渗出。继发细菌感染者可有中性粒细胞浸润及脓性分泌物。

(三)急性上呼吸道感染的病因与诱因

1.基本病因

急性上呼吸道感染有70%～80%由病毒引起,包括鼻病毒、冠状病毒、腺病毒、流感和副流感病毒以及呼吸道合胞病毒、埃可病毒和柯萨奇病毒等。另有20%～30%的急性上呼吸道感染为细菌引起,可单纯发生或继发于病毒感染之后发生,以口腔定植菌溶血性链球菌为多见,其次为流感嗜血杆菌、肺炎链球菌和葡萄球菌等,偶见革兰阴性杆菌。

2.常见诱因

淋雨、受凉、气候突变、过度劳累等可降低呼吸道局部防御功能,致使原存的病毒或细菌迅速繁殖，或者直接接触含有病原体的患者喷嚏、空气以及污染的手和用具诱发本病。老幼体弱，免疫功能低下或有慢性呼吸道疾病如鼻窦炎、扁桃体炎者更易发病。

（四）临床表现

临床表现有以下几种类型。

1.普通感冒

普通感冒俗称“伤风”，又称急性鼻炎或上呼吸道卡他，为病毒感染引起。起病较急，主要表现为鼻部症状，如喷嚏、鼻塞、流清水样鼻涕，也可表现为咳嗽、咽干、咽痒或烧灼感甚至鼻后滴漏感。咽干、咳嗽和鼻后滴漏与病毒诱发的炎症介质导致的上呼吸道传入神经高敏状态有关。2～3天后鼻涕变稠，可伴咽痛、头痛、流泪、味觉迟钝、呼吸不畅、声嘶等，有时由于咽鼓管炎致听力减退。严重者有发热、轻度畏寒和头痛等。体检可见鼻腔黏膜充血、水肿、有分泌物，咽部可为轻度充血。一般经5～7天痊愈，伴并发症者可致病程迁延。

2.急性病毒性咽炎和喉炎

由鼻病毒、腺病毒、流感病毒、副流感病毒以及肠病毒、呼吸道合胞病毒等引起。临床表现为咽痒和灼热感，咽痛不明显。咳嗽少见。急性喉炎多为流感病毒、副流感病毒及腺病毒等引起，临床表现为明显声嘶、讲话困难、可有发热、咽痛或咳嗽，咳嗽时咽喉疼痛加重。体检可见喉部充血、水肿，局部淋巴结轻度肿大和触痛，有时可闻及喉部的喘息声。

3.急性疱疹性咽峡炎

多由柯萨奇病毒A引起，表现为明显咽痛、发热，病程约为1周。查体可见咽部充血，软腭、腭垂、咽及扁桃体表面有灰白色疱疹及浅表溃疡，周围伴红晕。多发于夏季，多见于儿童，偶见于成人。

4.急性咽结膜炎

主要由腺病毒、柯萨奇病毒等引起。表现为发热、咽痛、畏光、流泪、咽及结膜明显充血。病程4～6天，多发于夏季，由游泳传播，儿童多见。

5.急性咽扁桃体炎

病原体多为溶血性链球菌，其次为流感嗜血杆菌、肺炎链球菌、葡萄球菌等。起病急，咽痛明显、伴发热、畏寒，体温可达39 ℃以上。查体可发现咽部明显充血，扁桃体肿大、充血，表面有黄色脓性分泌物。有时伴有颌下淋巴结肿大、压痛，而肺部查体无异常体征。

（五）辅助检查

1.血液学检查

因多为病毒性感染，白细胞计数常正常或偏低，伴淋巴细胞比例升高。细菌感染者可有白细胞计数与中性粒细胞增多和核左移现象。

2.病原学检查

因病毒类型繁多，且明确类型对治疗无明显帮助，一般无须明确病原学检查。需要时可用免疫荧光法、酶联免疫吸附法、血清学诊断或病毒分离鉴定等方法确定病毒的类型。细菌培养可判断细菌类型并做药物敏感试验以指导临床用药。

（六）主要治疗原则

由于目前尚无特效抗病毒药物，以对症处理为主，同时戒烟、注意休息、多饮水、保持室内空气流通和防治继发细菌感染。对有急性咳嗽、鼻后滴漏和咽干的患者应给予伪麻黄碱治疗以减轻鼻部充血，亦可局部滴鼻应用。必要时适当加用解热镇痛类药物。

(七)药物治疗

1.抗菌药物治疗

目前已明确普通感冒无须使用抗菌药物。除非有白细胞计数升高、咽部脓苔、咯黄痰和流鼻涕等细菌感染证据，可根据当地流行病学史和经验用药，可选口服青霉素、第一代头孢菌素、大环内酯类或喹诺酮类。

2.抗病毒药物治疗

由于目前有滥用造成流感病毒耐药现象，所以如无发热，免疫功能正常，发病超过 2 天一般无须应用。对于免疫缺陷患者，可早期常规使用。利巴韦林和奥司他韦有较广的抗病毒谱，对流感病毒、副流感病毒和呼吸道合胞病毒等有较强的抑制作用，可缩短病程。

二、护理评估

(一)病因评估

主要评估患者健康史和发病史，是否有受凉感冒史。对流行性感冒者，应详细询问患者及家属的流行病史，以有效控制疾病进展。

(二)一般评估

1.生命体征

患者体温可正常或发热；有无呼吸频率加快或节律异常。

2.患者主诉

有无鼻塞、流涕、咽干、咽痒、咽痛、畏寒、发热、咳嗽、咳痰、声嘶、畏光、流泪、眼痛等症状。

3.相关记录

体温、痰液颜色、性状和量等记录结果。

(三)身体评估

1.视诊

咽喉部有无充血；鼻腔黏膜有无充血、水肿及分泌物情况；扁桃体有无充血、肿大(肿大扁桃体的分度)，有无黄色脓性分泌物；眼结膜有无充血等情况。

2.触诊

有无颌下、耳后等头颈部部位浅表淋巴结肿大，肿大淋巴结有无触痛。

3.听诊

有无异常呼吸音；双肺有无干、湿啰音。

(四)心理-社会评估

患者在疾病治疗过程中的心理反应与需求，家庭及社会支持情况，引导患者正确配合疾病的治疗与护理。

(五)辅助检查结果评估

1.血常规检查

有无白细胞计数降低或升高、有无淋巴细胞比值升高、有无中性粒细胞升高及核左移等。

2.胸部 X 线检查

有无肺纹理增粗、炎性浸润影等。

3.痰培养

有无细菌生长，药敏试验结果如何。

(六)治疗常用药效果的评估

对于呼吸道病毒感染,尚无特异的治疗药物。一般以对症处理为主,辅以中医治疗,并防治继发细菌感染。

三、主要护理诊断/问题

(一)舒适受损

鼻塞、流涕、咽痛、头痛与病毒、细菌感染有关。

(二)体温过高

与病毒、细菌感染有关。

四、护理措施

(一)病情观察

观察生命体征及主要症状,尤其是体温、咽痛、咳嗽等的变化。高热者联合使用物理降温与药物降温,并及时更换汗湿衣物。

(二)环境与休息

保持室内温、湿度适宜和空气流通,症状轻者应适当休息,病情重者或年老者卧床休息为主。

(三)饮食

选择清淡、富含维生素、易消化的食物,并保证足够热量。发热者应适当增加饮水量。

(四)口腔护理

进食后漱口或按时给予口腔护理,防止口腔感染。

(五)防止交叉感染

注意隔离患者,减少探视,以避免交叉感染。指导患者咳嗽时应避免对着他人。患者使用过的餐具、痰盂等用品应按规定及时消毒。

(六)用药护理

遵医嘱用药且注意观察药物的不良反应。为减轻马来酸氯苯那敏或苯海拉明等抗过敏药的头晕、嗜睡等不良反应,宜指导患者在临睡前服用,并告知驾驶员和高空作业者应避免使用。

(七)健康教育

1.疾病预防指导

生活规律、劳逸结合、坚持规律且适当的体育运动,以增强体质,提高抗寒能力和机体的抵抗力。保持室内空气流通,避免受凉、过度疲劳等感染的诱发因素。在高发季节少去人群密集的公共场所。

2.疾病知识指导

指导患者采取适当的措施避免疾病传播,防止交叉感染。患病期间注意休息,多饮水并遵医嘱用药。

3.预防感染的措施

注意保暖,防止受凉,尤其是要避免呼吸道感染。

4.就诊的指标

告诉患者如果出现下列情况应及时到医院就诊。

(1)经药物治疗症状不缓解。

(2)出现耳鸣、耳痛、外耳道流脓等中耳炎症状。

(3)恢复期出现胸闷、心悸、眼睑水肿、腰酸或关节疼痛。

五、护理效果评估

(1)患者自觉症状好转(鼻塞、流涕、咽部不适感、发热、咳嗽咳痰等症状减轻)。

(2)患者体温恢复正常。

(3)身体评估。①视诊:患者咽喉部充血减轻;鼻腔黏膜充血、水肿减轻情况;扁桃体无充血、肿大程度减轻,无脓性分泌物;眼结膜无充血等情况。②听诊:患者无异常呼吸音;双肺无干、湿啰音。

(张　琍)

第二节　急性气管-支气管炎

一、概述

(一)疾病概述

急性气管-支气管炎是由生物、物理、化学刺激或过敏等因素引起的急性气管-支气管黏膜炎症。多为散发,无流行倾向,年老体弱者易感。临床症状主要为咳嗽和咳痰。常发生于寒冷季节或气候突变时。也可由急性上呼吸道感染迁延不愈所致。

(二)相关病理生理

由病原体、吸入冷空气、粉尘、刺激性气体或因吸入致敏原引起气管-支气管急性炎症反应。其共同的病理表现为气管、支气管黏膜充血水肿,淋巴细胞和中性粒细胞浸润;同时可伴纤毛上皮细胞损伤,脱落;黏液腺体肥大增生。合并细菌感染时,分泌物呈脓性。

(三)急性气管-支气管炎的病因与诱因

病原体导致的感染是最主要病因,过度劳累、受凉、年老体弱是常见诱因。

1.病原体

病原体与上呼吸道感染类似。常见病毒为腺病毒、流感病毒(甲、乙)、冠状病毒、鼻病毒、单纯疱疹病毒、呼吸道合胞病毒和副流感病毒。常见细菌为流感嗜血杆菌、肺炎链球菌、卡他莫拉菌等,近年来衣原体和支原体感染明显增加,在病毒感染的基础上继发细菌感染亦较多见。

2.物理、化学因素

冷空气、粉尘、刺激性气体或烟雾(如二氧化硫、二氧化氮、氨气、氯气等)的吸入,均可刺激气管-支气管黏膜引起急性损伤和炎症反应。

3.变态反应

常见的吸入致敏原包括花粉、有机粉尘、真菌孢子、动物毛皮排泄物;或对细菌蛋白质的过敏,钩虫、蛔虫的幼虫在肺内的移行均可引起气管-支气管急性炎症反应。

(四)临床表现

临床主要表现为咳嗽咳痰。一般起病较急,通常全身症状较轻,可有发热。初为干咳或少量黏液痰，随后痰量增多，咳嗽加剧，偶伴血痰。咳嗽、咳痰可延续 2～3 周，如迁延不愈，可演变成慢性支气管炎。伴支气管痉挛时，可出现程度不等的胸闷气促。

(五)辅助检查

1.血液检查

病毒感染时，血常规检查白细胞计数多正常；细菌感染较重时，白细胞计数和中性粒细胞计数增高。血沉检查可有血沉快。

2.胸部 X 线检查

多无异常，或仅有肺纹理的增粗。

3.痰培养

细菌或支原体衣原体感染时，可明确病原体；药物敏感试验可指导临床用药。

(六)治疗要点

1.对症治疗

咳嗽无痰或少痰，可用右美沙芬、喷托维林镇咳。咳嗽有痰而不易咳出，可选用盐酸氨溴索、溴己新，桃金娘油提取物化痰，也可雾化帮助祛痰。较为常用的为兼顾止咳和化痰的棕色合剂，也可选用中成药止咳祛痰。发生支气管痉挛时，可用平喘药如茶碱类、β_2受体激动剂等。发热可用解热镇痛药对症处理。

2.抗菌药物治疗

有细菌感染证据时应及时使用。可以首选新大环内酯类、青霉素类，亦可选用头孢菌素类或喹诺酮类等药物。多数患者口服抗菌药物即可，症状较重者可经肌内注射或静脉滴注给药，少数患者需要根据病原体培养结果指导用药。

3.一般治疗

多休息，多饮水，避免劳累。

二、护理评估

(一)病因评估

主要评估患者健康史和发病史，近期是否有受凉、劳累、是否有粉尘过敏史、是否有吸入冷空气或刺激性气体史。

(二)一般评估

1.生命体征

患者体温可正常或发热；有无呼吸频率加快或节律异常。

2.患者主诉

有无发热、咳嗽、咳痰、喘息等症状。

3.相关记录

体温、痰液颜色、性状和量等情况。

(三)身体评估

听诊有无异常呼吸音；有无双肺呼吸音变粗，两肺可否闻及散在的干、湿啰音，湿啰音部位是否固定，咳嗽后湿啰音是否减少或消失。有无闻及哮鸣音。

(四)心理-社会评估

患者在疾病治疗过程中的心理反应与需求，家庭及社会支持情况，引导患者正确配合疾病的治疗与护理。

(五)辅助检查结果评估

1.血液检查

有无白细胞总数和中性粒细胞百分比升高，有无血沉加快。

2.胸部 X 线检查

有无肺纹理增粗。

3.痰培养

有无致病菌生长，药敏试验结果如何。

(六)治疗常用药效果的评估

1.应用抗生素的评估要点

(1)记录每次给药的时间与次数，评估有无按时，按量给药，是否足疗程。

(2)评估用药后患者发热、咳嗽、咳痰等症状有否缓解。

(3)评估用药后患者是否出现皮疹、呼吸困难等变态反应。

(4)评估用药后患者有无较明显的恶心、呕吐、腹泻等不良反应。

2.应用止咳祛痰剂效果的评估

(1)记录每次给药的时间与次量。

(2)评估用祛痰剂后患者痰液是否变稀，是否较易咳出。

(3)评估用止咳药后，患者咳嗽频繁是否减轻，夜间睡眠是否改善。

3.应用平喘药后效果的评估

(1)记录每次给药的时间与量。

(2)评估用药后，患者呼吸困难是否减轻，听诊哮鸣音有否消失。

(3)如应用氨茶碱时间较长，需评估有无茶碱中毒表现。

三、主要护理诊断/问题

(一)清理呼吸道无效

与呼吸道感染、痰液黏稠有关。

(二)气体交换受损

与过敏、炎症引起支气管痉挛有关。

四、护理措施

(一)病情观察

观察生命体征及主要症状，尤其咳嗽，痰液的颜色、性质、量等的变化；有无呼吸困难与喘息等表现；监测体温情况。

(二)休息与保暖

急性期应减少活动，增加休息时间，室内空气新鲜，保持适宜的温度和湿度。

(三)保证充足的水分及营养

鼓励患者多饮水，必要时由静脉补充。给予易消化营养丰富的饮食，发热期间进食流质或半流质食物为宜。

(四)保持口腔清洁

由于患者发热、咳嗽、痰多且黏稠,咳嗽剧烈时可引起呕吐,故要保持口腔卫生,以增加舒适感,增进食欲,促进毒素的排泄。

(五)发热护理

热度不高不需特殊处理,高热时要采取物理降温或药物降温措施。

(六)保持呼吸道通畅

观察呼吸道分泌物的性质及能否有效地咳出痰液,指导并鼓励患者有效咳嗽;若为细菌感染所致,按医嘱使用敏感的抗生素。若痰液黏稠,可采用超声雾化吸入或蒸气吸入稀释分泌物;对于咳嗽无力的患者,宜经常更换体位,拍背,使呼吸道分泌物易于排出,促进炎症消散。

(七)给氧与解痉平喘

有咳喘症状者可给予氧气吸入或按医嘱采用雾化吸入平喘解痉剂,严重者可口服。

(八)健康教育

1.疾病预防指导

预防急性上呼吸道感染的诱发因素。增强体质,可选择合适的体育活动,如健康操、太极拳、跑步等,可进行耐寒训练,如冷水洗脸、冬泳等。

2.疾病知识指导

患病期间增加休息时间,避免劳累;饮食宜清淡、富含营养;按医嘱用药。

3.就诊指标

如 2 周后症状仍持续应及时就诊。

五、护理效果评估

(1)患者自觉症状好转(咳嗽咳痰、喘息、发热等症状减轻)。

(2)患者体温恢复正常。

(3)患者听诊时双肺有无闻及干、湿啰音。

(张　琍)

第三节　慢性支气管炎

慢性支气管炎是由于感染或非感染因素引起气管、支气管黏膜及其周围组织的慢性非特异性炎症。临床以咳嗽、咳痰或伴有喘息反复发作为特征,每年持续 3 个月以上,且连续 2 年以上。

一、病因和发病机制

慢性支气管炎的病因极为复杂,迄今尚有许多因素还不够明确,往往是多种因素长期相互作用的综合结果。

(一)感染

病毒、支原体和细菌感染是本病急性发作的主要原因。病毒感染以流感病毒、鼻病毒、腺病毒和呼吸道合胞病毒常见;细菌感染以肺炎链球菌、流感嗜血杆菌和卡他莫拉菌及葡萄球菌常见。

(二)大气污染

化学气体如氯气、二氧化氮、二氧化硫等刺激性烟雾,空气中的粉尘等均可刺激支气管黏膜,使呼吸道清除功能受损,为细菌入侵创造条件。

(三)吸烟

吸烟为本病发病的主要因素。吸烟时间的长短与吸烟量决定发病率的高低,吸烟者的患病率较不吸烟者高 2~8 倍。

(四)过敏因素

喘息型支气管患者,多有过敏史。患者痰中嗜酸性粒细胞和组胺的含量及血中 IgE 明显高于正常。此类患者实际上应属慢性支气管炎合并哮喘。

(五)其他因素

气候变化,特别是寒冷空气对慢支的病情加重有密切关系。自主神经功能失调,副交感神经功能亢进,老年人肾上腺皮质功能减退,慢性支气管炎的发病率增加。维生素 C 缺乏,维生素 A 缺乏,易患慢性支气管炎。

二、临床表现

(一)症状

患者常在寒冷季节发病,出现咳嗽、咳痰,尤以晨起显著,白天多于夜间。病毒感染痰液为白色黏液泡沫状,继发细菌感染,痰液转为黄色或黄绿色黏液脓性,偶可带血。慢性支气管炎反复发作后,支气管黏膜的迷走神经感受器反应性增高,副交感神经功能亢进,可出现过敏现象而发生喘息。

(二)体征

早期多无体征。急性发作期可有肺底部闻及干、湿性啰音。喘息型支气管炎在咳嗽或深吸气后可闻及哮鸣音,发作时,有广泛哮鸣音。

(三)并发症

(1)阻塞性肺气肿:为慢性支气管炎最常见的并发症。

(2)支气管肺炎:慢性支气管炎蔓延至支气管周围肺组织中,患者表现寒战、发热、咳嗽加剧、痰量增多且呈脓性;白细胞总数及中性粒细胞增多;X 线胸片显示双下肺野有斑点状或小片阴影。

(3)支气管扩张症。

三、诊断

(一)辅助检查

1.血常规

白细胞总数及中性粒细胞数可升高。

2.胸部 X 线

单纯型慢性支气管炎,X 线检查阴性或仅见双下肺纹理增多、增粗、模糊、呈条索状或网状。继发感染时为支气管周围炎症改变,表现为不规则斑点状阴影,重叠于肺纹理之上。

3.肺功能检查

早期病变多在小气道，常规肺功能检查多无异常。

(二)诊断要点

凡咳嗽、咳痰或伴有喘息，每年发作持续3个月，连续2年或2年以上者，并排除其他心、肺疾病(如肺结核、肺尘埃沉着病、支气管哮喘、支气管扩张症、肺癌、肺脓肿、心脏病、心功能不全等)、慢性鼻咽疾病后，即可诊断。如每年发病不足3个月，但有明确的客观检查依据(如胸部X线片、肺功能等)亦可诊断。

(三)鉴别诊断

1.支气管扩张

多于儿童或青年期发病，常继发于麻疹、肺炎或百日咳后，并有咳嗽、咳痰反复发作的病史，合并感染时痰量增多，并呈脓性或伴有发热，病程中常反复咯血。在肺下部周围可闻及不易消散的湿性啰音。晚期重症患者可出现杵状指(趾)。胸部X线上可见双肺下野纹理粗乱或呈卷发状。薄层高分辨率CT检查有助于确诊。

2.肺结核

活动性肺结核患者多有午后低热、消瘦、乏力、盗汗等中毒症状。咳嗽痰量不多，常有咯血。老年肺结核的中毒症状多不明显，常被慢性支气管炎的症状所掩盖而误诊。胸部X线上可发现结核病灶，部分患者痰结核菌检查可获阳性。

3.支气管哮喘

支气管哮喘常为特质性患者或有过敏性疾病家族史，多于幼年发病。一般无慢性咳嗽、咳痰史。哮喘多突然发作，且有季节性，血和痰中嗜酸性粒细胞常增多，治疗后可迅速缓解。发作时双肺布满哮鸣音，呼气延长，缓解后可消失，且无症状，但气道反应性仍增高。慢性支气管炎合并哮喘的患者，病史中咳嗽、咳痰多发生在喘息之前，迁延不愈较长时间后伴有喘息，且咳嗽、咳痰的症状多较喘息更为突出，平喘药物疗效不如哮喘等可资鉴别。

4.肺癌

肺癌多发生于40岁以上男性，并有多年吸烟史的患者，刺激性咳嗽常伴痰中带血和胸痛。X线胸片检查肺部常有块影或反复发作的阻塞性肺炎。痰脱落细胞及支气管镜等检查，可明确诊断。

5.慢性肺间质纤维化

慢性咳嗽，咳少量黏液性非脓性痰，进行性呼吸困难，双肺底可闻及爆裂音(Velcro啰音)，严重者发绀并有杵状指。X线胸片见中下肺野及肺周边部纹理增多紊乱呈网状结构，其间见弥漫性细小斑点阴影。肺功能检查呈限制性通气功能障碍，弥散功能减低，PaO_2下降。肺活检是确诊的手段。

四、治疗

(一)急性发作期及慢性迁延期的治疗

以控制感染、祛痰、镇咳为主，同时解痉平喘。

1.抗感染药物

及时、有效、足量，感染控制后及时停用，以免产生细菌耐药或二重感染。一般患者可按常见致病菌用药。可选用青霉素G 80万U肌内注射；复方磺胺甲噁唑，每次2片，2次/天；阿莫西林

2～4 g/d，3～4次口服；氨苄西林2～4 g/d，分4次口服；头孢氨苄2～4 g/d或头孢拉定1～2 g/d，分4次口服；头孢呋辛2 g/d或头孢克洛0.5～1 g/d，分2～3次口服。亦可选择新一代大环内酯类抗生素，如罗红霉素，0.3 g/d，2次口服。抗菌治疗疗程一般7～10天，反复感染病例可适当延长。严重感染时，可选用氨苄西林、环丙沙星、氧氟沙星、阿米卡星、奈替米星或头孢菌素类联合静脉滴注给药。

2.祛痰镇咳药

刺激性干咳者不宜单用镇咳药物，否则痰液不易咳出。可给盐酸溴环己胺醇30 mg或羧甲基半胱氨酸500 mg，3次/天，口服。乙酰半胱氨酸(富露施)及氯化铵甘草合剂均有一定的疗效。α-糜蛋白酶雾化吸入亦有消炎祛痰的作用。

3.解痉平喘

解痉平喘主要为解除支气管痉挛，利于痰液排出。常用药物为氨茶碱0.1～0.2 g，8次/小时口服；丙卡特罗50 mg，2次/天；特布他林2.5 mg，2～3次/天。慢性支气管炎有可逆性气道阻塞者应常规应用支气管舒张剂，如异丙托溴铵气雾剂、特布他林等吸入治疗。阵发性咳嗽常伴不同程度的支气管痉挛，应用支气管扩张药后可改善症状，并有利于痰液的排出。

(二)缓解期的治疗

应以增强体质，提高机体抗病能力和预防发作为主。

(三)中药治疗

采取扶正固本原则，按肺、脾、肾的虚实辨证施治。

五、护理措施

(一)常规护理

1.环境

保持室内空气新鲜，流通，安静，舒适，温湿度适宜。

2.休息

急性发作期应卧床休息，取半卧位。

3.给氧

持续低流量吸氧。

4.饮食

给予高热量、高蛋白、高维生素易消化饮食。

(二)专科护理

1.解除气道阻塞，改善肺泡通气

及时清除痰液，神志清醒患者应鼓励咳嗽，痰稠不易咳出时，给予雾化吸入或雾化泵药物喷入，减少局部淤血水肿，以利痰液排出。危重体弱患者，定时更换体位，叩击背部，使痰易于咳出，餐前应给予胸部叩击或胸壁震荡。方法：患者取侧卧位，护士两手手指并拢，手背隆起，指关节微屈，自肺底由下向上，由外向内叩拍胸壁，震动气管，边拍边鼓励患者咳嗽，以促进痰液的排出，每侧肺叶叩击3～5分钟。对神志不清者，可进行机械吸痰，需注意无菌操作，抽吸压力要适当，动作轻柔，每次抽吸时间不超过15秒，以免加重缺氧。

2.合理用氧减轻呼吸困难

根据缺氧和二氧化碳潴留的程度不同，合理用氧，一般给予低流量、低浓度、持续吸氧，如病情需要提高氧浓度，应辅以呼吸兴奋剂刺激通气或使用呼吸机改善通气，吸氧后如呼吸困难缓解、呼吸频率减慢、节律正常、血压上升、心率减慢、心律正常、发绀减轻、皮肤转暖、神志转清、尿量增加等，表示氧疗有效。若呼吸过缓，意识障碍加深，需考虑二氧化碳潴留加重，必要时采取增加通气量措施。

（张　琍）

第四节　支气管哮喘

支气管哮喘是由多种细胞（如嗜酸性粒细胞、肥大细胞、T 细胞、中性粒细胞等）和细胞组分参与的气道慢性炎症性疾病，这种慢性炎症与气道高反应性相关，通常出现广泛而多变的可逆性气流受限，并引起反复发作的喘息、气急、胸闷或咳嗽等症状，多数患者可自行缓解或经治疗缓解。

典型表现为发作性呼气性呼吸困难或发作性胸闷和咳嗽，伴哮鸣音，症状可在数分钟内发生，并持续数小时至数天，夜间及凌晨发作或加重是哮喘的重要临床特征。目前尚无特效的根治办法，糖皮质激素可以有效控制气道炎症，β_2肾上腺素受体激动剂是控制哮喘急性发作的首选药物。经过长期规范化治疗和管理，80％以上的患者可以达到哮喘的临床控制。

一、一般护理

（1）执行内科一般护理常规。

（2）室内环境舒适、安静、冷暖适宜。保持室内空气流通，避免患者接触变应原，如花草、尘螨、花露水、香水等，扫地和整理床单位时可请患者室外等候，或采取湿式清洁方法，避免尘埃飞扬。病室避免使用皮毛、羽绒或蚕丝织物等。

（3）卧位与休息：急性发作时协助患者取坐位或半卧位，以增加舒适度，利于膈肌的运动，缓解呼气性呼吸困难。端坐呼吸的患者为其提供床旁桌支撑，以减少体力消耗。

二、饮食护理

大约 20％的成年患者和 50％的患儿是因不适当饮食而诱发或加重哮喘，因此应给予患者营养丰富、清淡、易消化、无刺激的食物。若能找出与哮喘发作有关的食物，如鱼、虾、蟹、蛋类、牛奶等应避免食用。某些食物添加剂如酒石黄和亚硝酸盐可诱发哮喘发作，应引起注意。

三、用药护理

治疗哮喘的药物分为控制性药物和缓解性药物。控制性药物是指需要长期每天规律使用，主要用于治疗气道慢性炎症，达到哮喘临床控制目的；缓解性药物指按需使用的药物，能迅速解除支气管痉挛，从而缓解哮喘症状。哮喘发作时禁用吗啡和大量镇静药，以免抑制呼吸。

（一）糖皮质激素

糖皮质激素简称激素，是目前控制哮喘最有效的药物。激素给药途径包括：吸入、口服、静脉应用等。吸入性糖皮质激素由于其局部抗感染作用强、起效快、全身不良反应少（黏膜吸收、少量进入血液)，是目前哮喘长期治疗的首选药物。常用药物有布地奈德、倍氯米松等。通常需规律吸入 1～2 周方能控制。吸药后嘱患者清水含漱口咽部，可减少不良反应的发生。长期吸入较大剂量激素者，应注意预防全身性不良反应。布地奈德雾化用混悬液制剂，经压缩空气泵雾化吸入，起效快，适用于轻、中度哮喘急性发作的治疗。吸入激素无效或需要短期加强治疗的患者可采用泼尼松和泼尼松龙等口服制剂，症状缓解后逐渐减量，然后停用或改用吸入剂。不主张长期口服激素用于维持哮喘控制的治疗。口服用药宜在饭后服用，以减少对胃肠道黏膜的刺激。重度或严重哮喘发作时应及早静脉给予激素，可选择琥珀酸氢化可的松或甲泼尼龙。无激素依赖倾向者，可在 3～5 天内停药；有激素依赖倾向者应适当延长给药时间，症状缓解后逐渐减量，然后改口服或吸入剂维持。

(二)β_2 肾上腺素受体激动剂

短效 β_2 肾上腺素受体激动剂为治疗哮喘急性发作的首选药物。有吸入、口服和静脉三种制剂，首选吸入给药。常用药物有沙丁胺醇和特布他林。吸入剂包括定量气雾剂、干粉剂和雾化溶液。短效 β_2 肾上腺素受体激动剂应按需间歇使用，不宜长期、单一大剂量使用，因为长期应用可引起 β_2 受体功能下降和气道反应性增高，出现耐药性。主要不良反应有心悸、骨骼肌震颤、低钾血症等。长效 β_2 肾上腺素受体激动剂与吸入性糖皮质激素联合是目前最常用的哮喘控制性药物。常用的有普米克都保(布地奈德/福莫特罗干粉吸入剂)、舒利迭(氟替卡松/沙美特罗干粉吸入剂)。

(三)茶碱类

具有增强呼吸肌的力量以及增强气道纤毛清除功能等，从而起到舒张支气管和气道抗感染作用，并具有强心、利尿、扩张冠状动脉、兴奋呼吸中枢等作用，是目前治疗哮喘的有效药物之一。氨茶碱和缓释茶碱是常用的口服制剂，尤其后者适用于夜间哮喘症状的控制。静脉给药主要用于重症和危重症哮喘。注射茶碱类药物应限制注射浓度，速度不超过 0.25 mg/(kg·min)，以防不良反应发生。其主要不良反应包括恶心、呕吐、心律失常、血压下降及尿多，偶可兴奋呼吸中枢，严重者可引起抽搐乃至死亡。由于茶碱的“治疗窗”窄以及茶碱代谢存在较大个体差异，有条件的应在用药期间监测其血药浓度。发热、妊娠、小儿或老年，患有肝、心、肾功能障碍及甲状腺功能亢进者尤须慎用。合用西咪替丁、喹诺酮类、大环内脂类药物等可影响茶碱代谢而使其排泄减慢，尤应观察其不良反应的发生。

(四)胆碱 M 受体拮抗剂

胆碱 M 受体拮抗剂分为短效(维持 4～6 小时)和长效(维持 24 小时)两种制剂。异丙托溴铵是常用的短效制剂，常与 β_2 受体激动剂联合雾化应用，代表药可比特(异丙托溴铵/沙丁胺醇)。少数患者可有口苦或口干等不良反应。噻托溴铵是长效选择性 M_1、M_2 受体拮抗剂，目前主要用于哮喘合并慢性阻塞性肺疾病以及慢性阻塞性肺疾病患者的长期治疗。

(五)白三烯拮抗剂

通过调节白三烯的生物活性而发挥抗感染作用，同时舒张支气管平滑肌，是目前除吸入性糖皮质激素外唯一可单独应用的哮喘控制性药物，尤其适用于阿司匹林哮喘、运动性哮喘和伴有过敏性鼻炎哮喘患者的治疗。常用药物为孟鲁司特和扎鲁司特。不良反应通常较轻微，主要是胃肠道症状，少数有皮疹、血管性水肿、转氨酶升高，停药后可恢复正常。

四、病情观察

(1)哮喘发作时，协助取舒适卧位，监测生命体征、呼吸频率、血氧饱和度等指标，观察患者喘息、气急、胸闷或咳嗽等症状，是否出现三凹征，辅助呼吸肌参与呼吸运动，语言沟通困难，大汗淋漓等中重度哮喘的表现。当患者不能讲话，嗜睡或意识模糊，胸腹矛盾运动，哮鸣音减弱甚至消失，脉率变慢或不规则，严重低氧血症和高碳酸血症时，需转入重症加强护理病房（重症监护室，ICU）行机械通气治疗。

（2）注意患者有无鼻咽痒、咳嗽、打喷嚏、流涕、胸闷等哮喘早期发作症状，对于夜间或凌晨反复发作的哮喘患者，应注意是否存在睡眠低氧表现，睡眠低氧可以诱发喘息、胸闷等症状。

五、健康指导

（1）对哮喘患者进行哮喘知识教育，寻找变应原，有效改变环境，避免诱发因素，要贯穿整个哮喘治疗全过程。

（2）指导患者定期复诊、检测肺功能，做好病情自我监测，掌握峰流速仪的使用方法，记哮喘日记。与医师、护士共同制定防止复发、保持长期稳定的方案。

（3）掌握正确吸入技术，如沙丁胺醇气雾剂、信必可都保、舒利迭的使用方法。知晓药物的作用和不良反应的预防。

（4）帮助患者养成规律生活习惯，保持乐观情绪，避免精神紧张、剧烈运动、持续的喊叫等过度换气动作。

（5）熟悉哮喘发作的先兆表现，如打喷嚏、咳嗽、胸闷、喉结发痒等，学会在家中自行监测病情变化并进行评定。以及哮喘急性发作时进行简单的紧急自我处理方法，例如吸入沙丁胺醇气雾剂 1～2 喷、布地奈德 1～2 吸，缓解喘憋症状，尽快到医院就诊。

（张　琍）

第五节　支气管扩张

一、疾病概述

（一）概念和特点

支气管扩张是由于急、慢性呼吸道感染和支气管阻塞后，反复发生支气管炎症、致使支气管组织结构病理性破坏，引起的支气管异常和持久性扩张。临床上以慢性咳嗽，大量脓痰和/或反复咯血为特征，患者多有童年麻疹、百日咳或支气管肺炎等病史。

（二）相关病理生理

支气管扩张的主要病因是支气管-肺组织感染和支气管阻塞，两者相互影响，促使支气管扩张的发生和发展。支气管扩张发生于有软骨的支气管近端分支，主要分为柱状、囊状和不规则扩张 3 种类型，腔内含有多量分泌物并容易积存。呼吸道相关疾病损伤气道清除机制和防御功能，使其清除分泌物的能力下降，易发生感染和炎症；细菌反复感染使气道内因充满包含炎性介质和病原菌的黏稠液体而逐渐扩大、形成瘢痕和扭曲；炎症可导致支气管壁血管增生，并伴有支气管动脉和肺动脉终末支的扩张和吻合，形成小血管瘤而易导致咯血。病变支气管反复炎症，使周围结缔组织和肺组织纤维化，最终引起肺的通气和换气功能障碍。继发于支气管肺组织感染病变的支气管扩张多见于下肺，尤以左下肺多见。继发于肺结核则多见于上肺叶。

（三）病因与诱因

1.支气管-肺组织感染

支气管扩张与扁桃体炎、鼻窦炎、百日咳、麻疹、支气管肺炎、肺结核等呼吸道感染密切相关，引起感染的常见病原体为铜绿假单胞菌、流感嗜血杆菌、卡他莫拉菌、肺炎克雷伯杆菌、金黄色葡萄球菌、非结核分枝杆菌、腺病毒和流感病毒等。婴幼儿期支气管-肺组织感染是支气管扩张最常见的病因。

2.支气管阻塞

异物、肿瘤、外源性压迫等可使支气管阻塞导致肺不张，胸腔负压直接牵拉支气管管壁导致支气管扩张。

3.支气管先天性发育缺损与遗传因素

支气管先天性发育缺损与遗传因素也可形成支气管扩张，可能与软骨发育不全或弹性纤维不足导致局部管壁薄弱或弹性较差有关。部分遗传性 α-抗胰蛋白酶缺乏者也可伴有等支气管扩张。

4.其他全身性疾病

支气管扩张可能与机体免疫功能失调有关，目前已发现类风湿关节炎、溃疡性结肠炎、克罗恩病、系统性红斑狼疮等疾病同时伴有支气管扩张。

（四）临床表现

1.症状

（1）慢性咳嗽、大量脓痰：咳嗽多为阵发性，与体位改变有关，晨起及晚上临睡时咳嗽和咳痰尤多。严重程度可用痰量估计，轻度每天少于 10 mL，中度每天 10～150 mL，重度每天多于 150 mL。感染急性发作时，黄绿色脓痰量每天可达数百毫升，将痰液放置后可出现分层的特征，即上层为泡沫，下悬脓性成分；中层为混浊黏液；下层为坏死组织沉淀物。合并厌氧菌感染时，痰和呼气具有臭味。

（2）咯血：反复咯血为本病的特点，可为痰中带血或大量咯血。少量咯血每天少于 100 mL，中量咯血每天 100～500 mL，大量咯血每天多于 500 mL 或 1 次咯血量＞300 mL。咯血量有时与病情严重程度、病变范围不一致。部分病变发生在上叶的“干性支气管扩张”患者以反复咯血为唯一症状。

（3）反复肺部感染：由于扩张的支气管清除分泌物的功能丧失，引流差，易反复发生感染，其特点是同一肺段反复发生肺炎并迁延不愈。

（4）慢性感染中毒症状：可出现发热、乏力、食欲减退、消瘦、贫血等，儿童可影响发育。

2.体征

早期或病变轻者无异常肺部体征，病变严重或继发感染时，可在病变部位尤其下肺部闻及固定而持久的局限性粗湿啰音，有时可闻及哮鸣音，部分患者伴有杵状指（趾）。

（五）辅助检查

1.影像学检查

（1）胸部 X 线检查：囊状支气管扩张的气道表现为显著的囊腔，腔内可存在气液平面，纵切面可显示“双轨征”，横切面显示“环形阴影”，并可见气道壁增厚。

（2）胸部 CT 检查：可在横断面上清楚地显示扩张的支气管。高分辨 CT 进一步提高了诊断敏感性，成为支气管扩张症的主要诊断方法。

2.纤维支气管镜检查

有助于发现患者的出血部位或阻塞原因。还可局部灌洗，取灌洗液做细菌学和细胞学检查。

（六）治疗原则

保持引流通畅，处理咯血，控制感染，必要时手术治疗。

1.保持引流通畅、改善气流受限

清除气道分泌物保持气道通畅能减少继发感染和减轻全身中毒症状，如应用祛痰药物（盐酸氨溴索、溴己新、α-糜蛋白酶）等稀释痰液，痰液黏稠时可加用雾化吸入。应用振动、拍背、体位引流等方法促进气道分泌物的清除。应用支气管舒张剂可改善气流受限，伴有气道高反应及可逆性气流受限的患者疗效明显。如体位引流排痰效果不理想，可用纤维支气管镜吸痰法以保持呼吸道通畅。

2.控制感染

急性感染期的主要治疗措施。应根据症状、体征、痰液性状，必要时根据痰培养及药物敏感试验选择有效的抗生素。常用阿莫西林、头孢类抗生素、氨基糖苷类等药物，重症患者，尤其是铜绿假单胞菌感染者，常需第三代头孢菌素加氨基糖苷类药联合静脉用药。如有厌氧菌混合感染，加用甲硝唑或替硝唑等。

3.外科治疗

保守治疗不能缓解的反复大咯血且病变局限者，可考虑手术治疗。经充分的内科治疗后仍反复发作且病变为局限性支气管扩张，可通过外科手术切除病变组织。

二、护理评估

（一）一般评估

1.患者的主诉

有无胸闷、气促、心悸、疲倦、乏力等症状。

2.生命体征

严密观察呼吸的频率、节律、深浅和音响，患者呼吸可正常或增快，感染严重时或合并咯血可伴随不同程度的呼吸困难和发绀。患者体温正常或偏高，感染严重时可为高热。

3.咳嗽咳痰情况

观察咳嗽咳痰的发作时间、频率、持续时间、伴随的症状和影响因素等，患者反复继发肺部感染，支气管引流不畅，痰不易咳出时可导致咳嗽加剧，大量脓痰咳出后，患者感觉轻松，体温下降，精神改善。重点观察痰液的量、颜色、性质、气味和与体位的关系，痰液静置后的分层现象，记录24小时痰液排出量。注意患者是否出现面色苍白、出冷汗、烦躁不安等出血的症状，观察咯血的颜色、性质及量。

4.其他

血气分析、血氧饱和度、体重、体位等记录结果。

（二）身体评估

1.头颈部

患者的意识状态，面部颜色（贫血），皮肤黏膜有无脱水、是否粗糙干燥；呼吸困难和缺氧的程度（有无气促、口唇有无发绀、血氧饱和度数值等）。

2.胸部

检查胸廓的弹性，有无胸廓的挤压痛，两肺呼吸运动是否一致。病变部位可闻及固定而持久的局限性粗湿啰音或哮鸣音。

3.其他

患者有无杵状指(趾)。

(三)心理-社会评估

询问健康史，发病原因、病程进展时间以及以往所患疾病对支气管扩张的影响，评估患者对支气管扩张的认识；另外，患者常因慢性咳嗽、咳痰或痰量多、有异味等症状产生恐惧或焦虑的心理，并对疾病治疗缺乏治愈的自信。

(四)辅助检查阳性结果评估

血氧饱和度的数值；血气分析结果报告；胸部 CT 检查明确的病变部位。

(五)常用药物治疗效果的评估

抗生素使用后咳嗽咳痰症状有无减轻，原有增高的血白细胞计数有无回降至正常范围，核左移情况有无得到纠正。

三、主要护理诊断/问题

(一)清理呼吸道无效

与大量脓痰滞留呼吸道有关。

(二)有窒息的危险

与大咯血有关。

(三)营养失调

低于机体需要量与慢性感染导致机体消耗有关。

(四)焦虑

与疾病迁延、个体健康受到威胁有关。

(五)活动无耐力

与营养不良、贫血等有关。

四、护理措施

(一)环境

保持室内空气新鲜、无臭味，定期开窗换气使空气流通，维持适宜的温湿度，注意保暖。

(二)休息和活动

休息能减少肺活动度，避免因活动诱发咯血。小量咯血者以静卧休息为主，大量咯血患者应绝对卧床休息，尽量避免搬动。取患侧卧位，可减少患侧胸部的活动度，既防止病灶向健侧扩散，同时有利于健侧肺的通气功能。缓解期患者可适当进行户外活动，但要避免过度劳累。

(三)饮食护理

提供高热量、高蛋白质、富含维生素易消化的饮食，多进食含铁食物有利于纠正贫血，饮食中富含维生素 A、维生素 C、维生素 E 等(如新鲜蔬菜、水果)，以提高支气管黏膜的抗病能力。大量咯血者应禁食，小量咯血者宜进少量温、凉流质饮食，避免冰冷食物诱发咳嗽或加重咯血，少食多餐。为痰液稀释利于排痰，鼓励患者多饮水，每天饮水 1 500～2 000 mL。指导患者在咳痰后及进食前后漱口，以祛除口臭，促进食欲。

（四）病情观察

严密观察病情，正确记录每天痰量及痰的性质，留好痰标本。有咯血者备好吸痰和吸氧设备。

（五）用药护理

遵医嘱使用抗生素、祛痰剂和支气管舒张剂，指导患者进行有效咳嗽，辅以叩背及时排出痰液。指导患者掌握药物的疗效、剂量、用法和不良反应。

（六）体位引流的护理

体位引流是利用重力作用促使呼吸道分泌物流入气管、支气管排出体外的方法，其效果与需引流部位所对应的体位有关。体位引流的护理措施如下。

(1)体位引流由康复科医师执行，引流前向患者说明体位引流的目的、操作过程和注意事项，消除顾虑取得合作。

(2)操作前测量生命体征，听诊肺部明确病变部位。引流前 15 分钟遵医嘱给予支气管舒张剂(有条件可使用雾化器或手按定量吸入器)。备好排痰用纸巾或一次性容器。

(3)根据病变部位、病情和患者经验选择合适体位(自觉有利于咳痰的体位)。引流体位的选择取决于分泌物潴留的部位和患者的耐受程度，原则上抬高病灶部位的位置，使引流支气管开口向下，有利于潴留的分泌物随重力作用流入支气管和气管排出。首先引流上叶，然后引流下叶后基底段。如果患者不能耐受，应及时调整姿势。头部外伤、胸部创伤、咯血、严重心血管疾病和病情状况不稳定者，不宜采用头低位进行体位引流。

(4)引流时鼓励患者做腹式深呼吸，辅以胸部叩击或震荡，指导患者进行有效咳嗽等措施，以提高引流效果。

(5)引流时间视病变部位、病情和患者身体状况而定，一般每天 1～3 次，每次 15～20 分钟。在空腹或饭前一个半小时前进行，早晨清醒后立即进行效果最好。咯血时不宜进行体位引流。

(6)引流过程应有护士或家人协助，注意观察患者反应，如出现咯血、面色苍白出冷汗、头晕、发绀、脉搏细弱、呼吸困难等情况，应立即停止引流。

(7)体位引流结束后，协助患者采取舒适体位休息，给予清水或漱口液漱口。记录痰液的性质、量及颜色，复查生命体征和肺部呼吸音及啰音的变化，评价体位引流的效果。

（七）窒息的抢救配合

(1)对大咯血及意识不清的患者，应在病床旁备好急救器械。

(2)一旦患者出现窒息征象，应立即取头低脚高 45°俯卧位，面向一侧，轻拍背部，迅速排出在气道和口咽部的血块，或直接刺激咽部以咳出血块。嘱患者不要屏气，以免诱发喉头痉挛。必要时用吸痰管进行负压吸引，以解除呼吸道阻塞。

(3)给予高浓度吸氧，做好气管插管或气管切开的准备与配合工作。

(4)咯血后为患者漱口，擦净血迹，防止因口咽部异物刺激引起剧烈咳嗽而诱发咯血，及时清理患者咯出的血块及污染的衣物、被褥，安慰患者，以助于稳定情绪，增加安全感，避免因精神过度紧张而加重病情。对精神极度紧张、咳嗽剧烈的患者，可按医嘱给予小剂量镇静药或镇咳剂。

(5)密切观察咯血的量、颜色、性质及出血的速度，观察生命体征及意识状态的变化，有无胸闷、气促、呼吸困难、发绀、面色苍白、出冷汗、烦躁不安等窒息征象；有无阻塞性肺不张、肺部感染及休克等并发症的表现。

(6)用药护理:①垂体后叶素可收缩小动脉,减少肺血流量,从而减轻咯血。但也能引起子宫、肠道平滑肌收缩和冠状动脉收缩,故冠心病、高血压患者及孕妇忌用。静脉点滴时速度勿过快,以免引起恶心、便意、心悸、面色苍白等不良反应。②年老体弱、肺功能不全者在应用镇静药和镇咳药后,应注意观察呼吸中枢和咳嗽反射受抑制情况,以早期发现因呼吸抑制导致的呼吸衰竭和不能咯出血块而发生窒息。

(八)心理护理

护士应以亲切的态度多与患者交谈,讲明支气管扩张反复发作的原因和治疗进展,帮助患者树立战胜疾病的信心,解除焦虑不安心理。呼吸困难患者应根据其病情采用恰当的沟通方式,及时了解病情,安慰患者。

(九)健康教育

(1)预防感冒等呼吸道感染,吸烟患者戒烟。不要滥用抗生素和止咳药。

(2)疾病知识指导:帮助患者和家属正确认识和对待疾病,了解疾病的发生、发展与治疗、护理过程,与患者及家属共同制订长期防治计划。

(3)保健知识的宣教:学会自我监测病情,一旦发现症状加重,应及时就诊。指导掌握有效咳嗽、胸部叩击、雾化吸入及体位引流的排痰方法,长期坚持,以控制病情的发展。

(4)生活指导:讲明加强营养对机体康复的作用,使患者能主动摄取必需的营养素,以增加机体抗病能力。鼓励患者参加体育锻炼,建立良好的生活习惯,劳逸结合,消除紧张心理,防止病情进一步恶化。

(5)及时到医院就诊的指标:体温过高,痰量明显增加;出现胸闷、气促、呼吸困难、发绀、面色苍白、出冷汗、烦躁不安等症状;咯血。

五、护理效果评估

(1)呼吸道保持通畅,痰易咳出,痰量减少或消失,血氧饱和度、动脉血气分析值在正常范围。

(2)肺部湿啰音或哮鸣音减轻或消失。

(3)患者体重增加,无并发症(咯血等)发生。

(张　琍)

第六节　急性呼吸窘迫综合征

急性呼吸窘迫综合征(acute respiratory distress syndrome,ARDS)是指严重感染、创伤、休克等非心源性疾病过程中,肺毛细血管内皮细胞和肺泡上皮细胞损伤造成弥漫性肺间质及肺泡水肿,导致的急性低氧性呼吸功能不全或衰竭,属于急性肺损伤(acute lung injury,ALI)的严重阶段。以肺容积减少、肺顺应性降低、严重的通气/血流比例失调为病理生理特征。临床上表现为进行性低氧血症和呼吸窘迫,肺部影像学表现为非均一性的渗出性病变。本病起病急、进展快、病死率高。

ALI 和 ARDS 是同一疾病过程中的两个不同阶段,ALI 代表早期和病情相对较轻的阶段,而 ARDS 代表后期病情较为严重的阶段。发生 ARDS 时患者必然经历过 ALI,但并非所有的

ALI 都要发展为 ARDS。引起 ALI 和 ARDS 的原因和危险因素很多,根据肺部直接和间接损伤对危险因素进行分类,可分为肺内因素和肺外因素。肺内因素是指致病因素对肺的直接损伤,包括:①化学性因素,如吸入毒气、烟尘、胃内容物及氧中毒等。②物理性因素,如肺挫伤、放射性损伤等。③生物性因素,如重症肺炎。肺外因素是指致病因素通过神经体液因素间接引起肺损伤,包括严重休克、感染中毒症、严重非胸部创伤、大面积烧伤、大量输血、急性胰腺炎、药物或麻醉品中毒等。ALI 和 ARDS 的发生机制非常复杂,目前尚不完全清楚。多数学者认为,ALI 和 ARDS 是由多种炎性细胞、细胞因子和炎性介质共同参与引起的广泛肺毛细血管急性炎症性损伤过程。

一、临床特点

ARDS 的临床表现可以有很大差别,取决于潜在疾病和受累器官的数目和类型。

(一)症状体征

(1)发病迅速:ARDS 多发病迅速,通常在发病因素攻击(如严重创伤、休克、败血症、误吸)后 12～48 小时发病,偶尔有长达 5 天者。

(2)呼吸窘迫:是 ARDS 最常见的症状,主要表现为气急和呼吸频率增快,呼吸频率大多在 25～50 次/分。其严重程度与基础呼吸频率和肺损伤的严重程度有关。

(3)咳嗽、咳痰、烦躁和神志变化:ARDS 可有不同程度的咳嗽、咳痰,可咳出典型的血水样痰,可出现烦躁、神志恍惚。

(4)发绀:是未经治疗 ARDS 的常见体征。

(5)ARDS 患者也常出现呼吸类型的改变,主要为呼吸浅快或潮气量的变化。病变越严重,这一改变越明显,甚至伴有吸气时鼻翼翕动及三凹征。在早期自主呼吸能力强时,常表现为深快呼吸,当呼吸肌疲劳后,则表现为浅快呼吸。

(6)早期可无异常体征,或仅有少许湿啰音;后期多有水泡音,也可出现管状呼吸音。

(二)影像学表现

1.X 线胸片检查

早期病变以间质性为主,胸部 X 线片常无明显异常或仅见血管纹理增多,边缘模糊,双肺散在分布的小斑片状阴影。随着病情进展,上述的斑片状阴影进一步扩展,融合成大片状,或两肺均匀一致增加的毛玻璃样改变,伴有支气管充气征,心脏边缘不清或消失,称为“白肺”。

2.胸部 CT 检查

与 X 线胸片相比,胸部 CT 尤其是高分辨率 CT 可更为清晰地显示出肺部病变分布、范围和形态,为早期诊断提供帮助。由于肺毛细血管膜通透性一致性增高,引起血管内液体渗出,两肺斑片状阴影呈现重力依赖性现象,还可出现变换体位后的重力依赖性变化。在 CT 上表现为病变分布不均匀:①非重力依赖区(仰卧时主要在前胸部)正常或接近正常。②前部和中间区域呈毛玻璃样阴影。③重力依赖区呈现实变影。这些提示肺实质的实变出现在受重力影响最明显的区域。无肺泡毛细血管膜损伤时,两肺斑片状阴影均匀分布,既不出现重力依赖现象,也无变换体位后的重力依赖性变化。这一特点有助于与感染性疾病鉴别。

(三)实验室检查

1.动脉血气分析

PaO_2<8.0 kPa(60 mmHg),有进行性下降趋势,在早期 $PaCO_2$ 多不升高,甚至可因过度通

气而低于正常；早期多为单纯呼吸性碱中毒；随病情进展可合并代谢性酸中毒，晚期可出现呼吸性酸中毒。氧合指数较动脉氧分压更能反映吸氧时呼吸功能的障碍，而且与肺内分流量有良好的相关性，计算简便。氧合指数参照范围为 53.2～66.5 kPa(400～500 mmHg)，在 ALI 时≤40.0 kPa(300 mmHg)，ARDS 时≤26.7 kPa(200 mmHg)。

2.血流动力学监测

通过漂浮导管，可同时测定并计算肺动脉压(PAP)、肺动脉楔压(PAWP)等，不仅对诊断、鉴别诊断有价值，而且对机械通气治疗也为重要的监测指标。肺动脉楔压一般＜1.6 kPa(12 mmHg)，若＞2.4 kPa(18 mmHg)，则支持左心衰竭的诊断。

3.肺功能检查

ARDS 发生后呼吸力学发生明显改变，包括肺顺应性降低和气道阻力增高，肺无效腔/潮气量是不断增加的，肺无效腔/潮气量增加是早期 ARDS 的一种特征。

二、诊断及鉴别诊断

1999 年，中华医学会呼吸病学分会制定的诊断标准如下。

(1)有 ALI 和/或 ARDS 的高危因素。

(2)急性起病、呼吸频数和/或呼吸窘迫。

(3)低氧血症：ALI 时氧合指数≤40.0 kPa(300 mmHg)；ARDS 时氧合指数≤26.7 kPa(200 mmHg)。

(4)胸部 X 线检查显示两肺浸润阴影。

(5)肺动脉楔压≤2.4 kPa(18 mmHg)或临床上能除外心源性肺水肿。

符合以上 5 项条件者，可以诊断 ALI 或 ARDS。必须指出，ARDS 的诊断标准并不具有特异性，诊断时必须排除大片肺不张、自发性气胸、重症肺炎、急性肺栓塞和心源性肺水肿(表 5-1)。

表 5-1 ARDS 与心源性肺水肿的鉴别

类别	ARDS	心源性肺水肿
特点	高渗透性	高静水压
病史	创伤、感染等	心脏疾病
双肺浸润阴影	+	+
重力依赖性分布现象	+	+
发热	+	可能
白细胞计数增多	+	可能
胸腔积液	−	+
吸纯氧后分流	较高	可较高
肺动脉楔压	正常	高
肺泡液体蛋白	高	低

三、急诊处理

ARDS 是呼吸系统的一个急症，必须在严密监护下进行合理治疗。治疗目标是：改善肺的氧合功能，纠正缺氧，维护脏器功能和防治并发症。治疗措施如下。

(一)氧疗

应采取一切有效措施尽快提高 PaO_2，纠正缺氧。可给高浓度吸氧，使 $PaO_2 \geqslant 8.0$ kPa(60 mmHg)或 $SaO_2 \geqslant 90\%$。轻症患者可使用面罩给氧，但多数患者需采用机械通气。

(二)去除病因

病因治疗在 ARDS 的防治中占有重要地位，主要是针对涉及的基础疾病。感染是 ALI 和 ARDS 常见原因也是首位高危因素，而 ALI 和 ARDS 又易并发感染。如果 ARDS 的基础疾病是脓毒症，除了清除感染灶外，还应选择敏感抗生素，同时收集痰液或血液标本分离培养病原菌和进行药敏试验，指导下一步抗生素的选择。一旦建立人工气道并进行机械通气，即应给予广谱抗生素，以预防呼吸道感染。

(三)机械通气

机械通气是最重要的支持手段。如果没有机械通气，许多 ARDS 患者会因呼吸衰竭在数小时至数天内死亡。机械通气的指征目前尚无统一标准，多数学者认为一旦诊断为 ARDS，就应进行机械通气。在 ALI 阶段可试用无创正压通气，使用无创机械通气治疗时应严密监测患者的生命体征及治疗反应。神志不清、休克、气道自洁能力障碍的 ALI 和 ARDS 患者不宜应用无创机械通气。如无创机械通气治疗无效或病情继续加重，应尽快建立人工气道，行有创机械通气。

为了防止肺泡萎陷，保持肺泡开放，改善氧合功能，避免机械通气所致的肺损伤，目前常采用肺保护性通气策略，主要措施包括以下两方面。

1.呼气末正压

适当加用呼气末正压可使呼气末肺泡内压增大，肺泡保持开放状态，从而达到防止肺泡萎陷，减轻肺泡水肿，改善氧合功能和提高肺顺应性的目的。应用呼气末正压应首先保证有效循环血容量足够，以免因胸内正压增加而降低心排血量，而减少实际的组织氧运输；呼气末正压先从低水平 0.3～0.5 kPa(3～5 cmH_2O)开始，逐渐增加，直到 $PaO_2 > 8.0$ kPa(60 mmHg)、$SaO_2 > 90\%$时的呼气末正压水平，一般呼气末正压水平为 0.5～1.8 kPa(5～18 cmH_2O)。

2.小潮气量通气和允许性高碳酸血症

ARDS 患者采用小潮气量(6～8 mL/kg)通气，使吸气平台压控制在 2.9～34.3 kPa(30～35 cmH_2O)以下，可有效防止因肺泡过度充气而引起的肺损伤。为保证小潮气量通气的进行，可允许一定程度的 CO_2 潴留[$PaCO_2$ 一般不宜高于 10.7～13.3 kPa(80～100 mmHg)]和呼吸性酸中毒(pH 7.25～7.30)。

(四)控制液体入量

在维持血压稳定的前提下，适当限制液体入量，配合利尿药，使出入量保持轻度负平衡(每天 500 mL 左右)，使肺脏处于相对“干燥”状态，有利于肺水肿的消除。液体管理的目标是在最低(0.7～1.1 kPa 或 5～8 mmHg)的肺动脉楔压下维持足够的心排血量及氧运输量。在早期可给予高渗晶体液，一般不推荐使用胶体液。存在低蛋白血症的 ARDS 患者，可通过补充清蛋白等胶体溶液和应用利尿药，有助于实现液体负平衡，并改善氧合。若限液后血压偏低，可使用多巴胺和多巴酚丁胺等血管活性药物。

(五)加强营养支持

营养支持的目的在于不但纠正现有的患者的营养不良，还应预防患者营养不良的恶化。营养支持可经胃肠道或胃肠外途径实施。如有可能应尽早经胃肠补充部分营养，不但可以减少补

液量，而且可获得经胃肠营养的有益效果。

（六）加强护理、防治并发症

有条件时应在ICU中动态监测患者的呼吸、心律、血压、尿量及动脉血气分析等，及时纠正酸碱失衡和电解质紊乱。注意预防呼吸机相关性肺炎的发生，尽量缩短病程和机械通气时间，加强物理治疗，包括体位、翻身、拍背、排痰和气道湿化等。积极防治应激性溃疡和多器官功能障碍综合征。

（七）其他治疗

糖皮质激素、肺泡表面活性物质替代治疗、吸入一氧化氮在ALI和ARDS的治疗中可能有一定价值，但疗效尚不肯定。不推荐常规应用糖皮质激素预防和治疗ARDS。糖皮质激素既不能预防ARDS的发生，对早期ARDS也没有治疗作用。ARDS发病＞14天应用糖皮质激素会明显增加病死率。感染性休克并发ARDS的患者，如合并肾上腺皮质功能不全，可考虑应用替代剂量的糖皮质激素。肺表面活性物质，有助于改善氧合，但是还不能将其作为ARDS的常规治疗手段。

四、急救护理

在救治ARDS过程中，精心护理是抢救成功的重要环节。护士应做到及早发现病情，迅速协助医师采取有力的抢救措施。密切观察患者生命体征，做好各项记录，准确完成各种治疗，备齐抢救器械和药品，防止机械通气和气管切开的并发症。

（一）护理目标

（1）及早发现ARDS的迹象，及早有效地协助抢救。维持生命体征稳定，挽救患者生命。

（2）做好人工气道的管理，维持患者最佳气体交换，改善低氧血症，减少机械通气并发症。

（3）采取俯卧位通气护理，缓解肺部压迫，改善心脏的灌注。

（4）积极预防感染等各种并发症，提高救治成功率。

（5）加强基础护理，增加患者舒适感。

（6）减轻患者心理不适，使其合作、平静。

（二）护理措施

（1）及早发现病情变化ARDS通常在疾病或严重损伤的最初24～48小时后发生。首先出现呼吸困难，通常呼吸浅快。吸气时可存在肋间隙和胸骨上窝凹陷。皮肤可出现发绀和斑纹，吸氧不能使之改善。

护士发现上述情况要高度警惕，及时报告医师，进行动脉血气和胸部X线等相关检查。一旦诊断考虑ARDS，立即积极治疗。若没有机械通气的相应措施，应尽早转至有条件的医院。患者转运过程中应有专职医师和护士陪同，并准备必要的抢救设备，氧气必不可少。若有指征行机械通气治疗，可以先行气管插管后转运。

（2）迅速连接监测仪，密切监护心率、心律、血压等生命体征，尤其是呼吸的频率、节律、深度及血氧饱和度等。观察患者意识、发绀情况、末梢温度等。注意有无呕血、黑便等消化道出血的表现。

（3）氧疗和机械通气的护理治疗ARDS最紧迫问题在于纠正顽固性低氧，改善呼吸困难，为治疗基础疾病赢得时间。需要对患者实施氧疗甚至机械通气。

严密监测患者呼吸情况及缺氧症状。若单纯面罩吸氧不能维持满意的血氧饱和度，应予辅助通气。首先可尝试采用经面罩持续气道正压吸氧等无创通气，但大多需要机械通气吸入氧气。遵医嘱给予高浓度氧气吸入或使用呼气末正压通气(positive end expiratory pressure，PEEP)并根据动脉血气分析值的变化调节氧浓度。

使用 PEEP 时应严密观察，防止患者出现气压伤。PEEP 是在呼气终末时给予气道以一恒定正压使之不能回复到大气压的水平。可以增加肺泡内压和功能残气量改善氧合，防止呼气使肺泡萎陷，增加气体分布和交换，减少肺内分流，从而提高 PaO_2。由于 PEEP 使胸腔内压升高，静脉回流受阻，致心搏减少，血压下降，严重时可引起循环衰竭，另外正压过高，肺泡过度膨胀、破裂有导致气胸的危险。所以在监护过程中，注意 PEEP 观察有无心率增快、突然胸痛、呼吸困难加重等相关症状，发现异常立即调节 PEEP 压力并报告医师处理。

帮助患者采取有利于呼吸的体位，如端坐位或高枕卧位。

人工气道的管理有以下几方面：①妥善固定气管插管，观察气道是否通畅，定时对比听诊双肺呼吸音。经口插管者要固定好牙垫，防止阻塞气道。每班检查并记录导管刻度，观察有无脱出或误入一侧主支气管。套管固定松紧适宜，以能放入一指为准。②气囊充气适量。充气过少易产生漏气，充气过多可压迫气管黏膜导致气管食管瘘，可以采用最小漏气技术，用来减少并发症发生。方法为用 10 mL 注射器将气体缓慢注入，直至在喉及气管部位听不到漏气声，向外抽出气体每次 0.25～0.5 mL，至吸气压力到达峰值时出现少量漏气为止，再注入 0.25～0.5 mL 气体，此时气囊容积为最小封闭容积，气囊压力为最小封闭压力，记录注气量。观察呼吸机上气道峰压是否下降及患者能否发音说话，长期机械通气患者要观察气囊有无破损、漏气现象。③保持气道通畅。严格无菌操作，按需适时吸痰。过多反复抽吸会刺激黏膜，使分泌物增加。先吸气道再吸口、鼻腔，吸痰前给予充分气道湿化、翻身叩背、吸纯氧 3 分钟，吸痰管最大外径不超过气管导管内径的 1/2，迅速插吸痰管至气管插管，感到阻力后撤回吸痰管 1～2 cm，打开负压边后退边旋转吸痰管，吸痰时间不应超过 15 秒。吸痰后密切观察痰液的颜色、性状、量及患者心率、心律、血压和血氧饱和度的变化，一旦出现心律失常和呼吸窘迫，立即停止吸痰，给予吸氧。④用加温湿化器对吸入气体进行湿化，根据病情需要加入盐酸氨溴索、异丙托溴铵等，每天 3 次雾化吸入。湿化满意标准为痰液稀薄、无泡沫、不附壁能顺利吸出。⑤呼吸机使用过程中注意电源插头要牢固，不要与其他仪器共用一个插座；机器外部要保持清洁，上端不可放置液体；开机使用期间定时倒掉管道及集水瓶内的积水，集水瓶安装要牢固；定时检查管道是否漏气、有无打折、压缩机工作是否正常。

(4)维持有效循环，维持出入液量轻度负平衡。循环支持治疗的目的是恢复和提供充分的全身灌注，保证组织的灌流和氧供，促进受损组织的恢复。在能保持酸碱平衡和肾功能前提下达到最低水平的血管内容量。①护士应迅速帮助完成该治疗目标。选择大血管，建立 2 个以上的静脉通道，正确补液，改善循环血容量不足。②严格记录出入量、每小时尿量。出入量管理的目标是在保证血容量、血压稳定前提下，24 小时出量大于入量 500～1 000 mL，利于肺内水肿液的消退。充分补充血容量后，护士遵医嘱给予利尿剂，消除肺水肿。观察患者对治疗的反应。

(5)俯卧位通气护理：由仰卧位改变为俯卧位，可使 75％ARDS 患者的氧合改善。可能与血流重新分布，改善背侧肺泡的通气，使部分萎陷肺泡再膨胀达到“开放肺”的效果有关。随着通气/血流比例的改善进而改善了氧合。但存在血流动力学不稳定、颅内压增高、脊柱外伤、急性出血、骨科手术、近期腹部手术、妊娠等为禁忌实施俯卧位。①患者发病 24～36 小时后取俯卧位，翻身前给予纯氧吸入 3 分钟。预留足够的管路长度，注意防止气管插管过度牵拉致脱出。②为减少特殊体位给患者带来的不适，用软枕垫高头部 15°～30°，嘱患者双手放在枕上，并在髋、膝、踝部放软枕，每 1～2 小时更换 1 次软枕的位置，每 4 小时更换 1 次体位，同时考虑患者的耐受程度。③注意血压变化，因俯卧位时支撑物放置不当，可使腹压增加，下腔静脉回流受阻而引起低血压，必要时在翻身前提高吸氧浓度。④注意安全、防坠床。

(6)预防感染的护理：①注意严格无菌操作，每天更换气管插管切口敷料，保持局部清洁干燥，预防或消除继发感染。②加强口腔及皮肤护理，以防护理不当而加重呼吸道感染及发生压疮。③密切观察体温变化，注意呼吸道分泌物的情况。

(7)心理护理，减轻恐惧，增加心理舒适度：①评估患者的焦虑程度，指导患者学会自我调整心理状态，调控不良情绪。主动向患者介绍环境，解释治疗原则，解释机械通气、监测及呼吸机的报警系统，尽量消除患者的紧张感。②耐心向患者解释病情，对患者提出的问题要给予明确、有效和积极的信息，消除心理紧张和顾虑。③护理患者时保持冷静和耐心，表现出自信和镇静。④如果患者由于呼吸困难或人工通气不能讲话，可提供纸笔或以手势与患者交流。⑤加强巡视，了解患者的需要，帮助患者解决问题。⑥帮助并指导患者及家属应用松弛疗法、按摩等。

(8)营养护理：ARDS 患者处于高代谢状态，应及时补充热量和高蛋白、高脂肪营养物质。能量的摄取既应满足代谢的需要，又应避免糖类的摄取过多，蛋白摄取量一般为每天 1.2～1.5 g/kg。

尽早采用肠内营养，协助患者取半卧位，充盈气囊，证实胃管在胃内后，用加温器和输液泵匀速泵入营养液。若有肠鸣音消失或胃潴留，暂停鼻饲，给予胃肠减压。一般留置 5～7 天后拔除，更换到对侧鼻孔，以减少鼻窦炎的发生。

(三)健康指导

在疾病的不同阶段，根据患者的文化程度做好有关知识的宣传和教育，让患者了解病情的变化过程。

(1)提供舒适安静的环境以利于患者休息，指导患者正确卧位休息，讲解由仰卧位改变为俯卧位的意义，尽可能减少特殊体位给患者带来的不适。

(2)向患者解释咳嗽、咳痰的重要性，指导患者掌握有效咳痰的方法，鼓励并协助患者咳嗽，排痰。

(3)指导患者自己观察病情变化，如有不适及时通知医护人员。

(4)嘱患者严格按医嘱用药，按时服药，不要随意增减药物剂量及种类。服药过程中，需密切观察患者用药后反应，以指导用药剂量。

(5)出院指导指导患者出院后仍以休息为主，活动量要循序渐进，注意劳逸结合。此外，患者病后生活方式的改变需要家人的积极配合和支持，应指导患者家属给患者创造一个良好的身心休养环境。出院后 1 个月内来院复查 1～2 次，出现情况随时来院复查。

(冯永利)

第六章

消化内科护理

第一节　消化性溃疡

一、疾病概述

(一)概念和特点

消化性溃疡主要指发生在胃和十二指肠的慢性溃疡,即胃溃疡(gastric ulcer,GU)和十二指肠溃疡(duodenal ulcer,DU),因溃疡的形成与胃酸/胃蛋白酶的消化作用有关而得名。溃疡的黏膜缺损超过黏膜肌层,不同于糜烂。

消化性溃疡是全球常见疾病,其患病率在近年来呈下降趋势。本病可发生于任何年龄,但中年最为常见,DU 多见于青壮年,而 GU 多见于中老年,后者发病高峰比前者约晚 10 年。男性患病比女性多见。临床上 DU 比 GU 多见,两者之比为(2～3)∶1,但有地区差异。

(二)相关病理、生理

目前,对消化性溃疡的病理、生理的认识主要是基于 Shay 和 Sun 等人提出的“平衡学说”。即正常情况下,胃黏膜的攻击因子与防御因子应保持生理上的平衡,若攻击因子过强或防御因子减弱,就会造成胃黏膜损伤而引起溃疡。攻击因子主要有胃酸、胃蛋白酶、幽门螺杆菌等。防御因子主要有碳酸氢盐、胃黏液屏障和前列腺素等细胞保护因子。因此,“平衡学说”实际上就是胃酸分泌系统与胃黏膜保护系统之间的平衡。

(三)消化性溃疡的病因

1.幽门螺杆菌感染和非甾体抗炎药

近年的研究已经明确,幽门螺杆菌(Hp)感染和服用非甾体抗炎药(NSAID)是最常见病因。溃疡发生是黏膜侵袭因素和防御因素失平衡的结果,胃酸在溃疡的形成中起关键作用。对胃、十二指肠黏膜有损伤的侵袭因素包括胃酸和胃蛋白酶的消化作用,Hp 的感染、NSAID,以及其他如胆盐、胰酶、酒精等,其中 Hp 和 NSAID 是损害胃黏膜屏障,导致消化性溃疡的最常见病因。

2.下列因素与消化性溃疡发病有不同程度的关系

(1)吸烟:吸烟者消化性溃疡的发生率比不吸烟者高,吸烟影响溃疡愈合和促进溃疡复发。

(2)遗传:消化性溃疡的家族史可能是 Hp 感染“家庭聚集”现象,O 型血胃上皮细胞表面表达更多黏附受体而有利于 Hp 定植,故 O 型血者易患消化性溃疡。

(3)急性应激:情绪应激可能主要起诱因作用,可能通过神经内分泌途径影响胃十二指肠分泌、运动和黏膜血流的调节。

(4)胃十二指肠运动异常:胃肠运动障碍不大可能是原发病因,但可加重 Hp 或 NSAID 对黏膜的损害。

因此,消化性溃疡是一种多因素疾病,其中 Hp 感染和服用 NSAID 是已知的主要病因,溃疡发生是黏膜侵袭因素和防御因素失平衡的结果,胃酸在溃疡形成中起关键作用。

(四)临床表现

上腹痛是消化性溃疡的主要症状,但部分患者可无症状或症状较轻以至于不为患者所注意,而以出血、穿孔等并发症为首发症状。

典型的消化性溃疡有如下临床特点:①慢性过程,病史可达数年至数十年。②周期性发作,发作与自发缓解相交替,发作期可为数周或数月,缓解期亦长短不一,短者数周、长者数年;发作常有季节性,多在秋冬季或冬春之交发病,可因精神情绪不良或过劳而诱发。③发作时上腹痛呈节律性,表现为空腹痛即餐后2~4 小时和/或午夜痛,腹痛多为进食或服用抗酸药所缓解,典型节律表现在 GU 多见。

1.症状

上腹痛为主要症状,性质多为灼痛,亦可为钝痛、胀痛、剧痛或饥饿样不适感。多位于中上腹,可偏右或偏左。一般为轻至中度持续性痛。疼痛常有典型的节律性如上述。腹痛多在进食或服用抗酸药后缓解。

2.体征

溃疡活动时上腹部可有局限性轻压痛,缓解期无明显体征。

(五)辅助检查

1.实验室检查

血常规、尿和便常规(粪便潜血试验)、生化、肝肾功能检查(以了解其病因、诱因及潜在的护理问题)。

2.胃镜和胃黏膜活组织检查

胃镜和胃黏膜活组织检查是确诊消化性溃疡首选的检查方法。内镜下消化性溃疡多呈圆形或椭圆形,也有呈线形,边缘光整,底部覆有灰黄色或灰白色渗出物,周围黏膜可有充血、水肿,可见皱襞向溃疡集中。内镜下溃疡可分为活动期(A)、愈合期(H)和瘢痕期(S)3 个病期。

3.X 线钡餐检查

其适用于对胃镜检查有禁忌或不愿接受胃镜检查者。溃疡的 X 线征象有直接和间接两种:龛影是直接征象,对溃疡有确诊价值;局部压痛、十二指肠球部激惹和球部畸形、胃大弯侧痉挛性切迹均为间接征象,仅提示可能有溃疡。

4.Hp 检测

该检测应列为消化性溃疡诊断的常规检查项目,因为有无 Hp 感染决定治疗方案的选择。监测方法分为侵入性和非侵入性两大类。前者需通过胃镜检查取胃黏膜活组织进行监测,主要包括快速尿素酶试验、组织学检查和 Hp 培养;后者主要有 ^{13}C 或 ^{14}C 尿素呼气试验、粪便 Hp 抗原检测及血清学检查。

(六)治疗原则

消化性溃疡的治疗目的:消除病因、缓解症状、愈合溃疡、防止复发和防治并发症。针对病因的治疗,例如根除 Hp,有可能彻底治愈溃疡病,是近年来消化性溃疡治疗的一大进展。

1.药物治疗

治疗消化性溃疡的药物可分为抑制胃酸分泌的药物和保护胃黏膜的药物两大类,主要起缓解症状和促进溃疡愈合的作用,常与根除 Hp 治疗配合使用。

(1)抑制胃酸药物:溃疡的愈合与抑酸治疗的强度和时间成正比。抗酸药具有中和胃酸作用,可迅速缓解疼痛症状,但一般剂量难以促进溃疡愈合,故目前多作为加强止痛的辅助治疗。常用的抑制胃酸的药物如下。①碱性抗酸剂。氢氧化铝、铝碳酸镁等及其复方制剂;② H_2 受体拮抗剂。西咪替丁 800 mg,每晚 1 次或 400 mg,2 次/天;③雷尼替丁 300 mg,每晚 1 次或 150 mg,2 次/天;④法莫替丁 40 mg,每晚 1 次或 20 mg,2 次/天;⑤尼扎替丁 300 mg,每晚 1 次或 150 mg,2 次/天;⑥质子泵抑制剂。奥美拉唑 20 mg,1 次/天;⑦兰索拉唑 30 mg,1 次/天。

(2)保护胃黏膜药物:硫糖铝和胶体铋目前已少用作治疗消化性溃疡的一线药物。枸橼酸铋钾因兼有较强抑制幽门螺杆菌作用,可作为根除 Hp 联合治疗方案的组分,但要注意此药不能长期服用,因会过量蓄积而引起神经毒性。米索前列醇具有抑制胃酸分泌、增加胃十二指肠黏膜的黏液及碳酸氢盐分泌和增加黏膜血流等作用,主要用于 NSAID 溃疡的预防,腹泻是常见不良反应,因引起子宫收缩故孕妇忌服。

常用的有:①硫糖铝 1 g,4 次/天;②前列腺素类药物(米索前列醇)200 μg,4 次/天;③胶体铋(枸橼酸铋钾)120 mg,4 次/天。

根除幽门螺杆菌治疗:凡有 Hp 感染的消化性溃疡,无论初发或复发、活动或静止、有无并发症,均应予以根除 Hp 治疗。根除 Hp 治疗结束后,继续给予 1 个疗程的抗溃疡治疗是最理想的。这对有并发症或溃疡面积大的患者尤为必要。

2.其他治疗

外科手术,仅限于少数有并发症者,包括:①大量出血经内科治疗无效;②急性穿孔;③瘢痕性幽门梗阻;④胃溃疡癌变;⑤严格内科治疗无效的顽固性溃疡。

二、护理评估

(一)一般评估

1.患病及治疗经过

询问发病的有关诱因和病因,例如发病是否与天气变化,饮食不当或情绪激动有关;有无暴饮暴食、喜食酸辣等刺激性食物的习惯;是否嗜烟酒;有无经常服用 NSAID 药物史;家族中有无溃疡病者等。询问患者的病程经过,例如首次疼痛发作的时间,疼痛与进食的关系,是餐后还是空腹出现,有无规律,部位及性质如何,应用何种方法能缓解疼痛。曾做过何种检查和治疗,结果如何。

2.患者主诉与一般情况

有无恶心、呕吐、嗳气、反酸等其他消化道症状,有无呕血、黑便、频繁呕吐等症状。询问此次发病与既往有无变化,日常休息与活动如何等。

3.相关记录

腹痛、体重、体位、饮食、药物、出入量等记录结果。

(二)身体评估

1.头颈部

有无痛苦表情、消瘦、贫血貌等。

2.腹部

(1)上腹部有无固定压痛点,有无胃蠕动波,全腹有无压痛、反跳痛,有无腹肌紧张。

(2)有无空腹振水音,腹部有无肠鸣音变化(亢进、减弱或消失)(结合病例综合考虑)。

3.其他

有无因腹部疼痛而发生的体位改变等。

(三)心理-社会评估

患者及家属对疾病的认识程度,患者有无焦虑或恐惧等心理,患者在疾病治疗过程中的心理反应与需求,家庭及社会支持情况。

(四)辅助检查结果评估

(1)血常规:有无红细胞计数、血红蛋白减少。

(2)粪便潜血试验:是否为阳性。

(3)Hp 检测:是否为阳性。

(4)胃液分析:基础排酸量和最大排酸量是增高、减少还是正常。

(5)X 线钡餐造影:有无典型的溃疡龛影及其部位。

(6)胃镜及黏膜活检:溃疡的部位、大小及性质如何,有无活动性出血。

(五)常用药物治疗效果的评估

1.抗酸药评估要点

(1)用药剂量/天、时间、用药的方法(静脉注射、口服)的评估与记录。

(2)有无磷缺乏症表现:食欲缺乏、软弱无力等症状,甚至有骨质疏松的表现。

(3)有无严重便秘、代谢性碱中毒与钠潴留,甚至肾损害。服用镁剂应注意有无腹泻。

2.H_2 受体拮抗剂评估要点

(1)用药剂量/天、时间、用药的方法(静脉注射、口服)的评估与记录,静脉给药应注意控制速度,速度过快可引起低血压和心律失常。

(2)注意监测肝、肾功能,注意有无头痛、头晕、疲倦、腹泻及皮疹等反应,因药物可随母乳排出,哺乳期应停止用药。

3.质子泵抑制剂的评估要点

(1)患者自觉症状:有无头晕、腹泻等症状。

(2)有无皮肤等反应:如荨麻疹、皮疹、瘙痒、头痛、口苦和肝功能异常等。

三、主要护理诊断

(1)腹痛:与胃酸刺激溃疡面引起化学性炎症反应有关。

(2)营养失调,低于机体需要量:与疼痛致摄入减少及消化吸收障碍有关。

(3)知识缺乏:缺乏有关消化性溃疡病因及预防知识。

(4)潜在并发症:上消化道大量出血、穿孔、幽门梗阻和癌变。

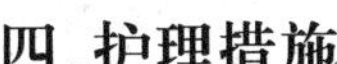

四、护理措施

(一)休息与活动

溃疡活动期且症状较重者,嘱其卧床休息几天至 1～2 周,可使疼痛等症状缓解。病情较轻者则应鼓励其适当活动,以分散注意力。

(二)指导缓解疼痛

注意观察及详细了解患者疼痛的规律和特点,并按其疼痛特点指导缓解疼痛的方法。如 DU 表现为空腹痛或午夜痛,指导患者在疼痛前或疼痛时进食碱性食物(如苏打饼干等),或服用制酸剂。也可采用局部热敷或针灸止痛。

(三)合理饮食

选择营养丰富,易消化的食物。症状重者以面食为主。避免食用机械性和化学性刺激强的食物。以少食多餐为主,每天进食 4～5 次,避免过饱,进食宜细嚼慢咽,以增加唾液分泌,稀释和中和胃酸。

(四)用药护理

应严格按医嘱用药,并注意观察常用药的毒副作用,发现问题及时处理。

(五)心理护理

多关心体贴患者,使患者保持良好的情绪,因为过分焦虑和恐惧往往更易诱发和加重消化性溃疡。

(六)健康教育

1.帮助患者认识和去除病因

讲解引起和加重溃疡病的相关因素,指导其保持乐观情绪,规律生活。

2.饮食指导

建立合理的饮食习惯和结构,戒除烟酒,避免摄入刺激性食物。饮食宜清淡、易消化、富营养,少食多餐。

3.用药原则

指导患者按医嘱正确服药,学会观察药效及不良反应,不随便停药或减量,防止溃疡复发。指导患者慎用或勿用致溃疡的药物,如阿司匹林、咖啡因、泼尼松等。

4.适当活动计划

制订个体化的活动计划,选择合适的锻炼方式,提高机体抵抗力。

5.自我观察

教会患者出院后的某些重要指标的自我监测:如腹痛、呕吐、黑便等监测并正确记录。

6.及时就诊的指标

(1)上腹疼痛节律发生变化或疼痛加剧。

(2)出现呕血、黑便等。

(张 敏)

第二节　反流性食管炎

反流性食管炎是指胃、十二指肠内容物反流入食管所引起的食管黏膜炎症、糜烂、溃疡和纤维化等病变，甚至引起咽喉、气道等食管以外的组织损害。其发病男性多于女性，男女比例为(2～3)∶1，发病率为1.92%。随着年龄的增长，食管下段括约肌收缩力的下降，胃、十二指肠内容物自发性反流，而使老年人反流性食管炎的发病率有所增加。

一、病因与发病机制

(一)抗反流屏障削弱

食管下括约肌是指食管末端3～4 cm长的环形肌束。正常人静息时压力为1.3～4.0 kPa(10～30 mmHg)，为一高压带，防止胃内容物反流入食管。由于年龄的增长，机体老化导致食管下括约肌的收缩力下降引起食物反流。一过性食管下括约肌松弛也是反流性食管炎的主要发病机制。

(二)食管清除作用减弱

正常情况下，一旦发生食物的反流，大部分反流物通过1～2次食管自发和继发性的蠕动性收缩将食管内容物排入胃内，即容量清除，剩余的部分则由唾液缓慢地中和。老年人食管蠕动缓慢和唾液产生减少，影响了食管的清除作用。

(三)食管黏膜屏障作用下降

反流物进入食管后，可以凭借食管上皮表面黏液、不移动水层和表面 HCO_3^-、复层鳞状上皮等构成上皮屏障，以及黏膜下丰富的血液供应构成的后上皮屏障，发挥其抗反流物对食管黏膜损伤的作用。随着机体老化，食管黏膜逐渐萎缩，黏膜屏障作用下降。

二、护理评估

(一)健康史

询问患者的饮食结构及习惯、有无长期服用药物史。

(二)身体评估

1.反流症状

反酸、反食、反胃(指胃内容物在无恶心和不用力的情况下涌入口腔)、嗳气等，多在餐后明显或加重，平卧或躯体前屈时易出现。

2.反流物引起的刺激症状

胸骨后或剑突下烧灼感、胸痛、吞咽困难等。常由胸骨下段向上伸延，常在餐后1小时出现，平卧、弯腰或腹压增高时可加重。反流物刺激食管痉挛导致胸痛，常发生在胸骨后或剑突下。严重时可为剧烈刺痛，可放射到后背、胸部、肩部、颈部、耳后，有的酷似心绞痛的特点。

3.其他症状

咽部不适，有异物感、棉团感或堵塞感，可能与酸反流引起食管上段括约肌压力升高有关。

4.并发症

(1)上消化道出血:因食管黏膜炎症、糜烂及溃疡可以导致上消化道出血。

(2)食管狭窄:食管炎反复发作致使纤维组织增生,最终导致瘢痕性狭窄。

(3)Barrett 食管:在食管黏膜的修复过程中,食管-贲门交界处 2 cm 以上的食管鳞状上皮被特殊的柱状上皮取代,称为 Barrett 食管。Barrett 食管发生溃疡时,又称 Barrett 溃疡。Barrett 食管是食管癌的主要癌前病变,其腺癌的发生率较正常人高 30～50 倍。

(三)辅助检查

1.内镜检查

内镜检查是反流性食管炎最准确、最可靠的诊断方法,能判断其严重程度和有无并发症,结合活检可与其他疾病相鉴别。

2. 24 小时食管 pH 监测

应用便携式 pH 记录仪在生理状态下对患者进行 24 小时食管 pH 连续监测,可提供食管是否存在过度酸反流的客观依据。在进行该项检查前 3 天,应停用抑酸药与促胃肠动力的药物。

3.食管吞钡 X 线检查

对不愿意接受或不能耐受内镜检查者行该检查。严重患者可发现阳性 X 线征。

(四)心理社会状况

反流性食管炎长期持续存在,病情反复、病程迁延,因此患者会出现食欲减退,体重下降,导致患者心情烦躁、焦虑;合并消化道出血时会使患者紧张、恐惧。应注意评估患者的情绪状态及对本病的认知程度。

三、常见护理诊断及问题

(一)疼痛

与胃食管黏膜炎性病变有关。

(二)营养失调:低于机体需要量

与害怕进食、消化吸收不良等有关。

(三)有体液不足的危险

与合并消化道出血引起活动性体液丢失、呕吐及液体摄入量不足有关。

(四)焦虑

与病情反复、病程迁延有关。

(五)知识缺乏

缺乏对反流性食管炎病因和预防知识的了解。

四、诊断要点与治疗原则

(一)诊断要点

临床上有明显的反流症状,内镜下有反流性食管炎的表现,食管过度酸反流的客观依据即可作出诊断。

(二)治疗原则

以药物治疗为主,对药物治疗无效或发生并发症者可做手术治疗。

1.药物治疗

目前多主张采用递减法,即开始使用质子泵抑制剂加促胃肠动力药,迅速控制症状,待症状控制后再减量维持。

(1)促胃肠动力药:目前主要常用的药物是西沙必利。常用量为每次 5～15 mg,每天 3～4 次,疗程 8～12 周。

(2)抑酸药。①H_2 受体拮抗剂:西咪替丁 400 mg、雷尼替丁 150 mg、法莫替丁 20 mg,每天 2 次,疗程 8～12 周。②质子泵抑制剂(PPI):奥美拉唑 20 mg、兰索拉唑 30 mg、泮托拉唑 40 mg、雷贝拉唑 10 mg 和埃索美拉唑 20 mg,1 天 1 次,疗程 4～8 周。③抗酸药:仅用于症状轻、间歇发作的患者作为临时缓解症状用。反流性食管炎有并发症或停药后很快复发者,需要长期维持治疗。H_2 受体拮抗剂、西沙必利、PPI 均可用于维持治疗,其中以 PPI 效果最好。维持治疗的剂量因患者而异,以调整至患者无症状的最低剂量为合适剂量。

2.手术治疗

手术为不同术式的胃底折叠术。手术指征为:①严格内科治疗无效。②虽经内科治疗有效,但患者不能忍受长期服药。③经反复扩张治疗后仍反复发作的食管狭窄。④确证由反流性食管炎引起的严重呼吸道疾病。

3.并发症的治疗

(1)食管狭窄:大部分狭窄可行内镜下食管扩张术治疗。扩张后予以长程 PPI 维持治疗可防止狭窄复发。少数严重瘢痕性狭窄需行手术切除。

(2)Barrett 食管:药物治疗是预防 Barrett 食管发生和发展的重要措施,必须使用 PPI 治疗及长期维持。

五、护理措施

(一)一般护理

为减少平卧时及夜间反流可将床头抬高 15～20 cm。避免睡前 2 小时内进食,白天进餐后亦不宜立即卧床。应避免食用使食管下括约肌压力降低的食物和药物,如高脂肪、巧克力、咖啡、浓茶及硝酸甘油、钙通道阻滞剂等。应戒烟及禁酒。减少一切影响腹压增高的因素,如肥胖、便秘、紧束腰带等。

(二)用药护理

遵医嘱给予药物治疗,注意观察药物的疗效及不良反应。

1.H_2 受体拮抗剂

药物应在餐中或餐后即刻服用,若需同时服用抗酸药,则两药应间隔 1 小时以上。若静脉给药应注意控制速度,过快可引起低血压和心律失常。西咪替丁对雄性激素受体有亲和力,可导致男性乳腺发育、阳痿及性功能紊乱,应做好解释工作。该药物主要通过肾排泄,用药期间应监测肾功能。

2.质子泵抑制剂

奥美拉唑可引起头晕,应嘱患者用药期间避免开车或做其他必须高度集中注意力的工作。兰索拉唑的不良反应包括荨麻疹、皮疹、瘙痒、头痛、口苦、肝功能异常等,轻度不良反应不影响继续用药,较严重时应及时停药。泮托拉唑的不良反应较少,偶可引起头痛和腹泻。

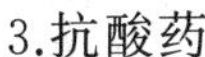

3.抗酸药

该药在饭后1小时和睡前服用。服用片剂时应嚼服,乳剂给药前应充分摇匀。

抗酸剂应避免与奶制品、酸性饮料及食物同时服用。

(三)饮食护理

(1)指导患者有规律地定时进餐,饮食不宜过饱,选择营养丰富,易消化的食物。避免摄入过咸、过甜、过辣的刺激性食物。

(2)制订饮食计划:与患者共同制订饮食计划,指导患者及家属改进烹饪技巧,增加食物的色、香、味,刺激患者食欲。

(3)观察并记录患者每天进餐次数、量、种类,以了解其摄入营养素的情况。

六、健康指导

(一)疾病知识的指导

向患者及家属介绍本病的有关病因,避免诱发因素。保持良好的心理状态,平时生活要有规律,合理安排工作和休息时间,注意劳逸结合,积极配合治疗。

(二)饮食指导

指导患者加强饮食卫生和饮食营养,养成有规律的饮食习惯;避免过冷、过热、辛辣等刺激性食物及浓茶、咖啡等饮料;嗜酒者应戒酒。

(三)用药指导

根据病因及病情进行指导,嘱患者长期维持治疗,介绍药物的不良反应,如有异常及时复诊。

(张　敏)

第三节　胃　　炎

胃炎是指不同病因所致的胃黏膜炎症,通常包括上皮损伤、黏膜炎症反应和细胞再生3个过程,是最常见的消化道疾病之一。

一、急性胃炎

急性胃炎是由多种病因引起的急性胃黏膜炎症,内镜检查可见胃黏膜充血、水肿、出血、糜烂及浅表溃疡等一过性病变。临床上,以急性糜烂出血性胃炎最常见。

(一)病因与发病机制

1.药物

最常引起胃黏膜炎症的药物是非甾体抗炎药(nonsteroidal anti-inflammatory drug,NSAID),如阿司匹林、吲哚美辛等,可破坏胃黏膜上皮质,引起黏膜糜烂。

2.急性应激

严重的重要脏器衰竭、严重创伤、大手术、大面积烧伤、休克甚至精神心理因素等引起的急性应激,导致胃黏膜屏障破坏和 H^+ 弥散进入黏膜,引起胃黏膜糜烂和出血。

3.其他

酒精具有亲脂性和溶脂能力，高浓度酒精可直接破坏胃黏膜屏障。某些急性细菌或病毒感染、胆汁和胰液反流、胃内异物及肿瘤放疗后的物理性损伤，可造成胃黏膜损伤引起上皮细胞损害、黏膜出血和糜烂。

(二)临床表现

1.症状

轻者大多无明显症状；有症状者主要表现为非特异性消化不良的表现。上消化道出血是该病突出的临床表现。

2.体征

上腹部可有不同程度的压痛。

(三)辅助检查

1.实验室检查

大便潜血试验呈阳性。

2.内镜检查

纤维胃镜检查是诊断的主要依据。

(四)治疗要点

治疗原则是去除致病因素和积极治疗原发病。药物引起者，立即停药。急性应激者，在积极治疗原发病的同时，给予抑制胃酸分泌的药物。发生上消化道大出血时，按上消化道出血处理。

(五)护理措施

1.休息与活动

注意休息，减少活动。急性应激致病者应卧床休息。

2.饮食护理

定时、规律进食，少食多餐，避免辛辣刺激性食物。

3.用药指导

指导患者遵医嘱慎用或禁用对胃黏膜有刺激作用的药物，并指导患者正确服用抑酸剂、胃黏膜保护剂等药物。

二、慢性胃炎

慢性胃炎是由各种病因引起的胃黏膜慢性炎症。其发病率在各种胃病中居首位。

(一)病因与发病机制

1.幽门螺杆菌感染

幽门螺杆菌感染被认为是慢性胃炎最主要的病因。

2.饮食和环境因素

饮食中高盐和缺乏新鲜蔬菜、水果与发生慢性胃炎相关。幽门螺杆菌可增加胃黏膜对环境因素损害的易感性。

3.物理及化学因素

物理及化学因素可削弱胃黏膜的屏障功能，使其易受胃酸-胃蛋白酶的损害。

4.自身免疫

由于壁细胞受损，机体产生壁细胞抗体和内因子抗体，使胃酸分泌减少甚至缺失，还可影响

维生素 B_{12} 吸收，导致恶性贫血。

5.其他因素

慢性胃炎与年龄相关。

(二)临床表现

1.症状

70%～80%的患者可无任何症状，部分患者表现为非特异性的消化不良，症状常与进食或食物种类有关。

2.体征

体征多不明显，有时上腹部轻压痛。

(三)辅助检查

1.实验室检查

胃酸分泌正常或偏低。

2.幽门螺杆菌检测

可通过侵入性和非侵入性方法检测。

3.胃镜及胃黏膜活组织检查

胃镜及胃黏膜活组织检查是诊断慢性胃炎最可靠的方法。

(四)治疗要点

治疗原则是消除病因、缓解症状、控制感染、防治癌前病变。

1.根除幽门螺杆菌感染

对幽门螺杆菌感染引起的慢性胃炎，尤其在活动期，目前多采用三联疗法，即一种胶体铋剂或一种质子泵抑制剂加上两种抗菌药物。

2.根据病因给予相应处理

若因非甾体抗炎药引起，应停药并给予抑酸剂或硫糖铝；若因胆汁反流，可用氢氧化铝凝胶来吸附，或予以硫糖铝及胃动力药物以中和胆盐，防止反流。

3.对症处理

有胃动力学改变者，可服用多潘立酮、西沙必利等；自身免疫性胃炎伴有恶性贫血者，遵医嘱肌内注射维生素 B_{12}。

(五)护理措施

1.一般护理

(1)休息与活动：急性发作或伴有消化道出血时应卧床休息，并可用转移注意力、做深呼吸等方法来减轻焦虑、缓解疼痛。病情缓解时，进行适当的运动和锻炼，注意避免过度劳累。

(2)饮食护理：以高热量、高蛋白、高维生素及易消化的饮食为原则，宜定时定量、少食多餐、细嚼慢咽，避免摄入过咸、过甜、过冷、过热及辛辣刺激性食物。

2.病情观察

观察患者消化不良症状，腹痛的部位及性质，呕吐物和粪便的颜色、量及性状等，用药前后患者的反应。

3.用药护理

注意观察药物的疗效及不良反应。

(1)慎用或禁用阿司匹林、吲哚美辛等对胃黏膜有刺激的药物。

(2)胶体铋剂:枸橼酸铋钾宜在餐前半小时用吸管吸入服用。部分患者服药后出现便秘和大便呈黑色,停药后可自行消失。

(3)抗菌药物:服用阿莫西林前应询问患者有无青霉素过敏史,应用过程中注意有无迟发性变态反应。甲硝唑可引起恶心、呕吐等胃肠道反应。

4.症状、体征的护理

腹部疼痛或不适者,避免精神紧张,采取转移注意力、做深呼吸等方法缓解疼痛;或用热水袋热敷胃部,以解除痉挛,减轻腹痛。

5.健康指导

(1)疾病知识指导:向患者及家属介绍本病的相关病因和预后,避免诱发因素。

(2)饮食指导:指导患者加强饮食卫生和营养,规律饮食。

(3)生活方式指导:指导患者保持良好的心态,生活要有规律,合理安排工作和休息时间,劳逸结合。

(4)用药指导:指导患者遵医嘱服药,如有异常及时就诊,定期门诊复查。

(张　敏)

第四节　急性胰腺炎

急性胰腺炎是常见的急腹症之一,为胰酶对胰脏本身自身消化所引起的化学性炎症。胰腺病变轻重不等,轻者以水肿为主,临床经过属自限性,1次发作数天后即可完全恢复,少数呈复发性急性胰腺炎;重者胰腺出血坏死,易并发休克、胰假性囊肿和脓肿等,死亡率高达25%~40%。

关于急性胰腺炎的发生率,目前尚无精确统计。国内报道急性胰腺炎患者占住院患者的0.32%~2.04%。本病患者一般女多于男,患者的平均年龄50~60岁。职业以工人多见。

一、病因及发病机制

胰腺是一个其有内、外分泌功能的实质性器官,胰腺的腺泡分泌胰液(外分泌),对食物的消化起重要作用;而散在地分布在胰腺内的胰岛,其功能细胞主要分泌胰岛素和胰高糖素(内分泌)。正常情况下,当胰液中无活力的胰蛋白酶原等进入十二指肠时,在碱性环境中被胆汁和十二指肠液中的肠激酶激活,成为具有消化能力的胰蛋白酶。在胆总管、胰管、壶腹部炎症、梗阻等病理情况下,多种胰酶在胰腺内被激活,并大量溢出管壁及腺泡壁外,导致胰腺自身消化,引起水肿、出血、坏死等,而产生急性胰腺炎。

引起急性胰腺炎的病因甚多。常见病因为胆道疾病、酗酒。急性胰腺炎的各种致病相关因素(表6-1)。

表6-1　急性胰腺炎致病相关因素

致病相关因素	具体原因
梗阻因素	①胆管结石。②乏特氏壶腹或胰腺肿瘤。③寄生虫或肿瘤使乳头阻塞。④胰腺分离现象并伴副胰管梗阻。⑤胆总管囊肿。⑥壶腹周围的十二指肠憩室。⑦奥狄氏括约肌压力增高。⑧十二指肠袢梗阻
毒素	①乙醇。②甲醇。③蝎毒。④有机磷杀虫剂

续表

药物	①肯定有关(有重要试验报告)硫唑嘌呤/6-巯基嘌呤、丙戊酸、雌激素、四环素、甲硝唑、呋喃妥因、呋塞米、磺胺、甲基多巴、阿糖胞苷、西咪替丁。②不一定有关(无重要试验报告)噻嗪利尿剂、依他尼酸、苯乙双胍、普鲁卡因胺、氯噻酮、L-门冬酰胺酶、对乙酰氨基酚
代谢因素	①高甘油三酯血症。②高钙血症
外伤因素	①创伤——腹部钝性伤。②医源性——手术后、内镜下括约肌切开术、奥狄氏括约肌测压术
先天性因素	
感染因素	①寄生虫——蛔虫、华支睾吸虫。②病毒——流行性腮腺炎、甲型肝炎、乙型肝炎、柯萨奇B病毒、EB病毒。③细菌——支原体、空肠弯曲菌
血管因素	①局部缺血——低灌性(如心脏手术)。②动脉粥样硬化性栓子。③血管炎——系统性红斑狼疮、结节性多发性动脉炎、恶性高血压
其他因素	①穿透性消化性溃疡。②十二指肠克罗恩病。③妊娠有关因素。④儿科有关因素瑞氏综合征、囊性纤维化特发性

(一)梗阻因素

胆石症常是老年人急性胰腺炎首次发作的原因,老年女性特别常见。一般认为是在胆石一过性阻塞胰管开口处或紧邻此开口处的胆总管时发生。如在胆石性胰腺炎发作后立即仔细收集和检查粪便,常常可以找到胆结石。胆石症引起胰腺炎的机制尚不清楚。可能是乏特氏壶腹被胆石阻塞,引起胆汁反流入胰管,损伤胰腺实质。也有认为是胰管一过性梗阻而无胆汁反流。

有人认为副乳头的先天畸形和狭窄必然引起胰腺炎。奥狄氏括约肌压力增高是急性胰腺炎反复发作的原因之一,据此内镜下括约肌切开术治疗已获得良好效果。胰小管或壶腹周围的小肿瘤也能引起胰腺炎。

(二)毒素和药物因素

乙醇、甲醇、蝎毒和有机磷杀虫剂等均可引起急性胰腺炎。

药物诱发的胰腺炎通常与对药物的超敏有关而与剂量无关。其特点是在接触药物的第一个月内发生,通常病情轻且有自限性。与成人胰腺炎发病有关的药物最常见的是硫唑嘌呤及其类似物6-巯基嘌呤。应用这类药物的个体中有3%～5%发生胰腺炎,引起儿童胰腺炎最常见的药物是丙戊酸。

(三)代谢因素

甘油三酯水平超过11.3 mmol/L时,易发中至重度的急性胰腺炎。如其水平降至5.65 mmol/L以下,反复发作次数可明显减少。各种原因引起的高钙血症亦易发生急性胰腺炎。

(四)外伤因素

胰腺的创伤或手术都可引起胰腺炎。内镜逆行胰胆管造影所致创伤也可引起胰腺炎,发生率为1%～5%。

(五)先天性因素

胰腺炎的易感性呈常染色体显性遗传。临床特点是儿童或青年期起病,逐渐演变成慢性胰腺炎和胰功能不全。胰腺结石可显著。少数家族还合并有氨基酸尿症。

(六)感染因素

血管功能不全(低容量灌注,动脉粥样硬化)和血管炎可能因减少胰腺血流而引起或加重胰腺炎。

二、临床表现

急性胰腺炎的临床表现和病程，取决于其病因、病理类型和治疗是否及时。水肿型胰腺炎一般3～5天内症状即可消失，但常有反复发作。如症状持续1周以上，应警惕已演变为出血坏死型胰腺炎。出血坏死型胰腺炎亦可在一开始时即发生，呈暴发性经过。

（一）腹痛

为本病最主要表现，约见于95%急性胰腺炎病例，多数突然发作，常在饱餐和饮酒后发生。轻重不一，轻者上腹钝痛，患者常能忍受，重者呈腹绞痛、钻痛或刀割痛。疼痛常呈持续性伴阵发性加剧。疼痛的部位可因病变的部位不同而异，通常在上中腹部。如炎症以胰头部为主，疼痛常在右上腹及中上腹部；如炎症以胰体、尾部为主，常为中上腹及左上腹疼痛，并向腰背放射。疼痛在弯腰或起坐前倾时可减轻。病情轻者腹痛3～5天缓解；出血坏死型的病情发展较快，腹痛延续较长。由于渗出液扩散至腹腔，腹痛可弥漫至全腹。极少数患者尤其年老体弱者可无腹痛或极轻微痛。

腹肌常紧张，并可有反跳痛。但不像消化道穿孔时表现的肌强硬，如检查者将手紧贴于患者腹部，仍可能按压下去。有时按压腹部反而可使腹痛减轻。腹痛发生的原因是胰管扩张；胰腺炎症、水肿；渗出物、出血或胰酶消化产物进入后腹膜腔，刺激腹腔神经丛；化学性腹膜炎；胆管和十二指肠痉挛及梗阻。

（二）恶心、呕吐

84%的患者有频繁恶心和呕吐，常在进食后发生。呕吐物多为胃内容物，重者含胆汁甚至血样物。呕吐是机体对腹痛或胰腺炎症刺激的一种防御性反射。呕吐后，进入十二指肠的胃酸减少，从而减少胰泌素及缩胆素的释放，减少了胰液胰酶的分泌。

（三）发热

大多数患者有中度以上发热，少数可超过39.0 ℃，一般持续3～5天。发热为胰腺炎症或坏死产物进入血液循环，作用于中枢神经系统体温调节中枢所致。多数发热患者中找不到感染的证据，但如果高热不退强烈提示合并感染或并发胰腺脓肿。

（四）黄疸

黄疸可于发病后1～2天出现，常为暂时性阻塞性黄疸。黄疸的发生主要由于肿大的胰头部压迫了胆总管所致。合并存在的胆道病变如胆石症和胆道炎症亦是黄疸的常见原因。少数患者后期可因并发肝损害而引起肝细胞性黄疸。

（五）低血压及休克

出血坏死型胰腺炎常发生低血压和休克。患者烦躁不安，皮肤苍白、湿冷、呈花斑状，脉细弱，血压下降，少数可在发病后短期内猝死。发生休克的机制如下。

(1)胰血管舒缓素原释放，被胰蛋白酶激活后致血浆中缓激肽生成增多。缓激肽可引起血管扩张，毛细血管通透性增加，使血压下降。

(2)血液和血浆渗出到腹腔或后腹膜腔，引起血容量不足，这种体液丧失量可达血容量的30%。

(3)腹膜炎时大量体液流入腹腔或积聚于麻痹的肠腔内。

(4)呕吐丢失体液和电解质。

(5)坏死的胰腺释放心肌抑制因子使心肌收缩不良。

(6)少数患者并发肺栓塞、胃肠道出血。

(六)肠麻痹

肠麻痹是重型或出血坏死型胰腺炎的主要表现。初期，邻近胰腺的上腹部可见扩张的充气肠袢，后期则整个肠道均发生肠麻痹性梗阻。临床上以高度腹胀、肠鸣音消失为主要表现。肠麻痹可能是肠管对腹膜炎的一种反应。另外，炎症的直接作用，血管和循环的异常、低钠和低钾血症，肠壁神经丛的损害也是肠麻痹发生的重要促发因素。

(七)腹水

胰腺炎时常有少量腹水，由胰腺和腹膜在炎症过程中液体渗出或漏出所致。淋巴管受阻塞或不畅可能也起作用。偶尔出现大量的顽固性腹水，多由于假性囊肿中液体外漏引起。胰性腹水中淀粉酶含量甚高，以此可以与其他原因的腹水区别。

(八)胸膜炎

常见于严重病例，为腹腔内炎性渗出透过横膈微孔进入胸腔所引起的炎性反应。

(九)电解质紊乱

胰腺炎时，机体处于代谢紊乱状态，可以发生电解质平衡失调，血清钠、镁、钾常降低。特别是血钙降低，约见于25%的病例，常低于2.25 mmol/L(9 mg/dL)，如低于1.75 mmol/L(7 mg/dL)提示预后不良。血钙下降的原因是大量钙沉积于脂肪坏死区，同时胰高糖素分泌增加刺激，降钙素分泌，抑制了肾小管对钙的重吸收。

(十)皮下淤血斑

出血坏死型胰腺炎，因血性渗出物透过腹膜后渗入皮下，可在肋腹部形成蓝绿-棕色血斑，称为Grey-Turner征；如在脐周围出现蓝色斑，称为Cullen征。此两种征象无早期诊断价值，但有确诊意义。

三、并发症

急性水肿型胰腺炎很少有并发症发生，而急性出血坏死型则常出现多种并发症。

(一)局部并发症

1.胰脓肿形成

出血坏死型胰腺炎起病2周以后，如继发细菌感染，于胰腺内及其周围可有脓肿形成。检查局部有包块，全身感染中毒症状。

2.胰假性囊肿

胰假性囊肿是由胰液和坏死组织在胰腺本身或其周围被包裹而成。常发生于出血坏死型胰腺炎起病后3～4周，多位于胰体尾部。囊肿可累及邻近组织，引起相应的压迫症状，如黄疸、门脉高压、肠梗阻、肾盂积水等。囊肿穿破可造成胰源性腹水。

3.胰性腹膜炎

含有活性胰酶的渗出物进入腹腔，可引起化学性腹膜炎。腹腔内出现渗出性腹水。如继发感染，则可引起细菌性腹膜炎。

4.其他

胰局部炎症和纤维素性渗出可累及周围脏器，引起脾周围炎、脾梗阻、脾粘连、结肠粘连(常见为脾曲综合征)、小肠坏死出血及肾周围炎。

(二)全身并发症

1.败血症

常见于胰腺炎并发胰腺脓肿时,死亡率甚高。病原体大多数为革兰阴性杆菌,如大肠埃希菌、产碱杆菌、产气杆菌、铜绿假单胞菌等。患者表现为持续高热、白细胞升高及明显的全身毒性症状。

2.呼吸功能不全

因腹胀、腹痛,患者的膈运动受限,加之磷脂酶 A 和在该酶作用下生成的溶血卵磷脂对肺泡的损害,可发生肺炎、肺淤血、肺水肿、肺不张和肺梗死,患者出现呼吸困难,血氧饱和度降低,严重者发生急性呼吸窘迫综合征。

3.心律失常和心功能不全

因有效血容量减少和心肌抑制因子的释放,导致心肌缺血和损害,临床上表现为心律失常和急性心力衰竭。

4.急性肾衰竭

出血坏死型胰腺炎晚期,可因休克、严重感染、电解质紊乱和播散性血管内凝血而发生急性肾衰竭。

5.胰性脑病

出血坏死型胰腺炎时,大量活性蛋白水解酶、磷脂酶 A 进入脑内,损伤脑组织和血管,引起中枢神经系统损害综合征,称为胰性脑病。偶可引起脱髓鞘病变。患者可出现谵妄、意识模糊、昏迷、烦躁不安、抑郁、恐惧、妄想、幻觉、语言障碍、共济失调、震颤、反射亢进或消失及偏瘫等。脑电图可见异常。某些患者昏迷为并发糖尿病所致。

6.消化道出血

可为上消化道或下消化道出血。上消化道出血主要为胃黏膜炎性糜烂或应激性溃疡,或因脾静脉阻塞引起食道静脉破裂。下消化道出血则由于结肠本身或结肠血管受累所致。近年来发现胰腺炎时可发生胃肠型微动脉瘤,瘤破裂后可引起大出血。

7.糖尿病

5%～35%的患者在病程中出现糖尿病,常见于暴发性坏死型胰腺炎患者,是由 B 细胞遭到破坏,胰岛素分泌下降;A 细胞受刺激,胰高糖素分泌增加所致。严重病例可发生糖尿病酮症酸中毒和糖尿病昏迷。

8.慢性胰腺炎

重症胰腺炎病例可因胰腺泡大量破坏而并发胰外分泌功能不全,演变成慢性胰腺炎。

9.猝死

见于极少数病例,由胰腺-心脏性反应所致。

四、检查

实验室检查对胰腺炎的诊断具有决定性意义,一般对水肿型胰腺炎,检测血清淀粉酶和尿淀粉酶已足够,对出血坏死型胰腺炎,则需检查更多项目。

(一)淀粉酶测定

血清淀粉酶常于起病后 2～6 小时开始上升,12～24 小时达高峰。一般＞500 U。轻者 24～72 小时即可恢复正常,最迟不超过 3～5 天。如血清淀粉酶持续增高达 1 周以上,常提示有胰管阻塞或假性囊肿等并发症。病情严重度与淀粉酶升高程度之间并不一致，出血坏死型胰腺炎，因胰腺泡广泛破坏，血清淀粉酶值可正常甚至低于正常。若无肾功能不良，则尿淀粉酶常明显增高，一般在血清淀粉酶增高后 2 小时开始增高，维持时间较长，在血清淀粉酶恢复正常后仍可增高。尿淀粉酶下降缓慢，为时可达 1～2 周，故适用于起病后较晚入院的患者。

胰淀粉酶分子量约 55 000 D，易通过肾小球。急性胰腺炎时胰腺释放胰血管舒缓素，体内产生大量激肽类物质，引起肾小球通透性增加，肾脏对胰淀粉酶清除率增加，而对肌酐清除率无改变。故淀粉酶，肌酐清除率比率（Cam/Ccr）测定可提高急性胰腺炎的诊断特异性。正常人 Cam/Ccr 为 1.5％～5.5％。平均为 3.1±1.1％，急性胰腺炎为 9.8±1.1％，胆总管结石时为 3.2±0.3％。Cam/Ccr＞5.5％即可诊断急性胰腺炎。

（二）血清胰蛋白酶测定

应用放射免疫法测定，正常人及非胰腺疾病患者平均为 400 ng/mL。急性胰腺炎时增高 10～40 倍。因胰蛋白酶仅来自胰腺，故具特异性。

（三）血清脂肪酶测定

血清脂肪酶正常范围为 0.2～1.5 U。急性胰腺炎时脂肪酶血中活性升高，常＞1.7 U。该酶在病程中升高较晚，且持续时间较长，达 7～10 天。在淀粉酶恢复正常时，脂肪酶仍升高，故对起病后就诊较晚的急性胰腺炎病例有诊断价值。特别有助于与腮腺炎加以鉴别，后者无脂肪酶升高。

（四）血清正铁清蛋白（MHA）测定

腹腔内出血后，红细胞破坏释放的血红蛋白经脂肪酸和弹性蛋白酶作用，转变为正铁血红蛋白。正铁血红蛋白与清蛋白结合形成 MHA。出血坏死型胰腺炎起病 12 小时后血中 MHA 即出现，而水肿型胰腺炎呈阴性，故可作为该两型胰腺炎的鉴别要点。

（五）血清电解质测定

急性胰腺炎时血钙通常不低于 2.12 mmol/L。血钙＜1.75 mmol/L。仅见于重症胰腺炎患者。低钙血症可持续至临床恢复后 4 周。如胰腺炎由高钙血症引起，则出现血钙升高。对任何胰腺炎发作期血钙正常的患者，在恢复期均应检查有无高钙血症存在。

（六）其他

测定 α_2-巨球蛋白、α_1-抗胰蛋白酶、磷脂酶 A_2、C 反应蛋白、胰蛋白酶原激活肽及粒细胞弹性蛋白酶等均有助于鉴别轻、重型急性胰腺炎，并能帮助病情判断。

五、护理

（一）休息

发作期绝对卧床休息，或取屈膝侧卧位等舒适体位，避免衣服过紧、剧痛而辗转不安者要防止坠床，保证睡眠，保持安静。

（二）输液

急性出血坏死型胰腺炎的抗休克和纠正酸碱平衡紊乱自入院始贯穿于整个病程中，护理上需经常、准确记录 24 小时出入量，依据病情灵活调节补液速度，保证液体在规定的时间内输完，每天尿量应＞500 mL。必要时建立两条静脉通道。

（三）饮食

饮食治疗是综合治疗中的重要环节。近来临床中发现，少数胰腺炎患者往往在有效的治疗后，因饮食不当而加重病情，甚至危及生命。采用分期饮食新法则取得较满意效果。胰腺炎的分期饮食分为禁食、胰腺炎Ⅰ号、胰腺炎Ⅱ号、胰腺炎Ⅲ号、低脂饮食五期。

1.禁食

绝对禁食可使胰腺安静休息，胰腺分泌减少至最低限度。患者需限制饮水，口渴者可含漱或湿润口唇。此期患者需静脉补充足够液体及电解质。禁食适用于胰腺炎的急性期，一般患者2～3天，重症患者5～7天。

2.胰腺炎Ⅰ号饮食

该饮食内不含脂肪和蛋白质。主要食物有米汤、果子水、藕粉、每天6餐，每次约100 mL，每天热量约为1.4 kJ(334卡)，用于病情好转初期的试餐阶段。此期仍需给患者补充足够液体及电解质。Ⅰ号饮食适用于急性胰腺炎患者的康复初期，一般在病后5～7天。

3.胰腺炎Ⅱ号饮食

该饮食内含少量蛋白质，但不含脂肪。主要食物有小豆汤、果子水、藕粉、龙须面和少量鸡蛋清，每天6餐，每次约200 mL，每天热量约为1.84 kJ。此期可给患者补充少量液体及电解质。Ⅱ号饮食适用于急性胰腺炎患者的康复中期(病后8～10天)及慢性胰腺炎患者。

4.胰腺炎Ⅲ号饮食

该饮食内含有蛋白质和极少量脂类。主要食物有米粥、小豆汤、龙须面、菜末、鸡蛋清和豆油(5～10 g/d)，每天5餐，每次约400 mL，总热量约为4.5 kJ。Ⅲ号饮食适用于急、慢性胰腺炎患者康复后期，一般在病后15天左右。

5.低脂饮食

该饮食内含有蛋白质和少量脂肪(约30 g)，每天4～5餐，用于基本痊愈患者。

(四)营养

急性胰腺炎时，机体处于高分解代谢状态，代谢率可高于正常水平的20%～25%，同时由于感染使大量血浆渗出。因此如无合理的营养支持，必将使患者的营养状况进一步恶化，降低机体抵抗力、延缓康复。

1.全胃肠外营养(TPN)支持的护理

急性胰腺炎特别是急性出血坏死型胰腺炎患者的营养任务主要由TPN来承担。TPN具有使消化道休息、减少胰腺分泌、减轻疼痛、补充体内营养不良、刺激免疫机制、促进胰外漏自发愈合等优点。近来更有代谢调理学说认为通过营养支持供给机体所需的能源和氮源，同时使用药物或生物制剂调理体内代谢反应，可降低分解代谢，共同达到减少机体蛋白质的分解，保存器官结构和功能的目的。应用TPN时需严密监护，最初数天每6小时检查血糖、尿糖，每1～2天检测血钾、钠、氯、钙、磷；定期检测肝、肾功能；准确记录24小时出入量；经常巡视，保持输液速度恒定，不突然更换无糖溶液；每天或隔天检查导管、消毒插管处皮肤，更换无菌敷料，防止发生感染。一旦发生感染要立即拔管，尖端部分常规送细菌培养。TPN支持一般经过2周左右的时间，逐渐过渡到肠道营养(EN)支持。

2.EN支持的护理

EN即从空肠造口管中滴入要素饮食，混合奶、鱼汤、菜汤、果汁等多种营养。EN护理要求如下。

(1)应用不能过早，一定待胃肠功能恢复、肛门排气后使用。

(2)EN开始前3天，每6小时监测尿糖1次，每天监测血糖、电解质、酸碱度、血红蛋白、肝功能，病情稳定后改为每周2次。

(3)营养液浓度从5%开始渐增加到25%，多以20%以下的浓度为宜。现配现用，4 ℃下保存。

(4)营养液滴速由慢到快，从40 mL/h(15～20滴/分)逐渐增加到100～120 mL/h。由于小肠有规律性蠕动，当蠕动波近造瘘管时可使局部压力增高，甚至发生滴入液体逆流，因此在滴入过程中要随时调节滴速。

(5)滴入空肠的溶液温度要恒定在40 ℃左右，因肠管对温度非常敏感，故需将滴入管用温水槽或热水袋加温，如果应用不当很容易发生腹胀、恶心、呕吐、腹痛、腹泻等症状。

(6)灌注时取半卧位，滴注时床头升高45°，注意电解质补充，不足的部分可用温盐水代替。

3.口服饮食的护理

经过3～4周的EN支持，此时患者进入恢复阶段，食欲增加，护理上要指导患者订好食谱，少吃多餐，食物要多样化，告诫患者切不可暴饮暴食增加胰腺负担，防止再次诱发急性胰腺炎。

(五)胃肠减压

抽吸胃内容和胃内气体可减少胰腺分泌，防止呕吐。虽本疗法对轻-中度急性胰腺炎无明显疗效，但对并发麻痹性肠梗阻的严重病例，胃肠减压是不可缺少的治疗措施。减压同时可向胃管内间歇注入氢氧化铝凝胶等碱性药物中和胃酸，间接抑制胰腺分泌。腹痛基本缓解后即可停止胃肠减压。

(六)药物治疗的护理

1.镇痛解痉

予阿托品、山莨菪碱、普鲁苯辛、可待因、水杨酸、异丙嗪、哌替啶等及时对症处理减轻患者痛苦。据报道静脉滴注硫酸镁有一定镇痛效果。禁单用吗啡止痛，因其可引起奥迪括约肌痉挛加重疼痛。抗胆碱能药亦不宜长期使用。

2.预防感染

轻症急性水肿型胰腺炎通常无须使用抗生素。出血坏死型易并发感染，应使用足量有效抗生素。处理时应按医嘱正确使用抗生素，合理安排输注顺序，保证体内有效浓度，保持患者体表清洁，尤其应注意口腔及会阴部清洁，出汗多时应尽快擦干并及时更换衣、裤等。

3.抑制胰腺分泌

抗胆碱能药物、制酸剂、H_2受体拮抗剂、胰岛素与胰高糖素联合应用、生长抑素、降钙素、缩胆囊素受体拮抗剂(丙谷胺)等均有抑制胰腺分泌作用。使用时注意抗胆碱能药不能用于有肠麻痹者及老年人，H_2受体拮抗剂可有皮肤过敏。

4.抗胰酶药物

早期应用抗胰酶药物可防止向重型转化和缩短病程。常用药有加贝酯、Micaclid、胞磷胆碱、6-氨基己酸等。使用前二者时应控制速度，药液不可溢出血管外，注意测血压，观察有无皮疹发生。对有精神障碍者慎用胞磷胆碱。

5.胰酶替代治疗

慢性胰功能不全者需长期用胰浸膏。每餐前服用效佳。注意观察少数患者可出现过敏和叶酸水平下降。

(七)心理护理

对急性发作患者应予以充分的安慰，帮助患者减轻或去除疼痛加重的因素。由于疼痛持续时间长，患者常有不安和郁闷而主诉增多，护理时应以耐心的态度对待患者的痛苦和不安情绪，耐心听取其诉说，尽量理解其心理状态。采用松弛疗法，皮肤刺激疗法等方法减轻疼痛。对禁食等各项治疗处理方法及重要意义向患者充分解释，关心、支持和照顾患者，使其情绪稳定、配合治疗，促进病情好转。

（张　敏）

第五节　慢性胰腺炎

慢性胰腺炎是一种伴有胰实质进行性毁损的慢性炎症，我国以胆石症为常见原因，国外则以慢性酒精中毒为主要病因。慢性胰腺炎可伴急性发作，称为慢性复发性胰腺炎。由于本病临床表现缺乏特异性，可为腹痛、腹泻、消瘦、黄疸、腹部肿块、糖尿病等，易被误诊为消化性溃疡、慢性胃炎、胆管疾病、肠炎、消化不良、胃肠神经症等。本病虽发病率不高，但近年来有逐步增高的趋势。

一、病因

慢性胰腺炎的发病因素与急性胰腺炎相似，主要有胆管系统疾病、酒精、腹部外伤、代谢和内分泌障碍、营养不良、高钙血症、高脂血症、血管病变、血色病、先天性遗传性疾病、肝脏疾病及免疫功能异常等。

二、临床表现

慢性胰腺炎的症状繁多且无特异性。典型病例可出现五联症，即上腹疼痛、胰腺钙化、胰腺假性囊肿、糖尿病及脂肪泻。但是同时具备上述五联症的患者较少，临床上常以某一或某些症状为主要特征。

（一）腹痛

腹痛为最常见症状，见于60％～100％的病例，疼痛常剧烈，并持续较长时间。一般呈钻痛或钝痛，绞痛少见。多局限于上腹部，放射至季肋下，半数以上病例放射至背部。疼痛发作的频度和持续时间不一，一般随着病变的进展，疼痛期逐渐延长，间歇期逐渐变短，最后整天腹痛。在无痛期，常有轻度上腹部持续隐痛或不适。

痛时患者取坐位，膝屈曲，压迫腹部可使疼痛部分缓解，躺下或进食则加重（这种体位称为胰体位）。

（二）体重减轻

体重减轻是慢性胰腺炎常见的表现，见于3/4以上病例。主要由于患者担心进食后疼痛而减少进食所致。少数患者因胰功能不全、消化吸收不良或糖尿病而有严重消瘦，经过补充营养及助消化剂后，体重减轻往往可暂时好转。

（三）食欲减退

常有食欲欠佳，特别是厌油类或肉食。有时食后腹胀、恶心和呕吐。

(四)吸收不良

吸收不良表现疾病后期,胰脏丧失90%以上的分泌能力,可引起脂肪泻。患者有腹泻,大便量多、带油滴、恶臭。由于脂肪吸收不良,临床上也可出现脂溶性维生素缺乏症状。碳水化合物的消化吸收一般不受影响。

(五)黄疸

少数病例可出现明显黄疸(血清胆红素高达20 mg/dL),由胰腺纤维化压迫胆总管所致,但更常见假性囊肿或肿瘤的压迫所致。

(六)糖尿病症状

约2/3的慢性胰腺炎病例有葡萄糖耐量降低,半数有显性糖尿病,常出现于反复发作腹痛持续几年以后。当糖尿病出现时,一般均有某种程度的吸收不良存在。糖尿病症状一般较轻,易用胰岛素控制。偶可发生低血糖、糖尿病酸中毒、微血管病变和肾病变。

(七)其他

少数病例腹部可扪及包块,易误诊为胰腺肿瘤。个别患者呈抑郁状态或有幻觉、定向力障碍等。

三、并发症

慢性胰腺炎的并发症甚多,一些与胰腺炎有直接关系,另一些则可能是病因(如酒精)作用的后果。

(一)假性囊肿

见于9%~48%的慢性胰腺炎患者。多数为单个囊肿。囊肿大小不一,表现多样。假性囊肿内胰液泄漏至腹腔,可引起胰性无痛性腹水,呈隐匿起病,腹水量甚大,内含高活性淀粉酶。

巨大假性囊肿,压迫胃肠道,可引起幽门或十二指肠近端狭窄,甚至压迫十二指肠空肠交接处和横结肠,引起不全性或完全性梗阻。假性囊肿破入邻近脏器可引起内瘘。囊肿内胰酶腐蚀囊肿壁内小血管可引起囊肿内出血,如腐蚀邻近大血管,可引起消化道出血或腹腔内出血。

(二)胆管梗阻

8%~55%的慢性胰腺炎患者发生胆总管的胰内段梗阻,临床上有无黄疸不定。有黄疸者中罕有需手术治疗者。

(三)其他

酒精性慢性胰腺炎可合并存在酒精性肝硬化。慢性胰腺炎患者好发口腔、咽、肺、胃和结肠癌。

四、实验室检查

(一)血清和尿淀粉酶测定

慢性胰腺炎急性发作时血尿淀粉酶浓度和Cam/Ccr比值可一过性地增高。随着病变的进展和较多的胰实质毁损,在急性炎症发作时可不合并淀粉酶升高。测定血清胰型淀粉酶同工酶(Pam)可作为反映慢性胰腺炎时胰功能不全的试验。

(二)葡萄糖耐量试验

可出现糖尿病曲线。有报道慢性胰腺炎患者中78.7%试验阳性。

(三)胰腺外分泌功能试验

在慢性胰腺炎时有80%～90%病例胰外分泌功能异常。

(四)吸收功能试验

最简便的是做粪便脂肪和肌纤维检查。

(五)血清转铁蛋白放射免疫测定

慢性胰腺炎血清转铁蛋白明显增高,特别对酒精性钙化性胰腺炎有特异价值。

五、护理

(一)体位

协助患者卧床休息,选择舒适的卧位。有腹膜炎者宜取半卧位,利于引流和使炎症局限。

(二)饮食

脂肪对胰腺分泌具有强烈的刺激作用并可使腹痛加剧。因此,一般以适量的优质蛋白、丰富的维生素、低脂无刺激性半流质或软饭为宜,如米粥、藕粉、脱脂奶粉、新鲜蔬菜及水果等。每天脂肪供给量应控制在20～30 g,避免粗糙、干硬、胀气及刺激性食物或调味品。少食多餐、禁止饮酒。对伴糖尿病患者,应按糖尿病饮食进餐。

(三)疼痛护理

绝对禁酒、避免进食大量肉类饮食、服用大剂量胰酶制剂等均可使胰液与胰酶的分泌减少,缓解疼痛。护理中应注意观察疼痛的性质、部位、程度及持续时间,有无腹膜刺激征。协助取舒适卧位以减轻疼痛。适当应用非麻醉性镇痛药,如阿司匹林、吲哚美辛、布洛芬、对乙酰氨基酚等非团体抗炎药。对腹痛严重,确实影响生活质量者,可酌情使用麻醉性镇痛药,但应避免长期使用,以免导致患者对药物产生依赖性。给药20～30分钟须评估并记录镇痛药物的效果及不良反应。

(四)维持营养需要量

蛋白-热量营养不良在慢性胰腺炎患者是非常普遍的。进餐前30分钟为患者镇痛,以防止餐后腹痛加剧,使患者惧怕进食。进餐时胰酶制剂同食物一起服用,可以保证酶和食物适当混合,取得满意效果。同时,根据医嘱及时给予静脉补液,保证热量供给,维持水、电解质、酸碱平衡。严重的慢性胰腺炎患者和中至重度营养不良者,在准备手术阶段应考虑提供肠外或肠内营养支持。护理上需加强肠内、外营养液的输注护理,防止并发症。

(五)心理护理

因病程迁延,反复疼痛、腹泻等症状,患者常有消极悲观的情绪反应,对手术及预后的担心常引起焦虑和恐惧。护理上应关心患者,采用同情、安慰、鼓励法与患者沟通,稳定患者情绪,讲解疾病知识,帮助患者树立战胜疾病的信心。

(张　敏)

第六节　炎症性肠病

炎症性肠病是一种病因不明的肠道慢性非特异性炎症性疾病。包括溃疡性结肠炎

(ulcerative colitis,UC)和克罗恩病(Crohn's disease,CD)。一般认为,UC 和 CD 是同一疾病的不同亚类,组织损伤的基本病理过程相似,但可能由于致病因素不同,发病的具体环节不同,最终导致组织损害的表现不同。

一、溃疡性结肠炎

UC 是一种病因不明的直肠和结肠慢性非特异性炎症性疾病。病变主要位于大肠的黏膜与黏膜下层。主要症状有腹泻、黏液脓血便和腹痛,病程漫长,病情轻重不一,常反复发作。本病多见于 20～40 岁,男女发病率无明显差别。

(一)病理

病变主要位于直肠和乙状结肠,可延伸到降结肠,甚至整个结肠。病变一般仅限于黏膜和黏膜下层,少数重症者可累及肌层。活动期黏膜呈弥漫性炎症反应,可见水肿、充血与灶性出血,黏膜脆弱,触之易出血。由于黏膜与黏膜下层有炎性细胞浸润,大量中性粒细胞在肠腺隐窝底部聚集,形成小的隐窝脓肿。当隐窝脓肿融合破溃,黏膜即出现广泛的浅小溃疡,并可逐渐融合成不规则的大片溃疡。结肠炎症在反复发作的慢性过程中,大量新生肉芽组织增生,常出现炎性息肉。黏膜因不断破坏和修复,丧失其正常结构,并且由于溃疡愈合形成瘢痕,黏膜肌层与肌层增厚,使结肠变形缩短,结肠袋消失,甚至出现肠腔狭窄。少数患者有结肠癌变,以恶性程度较高的未分化型多见。

(二)临床分型

临床上根据本病的病程、程度、范围和病期进行综合分型。

1.根据病程经过分型

(1)初发型:无既往史的首次发作。

(2)慢性复发型:最多见,发作期与缓解期交替。

(3)慢性持续型:病变范围广,症状持续半年以上。

(4)急性暴发型:少见,病情严重,全身毒血症状明显,易发生大出血和其他并发症。

上述后 3 型可相互转化。

2.根据病情程度分型

(1)轻型:多见,腹泻每天 4 次以下,便血轻或无,无发热、脉速,贫血轻或无,血沉正常。

(2)重型:腹泻频繁并有明显黏液脓血便,有发热、脉速等全身症状,血沉加快、血红蛋白下降。

(3)中型:介于轻型和重型之间。

3.根据病变范围分型

可分为直肠炎、直肠乙状结肠炎、左半结肠炎、全结肠炎及区域性结肠炎。

4.根据病期分型

可分为活动期和缓解期。

(三)临床表现

起病多数缓慢,少数急性起病,偶见急性暴发起病。病程长,呈慢性经过,常有发作期与缓解期交替,少数症状持续并逐渐加重。

1.症状

(1)消化系统表现:主要表现为腹泻与腹痛。①腹泻为最主要的症状,黏液脓血便是本病活动期的重要表现。腹泻主要与炎症导致大肠黏膜对水钠吸收障碍及结肠运动功能失常有关。粪便中的黏液或黏液脓血，为炎症渗出和黏膜糜烂及溃疡所致。排便次数和便血程度可反映病情程度，轻者每天排便2～4次，粪便呈糊状，可混有黏液、脓血，便血轻或无，重者腹泻每天可达10次以上，大量脓血，甚至呈血水样粪便。病变限于直肠和乙状结肠的患者，偶有腹泻与便秘交替的现象，此与病变直肠排空功能障碍有关。②腹痛，轻者或缓解期患者多无腹痛或仅有腹部不适，活动期有轻或中度腹痛，为左下腹的阵痛，亦可涉及全腹。有疼痛-便意-便后缓解的规律，大多伴有里急后重，为直肠炎症刺激所致。若并发中毒性巨结肠或腹膜炎，则腹痛持续且剧烈。③其他症状可有腹胀、食欲缺乏、恶心、呕吐等。

(2)全身表现：中、重型患者活动期有低热或中等度发热，高热多提示有并发症或急性暴发型。重症患者可出现衰弱、消瘦、贫血、低清蛋白血症、水和电解质平衡紊乱等表现。

(3)肠外表现：本病可伴有一系列肠外表现，包括口腔黏膜溃疡、结节性红斑、外周关节炎、坏疽性脓皮病、虹膜睫状体炎等。

2.体征

患者呈慢性病容，精神状态差，重者呈消瘦贫血貌。轻者仅有左下腹轻压痛，有时可触及痉挛的降结肠和乙状结肠。重症者常有明显腹部压痛和鼓肠。若有反跳痛、腹肌紧张、肠鸣音减弱等应注意中毒性巨结肠和肠穿孔等并发症。

(四)护理

1.护理目标

患者大便次数减少，便质正常；腹痛缓解，营养改善，体重恢复，未发生并发症，焦虑减轻。

2.护理措施

(1)一般护理。①休息与活动：在急性发作期或病情严重时均应卧床休息，缓解期适当休息，注意劳逸结合。②合理饮食：指导患者食用质软、易消化、少纤维素又富含营养、有足够热量的食物，以利于吸收、减轻对肠黏膜的刺激并供给足够的热量，以维持机体代谢的需要。避免食用冷饮、水果、多纤维的蔬菜及其他刺激性食物，忌食牛乳和乳制品。急性发作期患者，应进流质或半流质饮食，病情严重者应禁食，按医嘱给予静脉高营养，以改善全身状况。应注意给患者提供良好的进餐环境，避免不良刺激，以增进患者食欲。

(2)病情观察：观察患者腹泻的次数、性质，腹泻伴随症状，如发热、腹痛等，监测粪便检查结果。严密观察腹痛的性质、部位及生命体征的变化，以了解病情的进展情况，如腹痛性质突然改变，应注意是否发生大出血、肠梗阻、中毒性巨结肠、肠穿孔等并发症。观察患者进食情况，定期测量患者的体重，监测血红蛋白、血清电解质和清蛋白的变化，了解营养状况的变化。

(3)用药护理：遵医嘱给予柳氮磺吡啶、糖皮质激素、免疫抑制剂等治疗，以控制病情，使腹痛缓解。注意药物的疗效及不良反应，如应用柳氮磺吡啶时，患者可出现恶心、呕吐、皮疹、粒细胞减少及再生障碍性贫血等。应嘱患者餐后服药，服药期间定期复查血常规，应用糖皮质激素者，要注意激素不良反应，不可随意停药，防止反跳现象，应用硫唑嘌呤或巯嘌呤时患者可出现骨髓抑制的表现，应注意监测白细胞计数。

(4)心理护理：安慰鼓励患者，向患者解释病情，使患者以平和的心态应对疾病，自觉地配合治疗。

(5)健康指导。①心理指导：由于病情反复发作，迁延不愈，常给患者带来痛苦，尤其是排便次数的增加，给患者的精神和日常生活带来很多困扰，易产生自卑、忧虑，甚至恐惧心理。应鼓励患者以平和的心态应对疾病，积极配合治疗。②指导患者合理饮食及活动：指导患者食用质软、易消化、少纤维素又富含营养、有足够热量的食物，避免食用冷饮、水果、多纤维的蔬菜及其他刺激性食物，忌食牛乳和乳制品。在急性发作期或病情严重时均应卧床休息，缓解期适当休息，注意劳逸结合。③用药指导：嘱患者坚持治疗，不要随意更换药物或停药。教会患者识别药物的不良反应，出现异常症状要及时就诊，以免耽搁病情。

3.护理评价

患者腹泻、腹痛缓解，营养改善，体重恢复。

二、克罗恩病

CD是一种病因尚不十分清楚的胃肠道慢性炎性肉芽肿性疾病。病变多见于末段回肠和邻近结肠，但从口腔至肛门各段消化道均可受累，呈节段性或跳跃式分布。临床上以腹痛、腹泻、体重下降、腹块、瘘管形成和肠梗阻为特点，可伴有发热等全身表现，以及关节、皮肤、眼、口腔黏膜等肠外损害。本病有终身复发倾向，重症患者迁延不愈，预后不良。

（一）病理

病变表现为同时累及回肠末段与邻近右侧结肠者，只涉及小肠者，局限在结肠者。病变可涉及口腔、食管、胃、十二指肠，但少见。

大体形态上，克罗恩病特点为：①病变呈节段性或跳跃性，而不呈连续性。②黏膜溃疡早期呈鹅口疮样溃疡，随后溃疡增大、融合，形成纵行溃疡和裂隙溃疡，将黏膜分割呈鹅卵石样外观。③病变累及肠壁全层，肠壁增厚变硬，肠腔狭窄。

组织学上，克罗恩病的特点为：①非干酪性肉芽肿，由类上皮细胞和多核巨细胞构成，可发生在肠壁各层和局部淋巴结。②裂隙溃疡，呈缝隙状，可深达黏膜下层甚至肌层。③肠壁各层炎症，伴固有膜底部和黏膜下层淋巴细胞聚集、黏膜下层增宽、淋巴管扩张及神经节炎等。肠壁全层病变致肠腔狭窄，可发生肠梗阻。溃疡穿孔引起局部脓肿，或穿透至其他肠段、器官、腹壁，形成内瘘或外瘘。肠壁浆膜纤维素渗出、慢性穿孔均可引起肠粘连。

（二）临床分型

区别本病不同临床情况，有助全面估计病情和预后，制订治疗方案。

1.临床类型

依疾病行为分型，可分为狭窄型（以肠腔狭窄所致的临床表现为主）、穿通型（有瘘管形成）和非狭窄非穿通型（炎症型）。各型可有交叉或互相转化。

2.病变部位

参考影像和内镜结果确定，可分为小肠型、结肠型、回结肠型。如消化道其他部分受累亦应注明。

3.严重程度

根据主要临床表现的程度及并发症计算CD活动指数（CDAI），用于疾病活动期与缓解期区分、病情严重程度估计（轻、中、重度）和疗效评定。

（三）临床表现

起病大多隐匿、缓渐，从发病早期症状出现至确诊往往需数月至数年。病程呈慢性，长短不等的活动期与缓解期交替，有终身复发倾向。少数急性起病，可表现为急腹症，酷似急性阑尾炎或急性肠梗阻。腹痛、腹泻和体重下降三大症状是本病的主要临床表现。但本病的临床表现复杂多变，这与临床类型、病变部位、病期及并发症有关。

1.消化系统表现

(1)腹痛：为最常见症状。多位于右下腹或脐周，间歇性发作，常为痉挛性阵痛伴腹鸣。常于进餐后加重，排便或肛门排气后缓解。腹痛的发生可能与进餐引起胃肠反射或肠内容物通过炎症、狭窄肠段，引起局部肠痉挛有关。体检常有腹部压痛，部位多在右下腹。腹痛亦可由部分或完全性肠梗阻引起，此时伴有肠梗阻症状。出现持续性腹痛和明显压痛，提示炎症波及腹膜或腹腔内脓肿形成。全腹剧痛和腹肌紧张，提示病变肠段急性穿孔。

(2)腹泻：亦为本病常见症状，主要由病变肠段炎症渗出、蠕动增加及继发性吸收不良引起。腹泻先是间歇发作，病程后期可转为持续性。粪便多为糊状，一般无脓血和黏液。病变涉及下段结肠或肛门直肠者，可有黏液血便及里急后重。

(3)腹部包块：见于10%～20%的患者，由于肠粘连、肠壁增厚、肠系膜淋巴结肿大、内瘘或局部脓肿形成所致。多位于右下腹与脐周。固定的腹块提示有粘连，多已有内瘘形成。

(4)瘘管形成：是克罗恩病的特征性临床表现，因透壁性炎性病变穿透肠壁全层至肠外组织或器官而成。瘘分内瘘和外瘘，前者可通向其他肠段、肠系膜、膀胱、输尿管、阴道、腹膜后等处，后者通向腹壁或肛周皮肤。肠段之间内瘘形成可致腹泻加重及营养不良。肠瘘通向的组织与器官因粪便污染可致继发性感染。外瘘或通向膀胱、阴道的内瘘均可见粪便与气体排出。

(5)肛门周围病变：包括肛门周围瘘管、脓肿形成及肛裂等病变，见于部分患者，有结肠受累者较多见。有时这些病变可为本病的首发或突出的临床表现。

2.全身表现

(1)发热：为常见的全身表现之一，与肠道炎症活动及继发感染有关。间歇性低热或中度热常见，少数呈弛张高热伴毒血症。少数患者以发热为主要症状，甚至较长时间不明原因发热之后才出现消化道症状。

(2)营养障碍：由慢性腹泻、食欲减退及慢性消耗等因素所致。主要表现为体重下降，可有贫血、低蛋白血症和维生素缺乏等表现。青春期前患者常有生长发育迟滞。

3.肠外表现

本病肠外表现与溃疡性结肠炎的肠外表现相似，但发生率较高，据我国统计报道以口腔黏膜溃疡、皮肤结节性红斑、关节炎及眼病为常见。

(四)护理

1.护理目标

患者腹泻、腹痛缓解，营养改善，体重恢复，无并发症。

2.护理措施

(1)一般护理。①休息与活动：在急性发作期或病情严重时均应卧床休息，缓解期适当休息，注意劳逸结合。必须戒烟。②合理饮食：一般给高营养低渣饮食，适当给予叶酸、维生素 B_{12} 等多种维生素。重症患者酌情使用要素饮食或全胃肠外营养，除营养支持外还有助诱导缓解。

(2)病情观察：观察患者腹泻的次数、性质，腹泻伴随症状，如发热、腹痛等，监测粪便检查结果。严密观察腹痛的性质、部位，以及生命体征的变化，测量患者的体重，监测血红蛋白、血清电解质和清蛋白的变化，了解营养状况的变化。

(3)用药护理：遵医嘱腹痛、腹泻可使用抗胆碱能药物或止泻药，合并感染者静脉途径给予广谱抗生素。给予柳氮磺吡啶、糖皮质激素、免疫抑制剂等治疗，以控制病情，使腹痛缓解。注意避

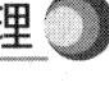

免药物的不良反应，如应嘱患者餐后服药，服药期间定期复查血常规，不可随意停药，防止反跳现象等。

(4)心理护理：向患者解释病情，使患者树立战胜疾病信心，自觉地配合治疗。

(5)健康指导。①疾病知识指导：指导患者合理休息与活动，戒烟，食用质软、易消化、少纤维素又富含营养、有足够热量的食物，避免食用冷饮、水果、多纤维的蔬菜及其他刺激性食物，忌食牛乳和乳制品。②安慰鼓励患者：使患者树立信心，积极地配合治疗。③用药指导：嘱患者坚持服药并了解药物的不良反应，病情有异常变化要及时就诊。

3.护理评价

患者腹泻、腹痛缓解，无发热、营养不良，体重增加。

（张　敏）

第七节　脂肪性肝病

一、非酒精性脂肪性肝病

非酒精性脂肪性肝病是指除外酒精和其他明确的损肝因素所致的肝细胞内脂肪过度沉积为主要特征的临床病理综合征，与胰岛素抵抗和遗传易感性密切相关的获得性代谢应激性肝损伤。包括单纯性脂肪肝、非酒精性脂肪性肝炎(NASH)及其相关肝硬化。随着肥胖及其相关代谢综合征全球化的流行趋势，非酒精性脂肪性肝病现已成为欧美等发达国家和我国富裕地区慢性肝病的重要病因，普通成人非酒精性脂肪性肝病患病率10%～30%，其中10%～20%为NASH，后者10年内肝硬化发生率高达25%。

非酒精性脂肪性肝病除可直接导致失代偿期肝硬化、肝细胞癌和移植肝复发外，还可影响其他慢性肝病的进展，并参与2型糖尿病和动脉粥样硬化的发病。代谢综合征相关恶性肿瘤、动脉硬化性心脑血管疾病及肝硬化是影响非酒精性脂肪性肝病患者生活质量和预期寿命的重要因素。

(一)临床表现

(1)脂肪肝的患者多无自觉症状，部分患者可有乏力、消化不良、肝区隐痛、肝脾大等非特异性症状及体征。

(2)可有体重超重和/或内脏性肥胖、空腹血糖增高、血脂紊乱、高血压等代谢综合征相关症状。

(二)并发症

肝纤维化、肝硬化、肝癌。

(三)治疗

(1)基础治疗：制订合理的能量摄入及饮食结构、中等量有氧运动、纠正不良生活方式和行为。

(2)避免加重肝脏损害、体重急剧下降、滥用药物及其他可能诱发肝病恶化的因素。

(3)减肥：所有体重超重、内脏性肥胖及短期内体重增长迅速的非酒精性脂肪性肝病患者，都需通过改变生活方式、控制体重、减小腰围。

(4)胰岛素增敏剂:合并 2 型糖尿病、糖耐量损害、空腹血糖增高及内脏性肥胖者,可考虑应用二甲双胍和噻唑烷二酮类药物,以期改善胰岛素抵抗和控制血糖。

(5)降血脂药:血脂紊乱经基础治疗、减肥和应用降糖药物 3～6 个月,仍呈混合性高脂血症或高脂血症合并 2 个以上危险因素者,需考虑加用贝特类、他汀类或普罗布考等降血脂药物。

(6)针对肝病的药物:非酒精性脂肪性肝病伴肝功能异常、代谢综合征、经基础治疗 3～6 个月仍无效,以及肝活体组织检查证实为 NASH 和病程呈慢性进展性者,可采用针对肝病的药物辅助治疗,但不宜同时应用多种药物。

(四)健康教育与管理

(1)树立信心,相信通过长期合理用药、控制生活习惯,可以有效地治疗脂肪性肝病。

(2)了解脂肪性肝病的发病因素及危险因素。

(3)掌握脂肪性肝病的治疗要点。

(4)矫正不良饮食习惯,少食高脂饮食,戒烟酒。

(5)建立合理的运动计划,控制体重,监测体重的变化。

(6)定期随访,与医师一起制订合理的健康计划。

(五)预后

绝大多数非酒精性脂肪性肝病预后良好,肝组织学进展缓慢甚至呈静止状态,预后相对良好。部分患者即使已并发脂肪性肝炎和肝纤维化,如能得到及时诊治,肝组织学改变仍可逆转,罕见脂肪囊肿破裂并发脂肪栓塞而死亡。少数脂肪性肝炎患者进展至肝硬化,一旦发生肝硬化则其预后不佳。对于大多数脂肪肝患者,有时通过节制饮食、坚持中等量的有氧运动等非药物治疗措施就可达到控制体重、血糖、降低血脂和促进肝组织学逆转的目的。

(六)护理

见表 6-2。

表 6-2　非酒精性脂肪性肝病的护理

日期	项目	护理内容
入院当天	评估	1.一般评估:生命体征、体重、皮肤等
		2.专科评估:脂肪厚度、有无胃肠道反应、出血点等
	治疗	根据病情避免诱因,调整饮食,根据情况使用保肝药
	检查	按医嘱行相关检查,如血常规、肝功能、B 超、CT、肝穿刺等
	药物	按医嘱正确使用保肝药物,注意用药后的观察
	活动	嘱患者卧床休息为主,避免过度劳累
	饮食	1.低脂、高纤维、高维生素、少盐饮食
		2.禁止进食高脂肪、高胆固醇、高热量食物,如动物内脏、油炸食物
		3.戒烟酒,嘱多饮水
	护理	1.做好入院介绍,主管护士自我介绍
		2.制订相关的护理措施,如饮食护理、药物护理、皮肤护理、心理护理
		3.视病情做好各项监测记录
		4.密切观察病情,防止并发症的发生

续表

日期	项目	护理内容
		5.做好健康宣教
		6.根据病情留陪员，上床挡，确保安全
	健康宣教	向患者讲解疾病相关知识、安全知识、服药知识等，教会患者观察用药效果，指导各种检查的注意事项
第 2 天	评估	神志、生命体征及患者的心理状态，对疾病相关知识的了解等情况
	治疗	按医嘱执行治疗
	检查	继续完善检查
	药物	密切观察各种药物作用和不良反应
	活动	卧床休息，进行适当的有氧运动
	饮食	同前
	护理	1.进一步做好基础护理，如导管护理、饮食护理、药物护理、皮肤护理等
		2.视病情做好各项监测记录
		3.密切观察病情，防止并发症的发生
		4.做好健康宣教
	健康宣教	讲解药物的使用方法及注意事项，各项检查前后注意事项
第 3～9 天	活动	进行有氧运动，如太极、散步、慢跑等
	健康宣教	讲解有氧运动的作用、运动的时间及如何根据自身情况调整运动量，派发健康教育宣传单
	其他	同前
出院前 1 天	健康宣教	出院宣教
		1.服药指导
		2.疾病相关知识指导
		3.调节饮食，控制体重
		4.保持良好的生活习惯和心理状态
		5.定时专科门诊复诊
出院随访	出院 1 周内电话随访第 1 次，3 个月内随访第 2 次，6 个月内随访第 3 次，以后 1 年随访 1 次	

二、酒精性肝病

酒精性肝病是由于长期大量饮酒导致的肝脏疾病。初期通常表现为脂肪肝，进而可发展成酒精性肝炎、肝纤维化和肝硬化。其主要临床特征是恶心、呕吐、黄疸，可有肝脏肿大和压痛，并可并发肝衰竭和上消化道出血等。严重酗酒时可诱发广泛肝细胞坏死，甚至肝衰竭。酒精性肝病是我国常见的肝脏疾病之一，严重危害人民健康。

（一）临床表现

临床症状为非特异性，可无症状，或有右上腹胀痛、食欲缺乏、乏力、体质减轻、黄疸等；随着病情加重，可有神经精神症状和蜘蛛痣、肝掌等表现。

(二)并发症

肝性脑病、肝衰竭、上消化道出血。

(三)治疗

治疗酒精性肝病的原则是戒酒和营养支持,减轻酒精性肝病的严重程度,改善已存在的继发性营养不良和对症治疗酒精性肝硬化及其并发症。

1.戒酒

戒酒是治疗酒精性肝病的最重要的措施,戒酒过程中应注意防治戒断综合征。

2.营养支持

酒精性肝病患者需良好的营养支持,应在戒酒的基础上提供高蛋白、低脂饮食,并注意补充B族维生素、维生素C、维生素K及叶酸。

3.药物治疗

糖皮质激素、保肝药等。

4.手术治疗

肝移植。

(四)健康教育与管理

(1)树立信心,坚持长期合理用药并严格控制生活习惯。

(2)了解酒精性肝病的发病因素及危险因素。

(3)掌握酒精性肝病的治疗要点。

(4)矫正不良饮食习惯,戒烟酒,合理饮食。

(5)遵医嘱服药,学会观察用药效果及注意事项。

(6)定期随访,与医师一起制订合理的健康计划。

(五)预后

一般预后良好,戒酒后可完全恢复。酒精性肝炎如能及时戒酒和治疗,大多可以恢复,主要死亡原因为肝衰竭。若不戒酒,酒精性脂肪肝可直接或经酒精性肝炎阶段发展为酒精性肝硬化。

(六)护理

见表6-3。

表6-3 酒精性脂肪性肝病的护理

日期	项目	护理内容
入院当天	评估	1.一般评估:神志、生命体征等
		2.专科评估:饮酒的量、有无胃肠道反应、出血点等
	治疗	根据医嘱使用保肝药
	检查	按医嘱行相关检查,如血常规、肝功能、B超、CT、肝穿刺等
	药物	按医嘱正确使用保肝药物,注意用药后的观察
	活动	嘱患者卧床休息为主,避免过度劳累
	饮食	1.低脂、高纤维、高维生素、少盐饮食
		2.禁食高脂肪、高胆固醇、高热量食物,如动物内脏、油炸食物
		3.戒烟酒,嘱多饮水
	护理	1.做好入院介绍,主管护士自我介绍

续表

日期	项目	护理内容
		2.制订相关的护理措施，如饮食护理、药物护理、皮肤护理、心理护理
		3.视病情做好各项监测记录
		4.密切观察病情，防止并发症的发生
		5.做好健康宣教
		6.根据病情留陪员，上床挡，确保安全
	健康宣教	向患者讲解疾病相关知识、安全知识、服药知识等，教会患者观察用药效果，指导各种检查的注意事项
第2天	评估	神志、生命体征及患者的心理状态，对疾病相关知识的了解等情况
	治疗	按医嘱执行治疗
	检查	继续完善检查
	药物	密切观察各种药物作用和不良反应
	活动	卧床休息，可进行散步等活动
	饮食	同前
	护理	1.做好基础护理，如皮肤护理、导管护理等
		2.按照医嘱正确给药，并观察药物疗效及不良反应
		3.视病情做好各项监测记录
		4.密切观察病情，防止并发症的发生
		5.做好健康宣教
	健康宣教	讲解药物的使用方法及注意事项、各项检查前后注意事项
第3～10天	活动	同前
	健康宣教	讲解有氧运动的作用、运动的时间及如何根据自身情况调整运动量，派发健康教育宣传单
	其他	同前
出院前1天	健康宣教	出院宣教
		1.服药指导
		2.疾病相关知识指导
		3.戒酒，调整饮食
		4.保持良好的生活习惯和心理状态
		5.定时专科门诊复诊
出院随访	出院1周内电话随访第1次，3个月内随访第2次，6个月内随访第3次，以后1年随访1次	

（张　敏）

第八节 肝 硬 化

一、疾病概述

(一)概念和特点

肝硬化是各种慢性肝病发展的晚期阶段。病理上以肝脏弥漫性纤维化、再生结节和假小叶形成为特征。临床上,起病隐匿,病程发展缓慢,晚期以肝功能减退和门静脉高压为主要表现,常出现多种并发症。

肝硬化是常见病,世界范围内的年发病率为(25～400)/10 万,发病高峰年龄在 35～50 岁,男性多见,出现并发症时病死率高。

(二)相关病理、生理

肝硬化的病理改变主要是正常肝小叶结构被假小叶所替代后,在大体形态上:肝脏早期肿大、晚期明显缩小,质地变硬。

肝硬化的病理、生理改变主要是肝功能减退(失代偿)和门静脉高压,临床上表现为由此而引起的多系统、多器官受累所产生的症状和体征,进一步发展可产生一系列并发症。

(三)肝硬化的病因

引起肝硬化的病因很多,在我国以病毒性肝炎为主,欧美国家以慢性酒精中毒多见。

1.病毒性肝炎

主要为乙型、丙型和丁型肝炎病毒的感染,通常经过慢性肝炎阶段演变而来,急性或亚急性肝炎如有大量肝细胞坏死和肝纤维化可以直接演变为肝硬化,乙型和丙型或丁型肝炎病毒的重叠感染可加速发展至肝硬化。

2.慢性酒精中毒

长期大量饮酒(一般为每天摄入酒精 80 g 达 10 年以上),酒精及其代谢产物(乙醛)的毒性作用,引起酒精性肝炎,继而可发展为肝硬化。

3.非酒精性脂肪性肝炎

非酒精性脂肪性肝炎可发展成肝硬化。

4.胆汁淤积

持续肝内胆汁淤积或肝外胆管阻塞时,高浓度胆酸和胆红素对肝细胞有损害作用,引起原发性胆汁性肝硬化或继发性胆汁性肝硬化。

5.肝静脉回流受阻

慢性充血性心力衰竭、缩窄性心包炎、肝静脉阻塞综合征、肝小静脉闭塞等引起肝脏长期淤血缺氧,引起肝细胞坏死和纤维化。

6.遗传代谢性疾病

先天性酶缺陷疾病,致使某些物质不能被正常代谢而沉积在肝脏,如肝豆状核变性(铜沉积)、血色病(铁沉积)、α_1-抗胰蛋白酶缺乏症等。

7.工业毒物或药物

长期接触四氯化碳、磷、砷等或服用双醋酚汀、甲基多巴、异烟肼等可引起中毒性或药物性肝炎而演变为肝硬化;长期服用甲氨蝶呤可引起肝纤维化而发展为肝硬化。

8.自身免疫性肝炎

自身免疫性肝炎可演变为肝硬化。

9.血吸虫病

虫卵沉积于汇管区,引起肝纤维化组织增生,导致窦前性门静脉高压,亦称为血吸虫病性肝硬化。

10.隐源性肝硬化

部分原因不明的肝硬化。

(四)临床表现

1.代偿期肝硬化

代偿期肝硬化症状轻且无特异性。可有乏力、食欲减退、腹胀不适等。患者营养状况一般,可触及肿大的肝脏、质偏硬,脾可肿大。肝功能检查正常或仅有轻度酶学异常。常在体检或手术中被偶然发现。

2.失代偿期肝硬化

临床表现明显,可发生多种并发症。

(1)症状。

全身症状:乏力为早期症状,其程度可自轻度疲倦至严重乏力。体重下降往往随病情进展而逐渐明显。少数患者有不规则低热,与肝细胞坏死有关,但注意与合并感染、肝癌鉴别。

消化道症状:食欲缺乏为常见症状,可有恶心、偶伴呕吐。腹胀亦常见,与胃肠积气、腹水和肝脾大等有关,腹水量大时,腹胀成为患者最难忍受的症状。腹泻往往表现为对脂肪和蛋白质耐受差,稍进油腻肉食即易发生腹泻。部分患者有腹痛,多为肝区隐痛,当出现明显腹痛时要注意合并肝癌、原发性腹膜炎、胆道感染、消化性溃疡等情况。

出血倾向:可有牙龈、鼻腔出血、皮肤紫癜,女性月经过多等。

与内分泌紊乱有关的症状:男性可有性功能减退、男性乳房发育,女性可发生闭经、不孕。部分患者有低血糖的表现。

门脉高压症状:如食管胃底静脉曲张破裂而致上消化道出血时,表现为呕血及黑便;脾功能亢进可致血细胞减少,贫血而出现皮肤黏膜苍白。

(2)体征:患者呈肝病容,面色黝黑而无光泽。晚期患者消瘦、肌肉萎缩。皮肤可见蜘蛛痣、肝掌、男性乳房发育。腹壁静脉以脐为中心显露至曲张,严重者脐周静脉突起呈水母状并可听见静脉杂音。黄疸提示肝功能储备已明显减退,黄疸呈持续性或进行性加深提示预后不良。腹水伴或不伴下肢水肿是失代偿期肝硬化最常见表现,部分患者可伴肝性胸腔积液,以右侧多见。

肝脏早期肿大可触及,质硬而边缘钝;后期缩小,肋下常触不到。半数患者可触及肿大的脾脏,常为中度,少数重度。

各型肝硬化起病方式与临床表现并不完全相同。如大结节性肝硬化起病较急进展较快,门静脉高压相对较轻,但肝功能损害则较严重;血吸虫病性肝纤维化的临床表现则以门静脉高压为主,巨脾多见,黄疸、蜘蛛痣、肝掌少见,肝功能损害较轻,肝功能试验多基本正常。

(五)辅助检查

1.实验室检查

血常规、尿常规、粪常规、血清免疫学、内镜、腹腔镜、腹水和门静脉压力生化检查(以了解其病因、诱因及潜在的护理问题)。

2.肝功能检查

代偿期大多正常或仅有轻度的酶学异常,失代偿期普遍异常,且异常程度往往与肝脏的储备功能减退程度相关。具体表现为转氨酶升高,清蛋白下降、球蛋白升高,A/G 倒置,凝血酶原时间延长,结合胆红素升高等。

3.影像学检查

(1)X 线检查:食管静脉曲张时行食管吞钡 X 线检查显示虫蚀样或蚯蚓状充盈缺损,纵行黏膜皱襞增宽,胃底静脉曲张时胃肠钡餐可见菊花瓣样充盈缺损。

(2)腹部超声检查:B 超检查常示肝脏表面不光滑、肝叶比例失调、肝实质回声不均匀等,以及脾大、门静脉扩张和腹水等超声图像。

(3)CT 和 MRI 检查对肝硬化的诊断价值与 B 超检查相似。

(六)治疗原则

本病目前无特效治疗,关键在于早期诊断,针对病因给予相应处理,阻止肝硬化进一步发展,后期积极防治并发症,终末期则只能有赖于肝移植。

二、护理评估

(一)一般评估

1.生命体征

伴感染时可有发热,有心脏功能不全时可有呼吸、脉搏和血压的改变,余无明显特殊变化。

2.患病及治疗经过

询问本病的有关病因,例如有无肝炎或输血史、心力衰竭、胆道疾病;有无长期接触化学毒物、使用损肝药物或嗜酒,其用量和持续时间。有无慢性肠道感染、消化不良、消瘦、黄疸、出血史。有关的检查、用药和其他治疗情况。

3.患者主诉及一般情况

饮食及消化情况,例如食欲、进食量及食物种类、饮食习惯及爱好。有无食欲减退甚至畏食,有无恶心、呕吐、腹胀、腹痛,呕吐物和粪便的性质及颜色。日常休息及活动量、活动耐力、尿量及颜色等。

4.相关记录

体重、饮食、皮肤、肝脏大小、出入量、出血情况、意识等记录结果。

(二)身体评估

1.头颈部

(1)面部颜色,有无肝病面容,脱发。

(2)患者的精神状态,对人物、时间、地点的定向力(表情淡漠、性格改变或行为异常多为肝脏病的前驱表现)。

2.胸部

呼吸的频率和节律,有无呼吸浅速、呼吸困难和发绀,有无因呼吸困难、心悸而不能平卧,有无胸腔积液形成。

3.腹部

(1)测量腹围有无腹壁紧张度增加、脐疝、腹式呼吸减弱等腹水征象。

(2)腹部有无移动性浊音,大量腹水可有液波震颤。

(3)有无腹壁静脉显露,腹壁静脉曲张时在剑突下,脐周腹壁静脉曲张处可听见静脉连续性潺潺声(结合病例综合考虑)。

(4)肝脾大小、质地、表面情况及有无压痛(结合B超检查结果综合考虑)。

4.其他

是否消瘦,皮下脂肪消失、肌肉萎缩;皮肤是否干枯、有无黄染、出血点、蜘蛛痣、肝掌等。

(三)心理-社会评估

评估时应注意患者的心理状态,有无个性、行为的改变,有无焦虑、抑郁、易怒、悲观等情绪。并发肝性脑病时,患者可出现嗜睡、兴奋、昼夜颠倒等神经精神症状,应注意鉴别。评估患者及家属对疾病的认识及态度、家庭经济情况和社会支持等。

(四)辅助检查结果评估

1.血常规检查

有无红细胞减少或全血细胞减少。

2.血生化检查

肝功能有无异常,有无电解质和酸碱平衡紊乱,血氨是否增高,有无氮质血症。

3.腹水检查

腹水的性质是漏出液或渗出液,有无找到病原菌或恶性肿瘤细胞。

4.其他检查

钡餐造影检查有无食管胃底静脉曲张,B超检查有无静脉高压征象等。

(五)常用药物治疗效果的评估

1.准确记录患者出入量(尤其是24小时尿量)

大量利尿可引起血容量过度降低,心输血量下降,血尿素氮增高。患者皮肤弹性减低,出现直立性低血压和少尿。

2.血生化检查的结果

长期使用噻嗪类利尿剂有可能导致水、电解质紊乱,产生低钠、低氯和低钾血症。

三、主要护理诊断

(一)营养失调:低于机体需要量

低于机体需要量与肝功能减退、门静脉高压引起食欲减退、消化和吸收障碍有关。

(二)体液过多

体液过多与肝功能减退、门静脉高压引起水钠潴留有关。

(三)潜在并发症

(1)上消化道出血:与食管胃底静脉曲张破裂有关。

(2)肝性脑病:与肝功能障碍、代谢紊乱致神经系统功能失调有关。

四、护理措施

(一)休息与活动

睡眠应充足,生活起居有规律。代偿期患者无明显的精神、体力减退,可适当参加工作,避免过度疲劳;失代偿期患者以卧床休息为主,并视病情适量活动,活动量以不加重疲劳感和其他症状为度。腹水患者宜平卧位,可抬高下肢,以减轻水肿。阴囊水肿者可用拖带托起阴囊,大量腹水者卧床时可取半卧位,以减轻呼吸困难和心悸。

(二)合理饮食

既保证饮食营养又遵守必要的饮食限制是改善肝功能、延缓病情进展的基本措施。与患者共同制订符合治疗需要而又为其接受的饮食计划。饮食治疗原则:高热量、高蛋白质、高维生素、限制水钠、易消化饮食,并根据病情变化及时调整。

(三)用药护理

应严格按医嘱用药,并注意观察常用药的毒副作用,发现问题及时处理。如使用利尿药注意维持水电解质和酸碱平衡,利尿速度不宜过快,以每天体重减轻≤0.5 kg为宜。

(四)心理护理

多关心体贴患者,使患者保持愉快心情,树立治病的信心。

(五)健康教育

1.饮食指导

切实遵循饮食治疗原则和计划,禁酒。

2.用药原则

遵医嘱按时、正确服用相关药物,加用药物需征得医师同意,以免加重肝脏负担和肝功能损害。让患者了解常用药物不良反应及自我观察要点。

3.预防感染的措施

注意保暖和个人卫生保健。

4.适当活动计划

睡眠应充足,生活起居有规律。制订个体化的活动计划,避免过度疲劳。

5.皮肤的保护

沐浴时应注意避免水温过高,或使用有刺激性的皂类和沐浴液,沐浴后使用性质柔和的润肤品;皮肤瘙痒者给予止痒处理,嘱患者勿用手抓搔,以免皮肤破损。

6.及时就诊的指标

(1)患者出现性格、行为改变等可能为肝性脑病的前驱症状时。

(2)出现消化道出血等其他并发症时。

(张　敏)

第七章

肝胆外科护理

第一节 肝 脓 肿

一、细菌性肝脓肿患者的护理

当全身性细菌感染，特别是腹腔内感染时，细菌侵入肝脏，如果患者抵抗力弱，可发生细菌性肝脓肿。细菌可以从下列途径进入肝脏。①胆道：细菌沿着胆管上行，是引起细菌性肝脓肿的主要原因。包括胆结石、胆囊炎、胆道蛔虫、其他原因所致胆管狭窄与阻塞等。②肝动脉：体内任何部位的化脓性病变，细菌可经肝动脉进入肝脏。如败血症、化脓性骨髓炎、痈、疔等。③门静脉：已较少见，如坏疽性阑尾炎、细菌性痢疾等，细菌可经门静脉入肝。④肝开放性损伤：细菌可直接经伤口进入肝，引起感染而形成脓肿。细菌性肝脓肿的致病菌多为大肠埃希菌、金黄色葡萄球菌、厌氧链球菌等。肝脓肿可以是单个脓肿，也可以是多个小脓肿，数个小脓肿可以融合成为一个大脓肿。

(一)护理评估

1.健康史

注意询问有无胆道感染和胆道疾病，有无全身其他部位的化脓性感染特别是肠道的化脓性感染，有无肝脏外伤病史，是否有肝脓肿病史，是否进行过系统治疗。

2.身体状况

本病通常继发于某种感染性先驱疾病，起病急，主要症状为骤起寒战、高热、肝区疼痛和肝大。体温可高达39～40 ℃，多表现为弛张热，伴有大汗、恶心、呕吐、食欲缺乏。肝区疼痛多为持续性钝痛或胀痛，有时可伴有右肩牵涉痛，右下胸及肝区叩击痛，增大的肝有压痛。肝前下缘比较表浅的脓肿，可有右上腹肌紧张和局部明显触痛。巨大的肝脓肿可使右季肋区呈饱满状态，甚至可见局限性隆起，局部皮肤可出现凹陷性水肿。严重时或并发胆道梗阻者，可出现黄疸。

3.心理-社会状况

细菌性肝脓肿起病急剧，症状重，如果治疗不彻底容易反复发作转为慢性，并且细菌性肝脓肿极易引起严重的全身性感染，导致感染性休克，患者产生焦虑。

4.辅助检查

(1)血液检查:化验检查白细胞计数及中性粒细胞增多,有时出现贫血。肝功能检查可出现不同程度的损害和低蛋白血症。

(2)X线胸腹部检查:右叶脓肿可见右膈肌升高,运动受限;肝影增大或局限性隆起;有时伴有反应性胸膜炎或胸腔积液。

(3)B超:在肝内可显示液平面,可明确其部位和大小,阳性诊断率在96%以上,为首选的检查方法。必要时可做CT检查。

(4)诊断性穿刺:抽出脓液即可证实本病。

(5)细菌培养:脓液细菌培养有助于明确致病菌,选择敏感的抗生素,并与阿米巴肝脓肿相鉴别。

5.治疗要点

(1)全身支持疗法:给予充分营养,纠正水和电解质及酸碱平衡失调,必要时少量多次输血和血浆以纠正低蛋白血症,增强机体抵抗力。

(2)抗生素治疗:应使用大剂量抗生素。由于肝脓肿的致病菌以大肠埃希菌、金黄色葡萄球菌和厌氧性细菌最为常见,在未确定病原菌之前,可首选对此类细菌有效的抗生素,然后根据细菌培养和抗生素敏感试验结果选用有效的抗生素。

(3)经皮肝穿刺脓肿置管引流术:适用于单个较大的脓肿。在B超引导下进行穿刺。

(4)手术治疗:对于较大的单个脓肿,估计有穿破可能,或已经穿破胸、腹腔;胆源性肝脓肿;位于肝左外叶脓肿,穿刺易污染腹腔;慢性肝脓肿,应施行经腹切开引流。病程长的慢性局限性厚壁脓肿,也可行肝叶切除或部分肝切除术。多发性小脓肿不宜行手术治疗,但对其中较大的脓肿,也可行切开引流。

(二)护理诊断及合作性问题

1.营养失调

低于机体需要量,与高代谢消耗或慢性消耗病程有关。

2.体温过高

其与感染有关。

3.急性疼痛

其与感染及脓肿内压力过高有关。

4.潜在并发症

急性腹膜炎、上消化道出血、感染性休克。

(三)护理目标

患者能维持适当营养,维持体温正常,疼痛减轻,无急性腹膜炎休克等并发症发生。

(四)护理措施

1.术前护理

(1)病情观察,配合抢救中毒性休克。

(2)高热护理:保持病室空气新鲜、通风、温湿度合适;物理降温;衣着适量,及时更换汗湿衣。

(3)维持适当营养:对于非手术治疗和术前的患者,给予高蛋白、高热量饮食,纠正水、电解质平衡失调和低蛋白血症。

(4)遵医嘱正确应用抗生素。

2.术后护理

(1)经皮肝穿刺脓肿置管引流术术后护理:术前做术区皮肤准备,协助医师进行穿刺部位的准确定位。术后向医师询问术中情况及术后有无特殊观察和护理要求。患者返回病房后，观察引流管固定是否牢固，引流液性状，引流管道是否密闭。术后第二天或数天开始进行脓腔冲洗，冲洗液选用等渗盐水(或遵医嘱加用抗生素)。冲洗时速度缓慢，压力不宜过高，估算注入液与引出液的量。每次冲洗结束后，可遵医嘱向脓腔内注入抗生素。待到引流出或冲洗出的液体变清澈，B超检查脓腔直径<2 cm 即可拔管。

(2)切开引流术术后护理：切开引流术术后护理遵循腹部手术术后护理的一般要求。除此之外，每天用生理盐水冲洗脓腔，记录引流液量<10 mL 或脓腔容积<15 mL，即考虑拔除引流管，改凡士林纱布引流，致脓腔闭合。

3.健康指导

为了预防肝脓肿疾病的发生，应教育人们积极预防和治疗胆道疾病，及时处理身体其他部位的化脓性感染。告知患者应用抗生素和放置引流管的目的和注意事项，取得患者的信任和配合。术后患者应加强营养和提高抵抗力，定期复查。

(五)护理评价

患者是否能维持适当营养，体温是否正常，疼痛是否减轻，有无急性腹膜炎、上消化道出血、感染性休克等并发症发生。

二、阿米巴肝脓肿患者的护理

阿米巴肝脓肿是阿米巴肠病的并发症，阿米巴原虫从结肠溃疡处经门静脉血液或淋巴管侵入肝内并发脓肿，常见于肝右叶顶部，多数为单发性。原虫产生溶解酶，导致肝细胞坏死、液化组织和血液、渗液形成脓肿。

(一)护理评估

1.健康史

注意询问有无阿米巴肠病病史。

2.身体状况

阿米巴肝脓肿有着与细菌性肝脓肿相似的表现，两者的区别详见表 7-1。

表 7-1　细菌性肝脓肿与阿米巴肝脓肿的鉴别

鉴别要点	细菌性肝脓肿	阿米巴肝脓肿
病史	继发于胆道感染或其他化脓性疾病	继发于阿米巴肠病后
症状	病情急骤严重，全身中毒症状明显，有寒战、高热	起病较缓慢，病程较长，可有高热，或不规则发热、盗汗
血液化验	白细胞计数及中性粒细胞可明显增加。血液细菌培养可阳性	白细胞计数可增加，如无继发细菌感染液细菌培养阴性。血清学阿米巴抗体检查阳性
粪便检查	无特殊表现	部分患者可找到阿米巴滋养体或结肠溃疡面(乙状结肠镜检)黏液或刮取涂片可找阿米巴滋养体或包囊
脓液	多为黄白色脓液，涂片和培养可发现细菌	大多为棕褐色脓液，无臭味，镜检有时可到阿米巴滋养体。若无混合感染，涂片和培养无细菌
诊断性治疗	抗阿米巴药物治疗无效	抗阿米巴药物治疗有好转
脓肿	较小，常为多发性	较大，多为单发，多见于肝右叶

3.心理-社会状况

由于病程长、忍受较重的痛苦、担忧预后或经济拮据等原因，患者常有焦虑、悲伤或恐惧反应。

4.辅助检查

基本同细菌性肝脓肿。

5.治疗要点

阿米巴肝脓肿以非手术治疗为主。应用抗阿米巴药物、加强支持疗法、纠正低蛋白和贫血等，无效者穿刺置管闭式引流或手术切开引流，多可获得良好的疗效。

(二)护理诊断及合作性问题

(1)营养失调：低于机体需要量，与高代谢消耗或慢性消耗病程有关。

(2)急性疼痛：与脓肿内压力过高有关。

(3)潜在并发症：合并细菌感染。

(三)护理措施

1.非手术疗法和术前护理

(1)加强支持疗法：给予高蛋白、高热量和高维生素饮食，必要时少量多次输新鲜血、补充丙种球蛋白，增强抵抗力。

(2)正确使用抗阿米巴药物，注意观察药物的不良反应。

2.术后护理

除继续做好非手术治疗护理外，重点做好引流的护理。宜用无菌水封瓶闭式引流，每天更换消毒瓶，接口处保持无菌，防止继发细菌感染。如继发细菌感染，需使用抗生素。

(崔文霞)

第二节　原发性肝癌

原发性肝癌是指由肝细胞或肝内胆管上皮细胞发生的恶性肿瘤，是我国常见的恶性肿瘤之一，病死率较高，在恶性肿瘤死亡排位中占第二位。近年来发病率有上升趋势，肝癌的五年生存率很低，预后凶险。原发性肝癌的发病率有较高的地区分布性，本病多见于中年男性，男女性别之比在肝癌高发区中为3∶1～4∶1，低发区则为1∶1～2∶1。高发区的发病年龄高峰为40～49岁。

一、病因及发病机制

病因及发病机制尚不清楚，根据高发区的流行病学调查结果表明，下列因素与肝癌的发病关系密切。

(一)病毒性肝炎

在我国，乙型肝炎是原发性肝癌发生的最重要病因，原发性肝癌患者中1/3曾有慢性肝炎病史。肝癌患者血清中乙型肝炎标志物高达90%以上，近年来丙型肝炎与肝癌关系也逐渐引起关注。

(二)肝硬化

原发性肝癌合并肝硬化者占50%～90%,乙肝病毒持续感染与肝细胞癌有密切关系。其过程可能是乙型肝炎病毒引起肝细胞损害继而发生增生或不典型增生,从而对致癌物质敏感。在多病因参与的发病过程中可能有多种基因发生改变,最后导致癌变。

(三)黄曲霉毒素

在肝癌高发区,尤其南方以玉米为主粮的地方调查提示,肝癌流行可能与黄曲霉毒素对粮食的污染有关,其代谢产物黄曲霉毒素 B_1 有强烈致癌作用。

(四)饮水污染

江苏启东的流行病学调查结果发现,饮用池塘水者与饮用井水者的肝癌发病率和病死率有明显差异,可能与池塘水的蓝绿藻产生的微囊藻毒素污染饮用水源有关。

(五)遗传因素

在高发区肝癌有时出现家族聚集现象,尤以共同生活并有血缘关系者的肝癌罹患率高,可能与肝炎病毒垂直传播有关。

(六)其他

饮酒、亚硝胺、农药,某些微量元素含量异常如铜、锌、钼等,肝吸虫等因素也被认为与肝癌有关。吸烟和肝癌的关系还待进一步明确。

二、临床表现

(一)症状

肝癌起病隐匿,早期缺乏典型症状,多在肝病随访中或体检普查中,应用血清甲胎蛋白(AFP)及B超检查偶然发现肝癌,此时患者既无症状,体格检查亦缺乏肿瘤本身的体征,此期称为亚临床肝癌。一旦出现症状而来就诊者其病程大多已进入中晚期。不同阶段的肝癌,其临床表现有明显差异。

1.肝区疼痛

肝区疼痛最常见,半数以上患者呈间歇性或持续性的钝痛或胀痛,是由于肿块生长迅速、使肝包膜绷紧牵拉所致。当肿瘤侵犯膈肌时,疼痛可向右肩或右背部放射。向右后生长的肿瘤可致右腰疼痛。突然出现剧烈腹痛和腹膜刺激征提示癌结节包膜下出血或向腹腔破溃。

2.消化道症状

食欲缺乏、恶心、呕吐、腹泻、消化不良等,缺乏特异性。

3.全身症状

低热,发热与癌肿坏死物质吸收有关。此外还有乏力、消瘦、贫血、全身衰弱等,少数患者晚期呈恶病质,这是由于癌症所致的能量消耗和代谢障碍所致。

4.转移灶症状

如肺转移可出现咳嗽、咯血;胸膜转移可引起胸痛和血性胸腔积液;癌栓栓塞肺动脉,引起肺梗死,可突然出现严重呼吸困难和胸痛;癌栓栓塞下肢静脉,可出现下肢严重水肿;骨转移和脊柱转移,可引起局部压痛或神经受压症状;颅内转移可出现相应的神经定位症状和体征。

5.伴癌综合征

癌肿本身代谢异常,癌组织对机体发生影响而引起的内分泌或代谢异常的一组症候群称为伴癌综合征。如自发性低血糖症、红细胞增多症,其他罕见的有高脂血症、高钙血症、类癌综合征等。

(二)体征

1.肝大

进行性肝大是常见的特征性体征之一。肝质地坚硬,表面及边缘不光滑,有大小不等结节,伴不同程度的压痛。如癌肿突出于右肋弓下或剑突下,上腹可出现局部隆起或饱满。

2.脾大

脾大多见于合并肝硬化门静脉高压患者。因门静脉或脾静脉有癌栓或癌肿压迫门静脉引起。

3.腹水

因合并肝硬化、门静脉高压、门静脉或肝静脉癌栓所致。当癌肿表面破溃时可引起血性腹水。

4.黄疸

当癌肿浸润、破坏肝细胞时,可引起肝细胞性黄疸;当癌肿侵犯肝内胆管或压迫胆管时,可出现阻塞性黄疸。

5.转移灶相应体征

锁骨上淋巴结肿大、胸腔积液的体征,截瘫、偏瘫等。

(三)并发症

肝性脑病;上消化道出血;肝癌结节破裂出血;血性胸腔积液、腹水;继发感染。上述并发症可由肝癌本身或并存的肝硬化引起,常为致死的原因。

三、辅助检查

(一)血清甲胎蛋白(AFP)测定

AFP是目前诊断肝细胞肝癌最特异性的标志物,是体检普查的项目之一。肝癌患者AFP阳性率70%～90%,诊断标准为:①AFP>500 μg/L持续4周;②AFP在>200 μg/L的中等水平持续8周;③AFP由低浓度升高后不下降。

(二)影像学检查

(1)超声显像是目前肝癌筛查的首选检查之一,有助于了解占位性病变的血供。

(2)CT在反映肝癌的大小、形态、部位、数目等方面有突出的优点,被认为是补充超声显像检查的非侵入性诊断的首选方法。

(3)肝动脉造影是肝癌诊断的重要补充方法,对直径2 cm以下的小肝癌的诊断较有价值。

(4)MRI优点是除显示如CT那样的横断面外,还能显示矢状位、冠状位以及任意切面。

(三)肝组织活检或细胞学检查

在超声或CT引导下活检或细针穿刺行组织学或细胞学检查,是目前确诊直径2 cm以下小肝癌的有效方法。缺点是易引起近边缘的肝癌破裂,有促进转移的危险。在非侵入性操作未能确诊时考虑使用。

四、诊断要点

有慢性肝炎病史,原因不明的肝区不适或疼痛,或原有肝病症状加重伴有全身不适、明显的食欲缺乏和消瘦、乏力、发热;肝进行性肿大、压痛、质地坚硬、表面和边缘不光滑。对高危人群血清 AFP 的检测及影像学检查。对既无症状也无体征的亚临床肝癌的诊断主要靠血清 AFP 的检测联合影像学检查。

五、治疗要点

早期治疗是改善肝癌预后的最主要的因素，而治疗方案的选择取决于肝癌的临床分期及患者的体质。

(一)手术治疗

首选的治疗方法，是影响肝癌预后的最主要因素，是提高生存率的关键。

(二)局部治疗

1.经导管动脉化疗栓塞(TACE)

TACE 为原发性肝癌非手术的首选方案，效果较好，应反复多次治疗。机制为先栓塞肿瘤远端血供，再栓塞肿瘤近端肝动脉，使肿瘤难以建立侧支循环，最终引起病灶缺血性坏死，并在动脉内灌注化疗药物。常用栓塞剂有吸收性明胶海绵和碘化油。

2.无水乙醇注射疗法(PEI)

PEI 是肿瘤直径<3 cm，结节数在 3 个以内，伴肝硬化不能手术患者的首选治疗方法。在 B 超引导下经皮肝穿刺入肿瘤内注入无水乙醇，促使肿瘤细胞脱水变性、凝固坏死。

3.物理疗法

局部高温疗法，如微波组织凝固技术、射频消融、高功率聚焦超声治疗、激光等。

(三)其他治疗方法

1.放疗

在肝癌治疗中仍有一定地位。适用于肿瘤较局限，但不能手术者，常与其他治疗方法组成综合治疗。

2.化疗

常用阿霉素(ADM)及其衍生物、顺铂(CDDP)、氟尿嘧啶(5-FU)、丝裂霉素(MMC)和甲氨蝶呤(MTX)等。主张联合用药，单一用药疗效较差。

3.生物治疗

常用干扰素、白细胞介素、LAK 细胞、TIL 细胞等，作为辅助治疗之一。

4.中医中药治疗

用于晚期肝癌患者和肝功能严重失代偿无法耐受其他治疗者，可作为辅助治疗之一。

5.综合治疗

根据患者的具体情况，选择一种或多种治疗方法联合使用，为中、晚期患者的主要治疗方法。

六、常用护理诊断

(一)疼痛:肝区痛

肝区痛与肿瘤迅速增大、牵拉肝包膜有关。

(二)预感性悲哀

预感性悲哀与获知疾病预后有关。

(三)营养失调:低于机体需要量

营养失调与肝功能严重损害、摄入量不足有关。

七、护理措施

(一)一般护理

1.休息与体位

给患者创造安静舒适的休息环境,减少各种不良刺激。协助并指导患者取舒适卧位。为患者创造安静、舒适环境,提高患者对疼痛的耐受性。

2.饮食护理

鼓励进食,给予高蛋白、适量热量、高维生素、易消化饮食,如出现肝性昏迷,禁食蛋白质。伴腹水患者,限制水钠摄入。如出现恶心、呕吐现象,做好口腔护理。在化疗过程中患者往往胃肠道反应明显,可根据其口味适当调整饮食。

3.皮肤护理

晚期肝癌患者极度消瘦,严重营养不良,因为疼痛影响,常拒绝体位变动。因此,要加强翻身,皮肤按摩,如出现压疮,做好相应处理。

(二)病情观察

监测生命体征,观察有无肝区疼痛、发热、腹水、黄疸、呕血、便血、24 小时尿量等,以及实验室各项血液生化和免疫学指标。观察有无转移征象。

(三)疼痛护理

晚期癌症患者大部分有中度至重度的疼痛,多为顽固性的剧痛,严重影响生存质量。通过询问病史、观察或运用评估工具来判断疼痛的部位、性质、程度。

1.三阶梯疗法

目前临床普遍推行 WTO 推荐的三阶梯疗法,其原则为:①按阶梯给药,依药效的强弱顺序递增使用;②无创性给药,可选择口服给药、直肠栓剂或透皮贴剂给药等方式;③按时给药,而不是按需给药;④剂量个体化。按此疗法多数患者能满意止痛。

(1)第一阶梯:轻度癌痛,可用非阿片类镇痛药,如阿司匹林等。

(2)第二阶梯:中度癌痛及第一阶梯治疗效果不理想时,可选用弱阿片类药,如可卡因。

(3)第三阶梯:重度癌痛及第二阶梯治疗效果不理想者,选用强阿片类药,如吗啡。多采用口服缓释或控释剂型。

癌痛的治疗中提倡联合用药的方法,加用一些辅助药以协同主药的疗效,减少其用量与不良反应,常用辅助药物有:①弱安定药,如地西泮和艾司唑仑等;②强安定药,如氯丙嗪和氟哌利多等;③抗抑郁药,如阿米替林。

向患者说明接受治疗的效果及帮助患者正确用药,对于已掌握的规律性疼痛,在疼痛发生前使用镇痛剂。疼痛减轻或停止时应及时停药。观察止痛疗效及不良反应。

2.其他方法

(1)放松止痛法:通过全身松弛可以阻断或减轻疼痛反应。

(2)心理暗示疗法:可结合各种癌症的治疗方法,暗示患者进行自身调节,告诉患者配合治疗就一定能战胜疾病。

(3)物理止痛法:可通过刺激疼痛周围皮肤或相对应的健侧达到止痛目的。

(4)转移止痛法:让患者取舒适体位,通过回忆、冥想、听音乐、看书报等方法转移注意力,减轻疼痛反应。

(四)肝动脉栓塞化疗护理

肝动脉栓塞化疗是肝癌非手术治疗的首选方法,已在临床上广泛应用,是一种创伤性的非手术治疗。

1.术前护理

(1)向患者和家属解释治疗的必要性、方法、效果。

(2)评估患者的身体状况,必要时先给予支持治疗。

(3)做好各种检查,如血常规、出凝血时间、肝肾功能、心电图、影像学检查等;检查股动脉和足背动脉搏动的强度。

(4)做好碘过敏试验和普鲁卡因过敏试验,如碘过敏试验阳性可用非离子型造影剂。

(5)术前 6 小时禁食、禁饮。

(6)术前 0.5 小时可给予镇静剂,并测量血压。

2.术中护理

(1)准备好各种抢救用品和药物。

(2)护士应尽量陪伴在患者的身边,安慰及观察患者。

(3)注射造影剂时,应严格控制注射速度,注射完毕后应密切观察患者有无恶心、心悸、胸闷、皮疹等过敏症状,观察血压的变化。

(4)注射化疗药物后应观察患者有无恶心、呕吐,一旦出现应帮助患者头偏向一侧,备污物盘,指导患者做深呼吸,如使用的化疗药物胃肠道反应很明显,可在注入化疗药物前给予止吐药。

(5)观察患者有无腹痛,如出现轻微腹痛,可向患者解释腹痛的原因,安慰患者,转移注意力;如疼痛较剧,患者不能耐受,可给予止痛药。

3.术后护理

(1)预防穿刺部位出血:拔管后应压迫股动脉穿刺点 15 分钟,绷带包扎后,用沙袋(1～2 kg)压迫6～8 小时;保持穿刺侧肢体平伸 24 小时;术后 8 小时内,应每隔 1 小时观察穿刺部位有无出血和渗血,保持敷料的清洁干燥;一旦发现出血,应立即压迫止血,重新包扎,沙袋压迫;如为穿刺点大血肿,可用无菌注射器抽吸,24 小时后可热敷,促进其吸收。

(2)观察有无血栓形成:应检查两侧足背动脉的搏动是否对称,患者有无肢体麻木、胀痛、皮肤温度降低等,出现上述症状与体征,应立即报告医师及时采取溶栓措施。

(3)观察有无栓塞后综合征:发热、恶心、呕吐、腹痛。如体温超过 39 ℃,可物理降温,必要时用退热药。术中或术后用止吐药,可有效地预防和减轻恶心、呕吐的症状,鼓励患者进食,尽可能满足患者对食物的要求。腹痛是因肿瘤组织坏死、局部组织水肿而引起的,可逐渐缓解,如疼痛剧烈,可使用药物止痛。

(4)密切观察化疗后反应,及时检查肝、肾功能和血常规,及时治疗和抢救。补充足够的液体,鼓励患者多饮水、多排尿,必要时应用利尿剂。

(五)心理护理

肝癌患者的五个阶段的心理反应往往比其他癌症患者更为明显。要充分认识患者的心理反应,对部分出现过激行为,如绝望甚至自杀的患者,要给予正确的心理疏导;同时建立良好的护患关系,减轻患者恐惧。对于晚期患者,特别要维护其尊严,并做好临终护理。

(六)健康教育

1.疾病知识指导

原发性肝癌应以预防为主。临床证明,肝炎、肝硬化、肝癌的关系密切。因此,患病毒性肝炎的患者应及时正确治疗,防止转变为肝硬化,非乙型肝炎病毒携带者应注射乙型肝炎疫苗。加强锻炼,增强体质,注意保暖。

2.生活指导

禁食含有黄曲霉素的霉变食物,特别是发霉的花生和玉米,禁饮酒。肝癌伴有肝硬化者,特别是伴食管-胃底静脉曲张的患者,应避免粗糙饮食。

3.用药指导

在化疗过程中,应向患者做好解释工作,消除紧张心理,并介绍药物性质、毒副反应,使患者心中有数。①药物反应较重者,宜安排在睡前或饭后用药,以免影响进食。呕吐严重者应少食多餐,辅以针刺足三里、合谷、曲池等穴,对减轻胃肠道反应有一定作用。②注意防止皮肤破损,观察皮肤有无瘀斑、出血点,有无牙龈出血、鼻出血、血尿及便血等症状。③鼓励患者多饮水或强迫排尿,使尿液稀释。遵医嘱适量地服用碳酸氢钠以碱化尿液。④常选用 1∶5 000 高锰酸钾溶液坐浴,预防会阴部感染。

4.自我监测指导

出现右上腹不适、疼痛或包块者应尽早到医院检查。肝癌的疗效取决于早发现、早治疗,一旦确诊应尽早治疗,以手术为主的综合治疗可明显延长患者生命。观察肿瘤有无并发症和有无远处转移的表现,应警惕肝癌结节破裂、肝性脑病、消化道出血和感染等。手术后的癌肿患者应观察有无复发,定期复诊。化疗患者应定期检查肝肾功能、心电图、血象、血浆药物浓度等,及时了解脏器功能和有无药物蓄积。

(崔文霞)

第三节 胆道感染

胆道感染是指胆囊和/或胆囊壁受到细菌的侵袭而发生炎症反应,胆汁中有细菌生长。胆道感染与胆石症互为因果关系。胆石症可引起胆道梗阻,梗阻可造成胆汁淤滞、细菌繁殖而致胆道感染;胆道反复感染又是胆石形成的致病因素和促发因素。胆道感染为常见疾病,按发病部位可分为胆囊炎和胆管炎。

一、胆囊炎

(一)疾病概述

1.概念

胆囊炎是指发生在胆囊的细菌性和/或化学性炎症。根据发病的缓急和病程的长短分为急性胆囊炎、慢性胆囊炎和慢性胆囊炎急性发作 3 类。约 95%的急性胆囊炎患者合并胆囊结石,称为急性胆石性胆囊炎;未合并胆囊结石者称为急性非结石性胆囊炎。胆囊炎的发病率很高,仅次于阑尾炎。年龄多见于 35 岁以后,以 40～60 岁为高峰。女性发病率约为男性的 4 倍,肥胖者多于其他体型者。

2.病因

(1)急性胆囊炎,是外科常见急腹症,其发病率居于炎性急腹症的第二位,仅次于急性阑尾炎,女性居多。急性胆囊炎的病因复杂,胆囊结石和细菌感染是引发急性胆囊炎的两大重要因素,主要包括以下几点。①胆道阻塞:由于结石阻塞或嵌顿于胆囊管或胆囊颈,导致胆汁排出受阻,胆汁潴留,其中水分吸收而胆汁浓缩,胆汁中的胆汁酸刺激胆囊黏膜而引起水肿、炎症,甚至坏死。90%~95%的急性胆囊炎与胆石有关,在少数情况下,胰液从胰管和胆总管共同的腔道中反流,也可进入胆囊产生化学性刺激。结石亦可直接损伤受压部位的胆囊黏膜引起炎症。此外,胆囊颈或胆囊管腔的狭窄,或受到管外肿块的压迫也可以导致阻塞。胆管和胆囊颈结石嵌塞是引起急性胆囊炎重要的诱因。②细菌入侵:急性胆囊炎时胆囊胆汁的细菌培养阳性率可高达80%~90%,包括需氧菌与厌氧菌感染,其中大肠埃希菌最为常见。细菌多来源于胃肠道,致病菌通过胆道逆行、直接蔓延或经血液循环和淋巴途径入侵胆囊。结石压迫局部囊壁的静脉,使静脉回流受阻而淤血、出血,以致坏死而引起炎症。③化学性刺激:胆汁酸、逆流的胰液和溶血卵磷脂对细胞膜有毒性作用和损伤作用。④病毒感染:乙肝病毒可以侵犯许多组织和器官,可以在胆管上皮中复制,对胆道系统有直接的侵害作用。⑤胆囊的血流灌注量不足:如休克和动脉硬化等,可引起胆囊黏膜的局灶性坏死。⑥其他:严重创伤、烧伤后、严重过敏、长期禁食或与胆囊无关的大手术等导致的内脏神经功能紊乱时发生急性胆囊炎。

(2)慢性胆囊炎,大多继发于急性胆囊炎,是急性胆囊炎反复发作的结果。有较多的病例直接由化学刺激引起。胆囊结石或有阻塞常伴有慢性胆囊炎,这些原因不去除,浓缩胆汁长期刺激可造成慢性炎症。结石和慢性胆囊炎的关系尤为密切,约95%的慢性胆囊炎有胆石存在和反复急性发作的病史。

3.病理生理

(1)急性胆囊炎。①急性结石性胆囊炎:当结石致胆囊管梗阻时,胆汁淤积,胆囊内压力升高,胆囊肿大,黏膜充血、水肿,渗出增多;镜下可见血管扩张和炎性细胞浸润,称为急性单纯性胆囊炎。若梗阻未解除或炎症未控制,病情继续发展,病变可累及胆囊壁的全层,胆囊壁充血、水肿加重,出现瘀斑或脓苔,部分黏膜坏死脱落,甚至浆膜液有纤维素和脓性渗出物;镜下可见组织中有广泛的中性粒细胞浸润,黏膜上皮脱落,即为急性化脓性胆囊炎;还可引起胆囊积脓。若梗阻仍未解除,胆囊内压力继续升高,胆囊壁张力增高,导致血液循环障碍时,胆囊组织除上述炎性改变外,整个胆囊呈片状缺血坏死;镜下见胆囊黏膜结构消失,血管内、外充满红细胞,即为急性坏疽性胆囊炎。若胆囊炎症继续加重,积脓增多,胆囊内压力增高,在胆囊壁的缺血、坏死或溃疡处极易造成穿孔,会引起胆汁性腹膜炎,穿孔部位常在颈部和底部,如胆囊坏疽穿孔发生过程较慢,周围粘连包裹,则形成胆囊周围脓肿。②急性非结石性胆囊炎:病理过程与急性结石性胆囊炎基本相同,但急性非结石性胆囊炎更容易发生胆囊坏疽和穿孔,约75%的患者发生胆囊坏疽,15%的患者出现胆囊穿孔。

(2)慢性胆囊炎:是胆囊炎症和结石的反复刺激,胆囊壁炎性细胞浸润和纤维组织增生,胆囊壁增厚,可与周围组织粘连,甚至出现胆囊萎缩,失去收缩和浓缩胆汁的功能。可分为慢性结石性胆囊炎和慢性非结石性胆囊炎两大类,前者占本病的70%~80%,后者占20%~30%。

4.临床表现

(1)急性胆囊炎的临床表现有以下几点。

症状:①腹痛。多数患者有上腹部疼痛史,表现为右上腹阵发性绞痛,常在饱餐、进食油腻食物后或夜间发作,疼痛可放射至右肩及右肩胛下。②消化道症状。患者腹痛发作时常伴恶心、呕吐、厌食等消化道症状。③发热或中毒症状:根据胆囊炎症反应程度的不同,患者可出现不同程度的体温升高和脉搏加速。

体征:①腹部压痛。早期可有右上腹压痛或叩痛。胆囊化脓坏疽时可扪及肿大的胆囊,可有不同程度和不同范围的右上腹压痛,或右季肋部叩痛,墨菲(Murphy)征常为阳性,伴有不同程度的肌紧张,如胆囊张力大时更加明显。腹式呼吸可因疼痛而减弱,常呈吸气性抑制。②黄疸。10%~25%的患者可出现轻度黄疸,多见于胆囊炎症反复发作合并 Mirizzi 综合征的患者。

(2)慢性胆囊炎:临床症状常不典型,主要表现为上腹部饱胀不适、厌食油腻和嗳气等消化不良的症状,以及右上腹和肩背部隐痛。多数患者曾有典型的胆绞痛病史。体检可发现右上腹胆囊区压痛或不适感,Murphy 征可呈弱阳性,如胆囊肿大,右上腹肋下可触及光滑圆形肿块。在并发胆道急性感染时,可有寒战、发热等。

5.辅助检查

(1)急性胆囊炎:①实验室检查。血常规检查可见血白细胞计数和中性粒细胞比例升高;部分患者可有血清胆红素、转氨酶、碱性磷酸酶和淀粉酶升高。②影像学检查:B 超检查可显示胆囊肿大、胆囊壁增厚,大部分患者可见胆囊内有结石光团。

(2)慢性胆囊炎:B 超检查是慢性胆囊炎首选的辅助检查方法,可显示胆囊增大、胆囊壁增厚、胆囊腔缩小或萎缩,排空功能减退或消失,并可探知有无结石。此外,CT、MRI、口服胆囊造影、腹部 X 线平片等也是重要的检查手段。

6.主要处理原则

主要为手术治疗,手术时机和手术方式取决于患者的病情。

(1)非手术治疗:①诊断明确、病情较轻的急性胆囊炎患者;老年人或伴有严重心血管疾病不能耐受手术的患者。在非手术治疗的基础上积极治疗各种并发症,待患者一般情况好转后再考虑择期手术治疗。作为手术前准备的一部分。②常用的非手术治疗措施:主要包括禁饮食和/或胃肠减压、纠正水电解质和酸碱平衡紊乱、控制感染、使用消炎利胆及解痉止痛药物、全身支持、对症处理,还可以使用中药、针刺疗法等。在非手术治疗期间,若病情加重或出现胆囊坏疽、穿孔等并发症,应及时进行手术治疗。

(2)手术治疗,如下所述。

急诊手术适应证:①发病在 48~72 天以内者。②经非手术治疗无效且病情加重者。③合并胆囊穿孔、弥漫性腹膜炎、急性梗阻性化脓性胆管炎、急性坏死性胰腺炎等严重并发症者。④其余患者可根据具体情况择期手术。

手术方式:①胆囊切除术。根据病情选择开腹或腹腔镜行胆囊切除术。手术过程中遇到下列情况应同时做胆总管切开探查+T 管引流术:患者有黄疸史;胆总管内扪及结石或术前 B 超提示肝总管、胆总管结石者;胆总管扩张,直径>1 cm 者;胆总管内抽出脓性胆汁或有胆色素沉淀者;合并有慢性复发性胰腺炎者。②胆囊造口术。目的是减压和引流胆汁。主要用于年老体弱,合并严重心、肺、肾等内脏器官功能障碍不能耐受手术的患者,或局部炎症水肿、粘连严重导致局部解剖不清者。待病情稳定、局部炎症消退后再根据患者情况决定是否行择期手术治疗。

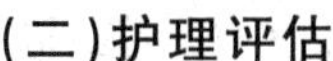

(二)护理评估

1.术前评估

(1)健康史及相关因素。①一般情况:患者的年龄、性别、职业、居住地及饮食习惯等。②发病的病因和诱因:腹痛的病因和诱因,腹痛发生的时间,是否与饱餐、进食油腻食物及夜间睡眠改变体位有关。③腹痛的性质:是否为突发性腹痛,疼痛的性质是绞痛、隐痛、阵发性或持续性疼痛,有无放射至右肩背部或右肩胛下等。④既往史:有无胆石症、胆囊炎、胆道蛔虫病史;有无胆道手术史;有无消化性溃疡及类似疼痛发作史;有无用药史、过敏史及腹部手术史。

(2)身体评估。①全身:患者有无寒战、发热、恶心、呕吐;有无面色苍白等贫血现象;有无黏膜和皮肤黄染等;有无体重减轻;有无意识及神经系统的其他改变等。②局部:腹痛的部位是位于右上腹还是剑突下,有无全腹疼痛;有无压痛、肌紧张及反跳痛;能否触及胆囊及胆囊肿大的程度,Murphy 征是否阳性等。③辅助检查:血常规检查中白细胞计数及中性粒细胞比例是否升高;血清胆红素、转氨酶、碱性磷酸酶及淀粉酶有无升高;B 超是否观察到胆囊增大或结石影;心、肺、肾等器官功能有无异常。

(3)心理-社会评估:了解患者及其家属在疾病治疗过程中的心理反应与需求、家庭及社会支持情况、心理承受程度及对治疗的期望等,引导患者正确配合疾病的治疗与护理。

2.术后评估

(1)手术中情况:了解手术的方式和手术范围,如是胆囊切除还是胆囊造口术,是开腹还是腹腔镜;术中有无行胆总管探查,术中出血量及输血、补液情况;有无留置引流管及其位置和目的。

(2)术后病情:术后生命体征及手术切口愈合情况;T 管及其他引流管引流情况,包括引流液的量、颜色、性质等;对老年患者尤其要评估其呼吸及循环功能等状况。

(3)心理-社会评估:患者及其家属对术后和术后康复的认知和期望。

(三)主要护理诊断(问题)

(1)疼痛:与胆囊结石突然嵌顿、胆汁排空受阻致胆囊强烈收缩或继发胆囊感染、术后伤口疼痛有关。

(2)有体液不足的危险:与恶心、呕吐、不能进食和手术前后需要禁食有关。

(3)潜在并发症:胆囊穿孔、感染等。

(四)护理措施

1.减轻或控制疼痛

根据疼痛的程度,采取非药物或药物方法止痛。

(1)卧床休息:协助患者采取舒适体位,指导其有节律的深呼吸,达到放松和减轻疼痛的效果。

(2)合理饮食:病情较轻且决定采取非手术治疗的急性胆囊炎患者,指导其清淡饮食,忌食油腻食物;病情严重需急诊手术的患者予以禁食和胃肠减压,以减轻腹胀和腹痛。

(3)药物止痛:对诊断明确的剧烈疼痛者,可遵医嘱通过口服、注射等方式给予消炎利胆、解痉或止痛药,以缓解疼痛。

(4)控制感染:遵医嘱及时合理应用抗生素。通过控制胆囊炎症,减轻胆囊肿胀和胆囊压力,达到减轻疼痛的效果。

2.维持体液平衡

对于禁食患者,根据医嘱经静脉补充足够的热量、氨基酸、维生素、水、电解质等,以维持水、电解质及酸碱平衡。对能进食、进食量不足者，指导和鼓励其进食高蛋白、高碳水化合物、高维生素和低脂饮食，以保持良好的营养状态。

3.并发症的预防和护理

(1)加强观察：严密观察患者的生命体征变化，了解腹痛的程度、性质，发作的时间、诱因及缓解的相关因素，以及腹部体征的变化。若腹痛进行性加重，且范围扩大，出现压痛、反跳痛、肌紧张等，同时伴有寒战、高热的症状，提示胆囊穿孔或病情加重。

(2)减轻胆囊内压力：遵医嘱应用敏感抗菌药，以有效控制感染，减轻炎性渗出，达到减少胆囊内压力、预防胆囊穿孔的目的。

(3)及时处理胆囊穿孔：一旦发生胆囊穿孔，应及时报告医师，并配合做好紧急手术的准备。

(五)护理评价

(1)患者腹痛得到缓解，能叙述自我缓解疼痛的方法。

(2)患者在禁食期间得到相应的体液补充。

(3)患者没有发生胆囊穿孔或能及时发现和处理已发生的胆囊穿孔。

(4)疾病愈合良好，无并发症发生。

(5)患者对疾病的心理压力得到及时的调适与干预。依从性较好，并对疾病的治疗和预防有一定的了解。

二、急性梗阻性化脓性胆管炎

(一)疾病概述

1.概念

急性梗阻性化脓性胆管炎又称急性重症胆管炎，是在胆道梗阻基础上并发的急性化脓性细菌感染，急性胆管炎和急性梗阻性化脓性胆管炎是同一疾病的不同发展阶段。

2.病因

(1)胆道梗阻：最常见的原因为胆道结石性梗阻。此外，胆道蛔虫、胆管狭窄、吻合口狭窄、胆管及壶腹部肿瘤等亦可引起胆道梗阻而导致急性化脓性炎症。胆道发生梗阻时，胆盐不能进入肠道，易造成细菌移位。

(2)细菌感染：胆道内细菌多来源于胃肠道，其感染途径可经十二指肠逆行进入胆道，或小肠炎症时，细菌经门静脉系统入肝到达胆道引起感染。可以是单一菌种感染，也可是两种以上的菌种感染。以大肠埃希菌、变形杆菌、克雷伯杆菌、铜绿假单胞菌等革兰阴性杆菌多见。近年来，厌氧菌及革兰阳性杆菌在胆道感染中的比例有增高的趋势。

3.病理生理

急性梗阻性化脓性胆管炎的基本病理改变是胆管梗阻、肝实质和胆道系统胆汁淤滞及胆管内化脓性感染。胆管梗阻及随之而来的胆道感染造成梗阻以上胆管扩张、胆管壁黏膜肿胀，使梗阻进一步加重并趋向完全性；胆管内压力升高，胆管壁充血、水肿、炎性细胞浸润及溃疡形成，管腔内逐渐充满脓性胆汁或脓液，使胆管内压力继续升高，当胆管内压力超过3.9 kPa(40 cmH_2O)时，肝细胞停止分泌胆汁，胆管内脓性胆汁及细菌逆流，引起肝内胆管及肝细胞化脓性感染；若感染进一步加重，可使肝细胞发生大片坏死；胆小管破溃后形成胆小管与肝动脉或门静脉瘘，可在肝内形成多发性脓肿及胆道出血；大量细菌和毒素还可经肝静脉进入人体循环引起全身化脓性感染和多器官功能损害，甚至引起全身脓毒血症或感染性休克，严重者可导致多器官功能障碍综

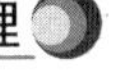

合征或多器官功能衰竭。

4.临床表现

多数患者有胆道疾病史，部分患者有胆道手术史。本病发病急骤，病情进展迅速，除了具有急性胆管炎的 Charcot 三联征（腹痛、寒战高热、黄疸）外，还有休克及中枢神经系统受抑制的表现，即 Reynolds 五联征。

（1）症状。①腹痛：患者常表现为突发的剑突下或右上腹持续性疼痛，可阵发性加重，并向右肩胛下及腰背部放射。腹痛及其程度可因梗阻的部位不同而有差异。肝内梗阻者疼痛较轻，肝外梗阻时症状明显。②寒战、高热：体温持续升高达 39～40 ℃或更高，呈弛张热。③胃肠道症状：多数患者伴恶心、呕吐、黄疸。

（2）体征。①腹部压痛或腹膜刺激征：剑突下或右上腹部可有不同程度和不同范围的压痛或腹膜刺激征，可有肝大及肝区叩痛，可扪及肿大的胆囊。②黄疸：多数患者可出现不同程度的黄疸，若仅为一侧胆管梗阻，可不出现黄疸。③神志改变：主要表现为神志淡漠、烦躁、谵妄或嗜睡、神志不清，甚至昏迷，病情严重者可在短期内出现感染性休克表现。④休克表现：呼吸急促、出冷汗、脉搏细速，可达 120 次/分以上，血压在短时间内迅速下降，可出现全身发绀或皮下瘀斑。

5.辅助检查

（1）实验室检查：血常规检查可见白细胞计数升高，可超过 $20\times10^9/L$；中性粒细胞比例明显升高；细胞质内可出现中毒颗粒；凝血酶原时间延长；血生化检查可见肝功能损害、电解质紊乱和血尿素氮增高等；血气分析检查可提示血氧分压降低和代谢性酸中毒的表现。尿常规检查可发现蛋白及颗粒管型。寒战时做血培养，多有细菌生长。

（2）影像学检查：B 超是主要的辅助检查方法。B 超检查可显示肝和胆囊肿大，胆囊壁增厚。肝、内外胆管扩张及胆管内结石光团伴声影。必要时可行 CT、经内镜逆行胰胆管成像、磁共振胰胆管成像、经皮穿刺肝胆道成像等检查，以了解梗阻部位、程度、结石大小和数量等。

6.主要处理原则

紧急手术解除胆道梗阻并引流，尽早而有效降低胆管内压力，积极控制感染和抢救患者生命。

（1）非手术治疗：既是治疗手段又是手术前准备。在严密观察下进行，若非手术治疗期间症状不能缓解或病情进一步加重，则应紧急手术治疗。主要措施如下。①禁食、持续胃肠减压及解痉止痛。②抗休克治疗：建立通畅的静脉输液通道，加快补液扩容，恢复有效循环血量；及时应用肾上腺皮质激素，必要时使用血管活性药物；纠正水、电解质及酸碱平衡紊乱。③抗感染治疗：联合应用足量、有效、广谱并对肝、肾毒性小的抗菌药物。④其他：包括吸氧、降温、支持治疗等，以保护重要内脏器官功能。⑤引流：非手术方法进行胆管减压引流，如经皮肝穿刺胆道引流术、经内镜鼻胆管引流术等。

（2）手术治疗：主要目的是解除梗阻、胆道减压、挽救患者生命。手术力求简单而有效。多采用胆总管切开减压加 T 管引流术。术中注意肝内胆管是否引流通畅，以防形成多发性肝脓肿。若病情无改善，应及时手术治疗。

（二）护理评估

1.术前评估

（1）健康史及相关因素。①发病情况：是否为突然发病，有无表现为起病急、症状重、进展快的特点。②发病的病因和诱因：此次发病与饮食、活动的关系，有无肝内、外胆管结石或胆囊炎反复发作史，有无类似疼痛史等。③病情及其程度：是否表现为急性病容，有无神经精神症状，是否为短期内即出现感染性休克的表现。④既往史：有无胆道手术史；有无用药史、过敏史及腹部手术史。

(2)身体状况。①全身：患者是否在发病初期即出现畏寒发热，体温持续升高至39～40 ℃或更高；有无伴呼吸急促、出冷汗、脉搏细速及血压在短时间内迅速下降等；患者有无巩膜、皮肤黄染，以及黄染的程度；有无神志改变的表现，如神志淡漠、谵妄或嗜睡、神志不清甚至昏迷等；有无感染、中毒的表现，如全身皮肤湿冷、发绀和皮下瘀斑等。②局部：腹痛的部位、性质、程度及有无放射痛等；肝区有无压痛、叩击痛；腹膜刺激征是否为阳性；腹部有无不对称性肿大等。

(3)辅助检查：血常规检查白细胞计数升高及中性粒细胞比例是否明显升高；细胞质内是否出现中毒颗粒；尿常规检查有无异常；凝血酶原时间有无延长；血生化检查是否提示肝功能损害、电解质紊乱、代谢性酸中毒及血尿素氮增高等；血气分析检查是否提示血氧分压降低。B超及其他影像学检查是否提示肝和胆囊肿大，肝、内外胆管扩张和结石。心、肺、肾等器官功能有无异常。

(4)心理和社会支持状况：了解患者和家属对疾病的认知、家庭经济状况、心理承受程度及对治疗的期望。

2.术后评估

(1)手术中情况：了解术中胆总管探查及解除梗阻、胆道减压、胆汁引流情况；术中患者生命体征是否平稳；肝内、外胆管结石清除及引流情况；有无多发性肝脓肿及处理情况；各种引流管放置位置和目的等。

(2)术后病情：术后生命体征及手术切口愈合情况；T管及其他引流管引流情况等。

(3)心理-社会评估：患者及其家属对术后康复的认知和期望程度。

(三)主要护理诊断(问题)

(1)疼痛：与胆道梗阻、胆管扩张及手术后伤口疼痛有关。

(2)体液不足：与呕吐、禁食、胃肠减压及感染性休克有关。

(3)体温过高：与胆道梗阻并继发感染有关。

(4)低效性呼吸困难：与感染中毒有关。

(5)潜在并发症：胆道出血、胆瘘、多器官功能障碍或衰竭。

(四)护理措施

1.减轻或控制疼痛

根据疼痛的程度，采取非药物或药物方法止痛。

(1)卧床休息：协助患者采取舒适体位，指导其有节律的深呼吸，达到放松和减轻疼痛的效果。

(2)合理饮食：病情较轻且决定采取非手术治疗的急性胆囊炎患者，指导其清淡饮食，忌食油腻食物；病情严重需急诊手术的患者，予以禁食和胃肠减压，以减轻腹胀和腹痛。

(3)解痉镇痛：诊断明确的剧烈疼痛者，可遵医嘱通过口服、注射等方式给予消炎利胆、解痉或止痛药，以缓解疼痛。

(4)控制感染：遵医嘱及时合理应用抗生素。通过控制胆囊炎症，减轻胆囊肿胀和胆囊压力，达到减轻疼痛的效果。

2.维持体液平衡

(1)加强观察:严密观察患者的生命体征和循环功能,如脉搏、血压、中心静脉压和每小时尿量等,及时准确记录出入量,为补液提供可靠依据。

(2)补液扩容:休克患者应迅速建立静脉输液通路,补液扩容,尽快恢复血容量。遵医嘱及时给予肾上腺皮质激素,必要时应用血管活性药物,以改善和保证组织器官的血流灌注及供氧。

(3)纠正水、电解质、酸碱平衡紊乱:根据病情、中心静脉压、胃肠减压及每小时尿量等情况,确定补液的种类和输液量,合理安排输液的顺序和速度,维持水、电解质及酸碱平衡。

3.降低体温

(1)物理降温:温水擦浴、冰敷等物理方法。

(2)药物降温:在物理降温的基础上,根据病情遵医嘱通过口服、注射或其他途径给予药物降温。

(3)控制感染:遵医嘱联合应用足量有效的广谱抗生素,以有效控制感染,使体温恢复正常。

4.维持有效呼吸

(1)加强观察:密切观察患者的呼吸频率、节律和深浅度;动态监测血氧饱和度的变化,定期进行动脉血气分析检查,以了解患者的呼吸功能状况。若患者呼吸急促、血氧饱和度下降、氧分压降低,提示患者呼吸功能受损。

(2)采取合适体位:协助患者卧床休息,减少耗氧量。非休克患者取半卧位,使腹肌放松、膈肌下降,有助于改善呼吸和减轻疼痛。半卧位还可促使腹腔内炎性渗出物局限于盆腔,减轻中毒症状。休克患者应取头低足高位。

(3)禁食和胃肠减压:禁食可减少消化液的分泌,减轻腹部胀痛。通过胃肠减压,可吸出胃内容物,减少胃内积气和积液,从而达到减轻腹胀、避免膈肌抬高和改善呼吸功能的效果。

(4)解痉镇痛:对诊断明确的剧烈疼痛患者,可遵医嘱给予消炎利胆、解痉或止痛药,以缓解疼痛,利于平稳呼吸,尤其是腹式呼吸。

(5)吸入氧气:根据患者呼吸的频率、节律、深浅度及血气分析情况,选择给氧的方式和确定氧气流量和浓度,如可通过鼻导管、面罩、呼吸机辅助等方法给氧,以维持患者正常的血氧饱和度及动脉血氧分压,改善缺氧症状,保证组织器官的氧气供给。

5.营养支持

(1)术前:不能进食或禁食及胃肠减压的患者,可从静脉补充能量、氨基酸、维生素、水、电解质等,以维持和改善营养状况。凝血机制障碍的患者,遵医嘱给予维生素 K_1 肌内注射。

(2)术后:在患者恢复进食前或进食量不足时,仍需从胃肠外途径补充营养素;当患者恢复进食后,应鼓励患者从清淡饮食逐步转为进食高蛋白、高碳水化合物、高维生素和低脂饮食。

6.并发症的预防和护理

(1)加强观察:包括神志、生命体征、每小时尿量、腹部体征及引流液的量、颜色、性质,同时注意血常规、电解质、血气分析和心电图等检查结果的变化。若 T 管引流液呈血性,伴腹痛、发热等症状,应考虑胆道出血;若腹腔引流液呈黄绿色胆汁样,应警惕胆瘘的可能;若患者出现神志淡漠、黄疸加深、每小时尿量减少或无尿、肝和肾功能异常、血氧分压降低或代谢性酸中毒,以及凝血酶原时间延长等,提示多器官功能障碍或衰竭,应及时报告医师,并协助处理。

(2)加强腹壁切口、引流管和 T 管护理。

(3)加强支持治疗:患者发生胆瘘时,在观察并准确记录引流液的量、颜色的基础上,遵医嘱补充水、电解质及维生素,以维持水、电解质平衡;鼓励患者进食高蛋白、高碳水化合物、高维生素和低脂易消化饮食,防止因胆汁丢失影响消化吸收而造成营养障碍。

(4)维护器官功能:一旦出现多器官功能障碍或衰竭的征象,应立即与医师联系,并配合医师采取相应的急救措施。

(五)护理评价

(1)患者补液及时,体液代谢维持平衡。

(2)患者感染得到有效控制,体温恢复正常。

(3)患者能维持有效呼吸,没有发生低氧血症或发生后得到及时发现和纠正。

(4)患者的营养状况得到改善或维持。

(5)患者没有发生胆道出血、胆瘘及多器官功能障碍或衰竭等并发症,或发生后得到及时发现和处理。

(崔文霞)

第四节 胆 石 症

胆石症是指胆道系统任何部位发生的结石,包括发生在胆囊和胆管内的结石,是胆道系统的最普遍疾病。其发病率随年龄增长而增高。在我国,胆石症的患病率为 0.9%~10.1%,平均为 5.6%,男女比例为 1∶2.57。近年来,随着影像学(B 超、CT 及 MRI 等)检查的普及,在自然人群中,胆石症的发病率达 10%左右,国内尸检结果报道,胆石症的发生率为 7%。随着生活水平的提高及饮食习惯的改变,胆石症的发生率有逐年增高的趋势,我国的胆结石以胆管的胆色素结石为主逐渐转变为以胆囊的胆固醇结石为主。

一、胆囊结石

(一)定义

胆囊结石是指发生在胆囊内的结石,常与急性胆囊炎并存。胆囊结石是胆道系统的常见病、多发病。在我国,其患病率为 7%~10%,其中 70%~80%的胆囊结石为胆固醇结石,约 25%为胆色素结石。多见于女性,男女比例为 1∶(2~3)。40 岁以后发病率随着年龄增长呈增高的趋势,随着年龄增长性别差异逐渐缩小,老年男女发病比例基本相等。

(二)临床表现

部分单发或多发的胆囊结石,在胆囊内自由存在,不易发生嵌顿,很少产生症状,被称为无症状胆囊结石。约 30%的胆囊结石患者可终身无临床症状。仅于体检或手术时发现的结石称为静止性结石。单纯性胆囊结石未合并梗阻或感染时,在早期常无临床症状,大多数是在常规体检、手术或尸体解剖中偶然发现,或仅有轻微的消化系统症状被误认为是胃病而没有及时就诊。当结石嵌顿时,则可出现明显症状和体征。

1.症状

(1)胆绞痛:为典型的首发症状,表现为突发的右上腹、阵发性剧烈绞痛。临床症状也可在几小时后自行缓解。常发生于饱餐、进食油腻食物后或睡眠时,是由于油腻饮食后胆囊素大量分

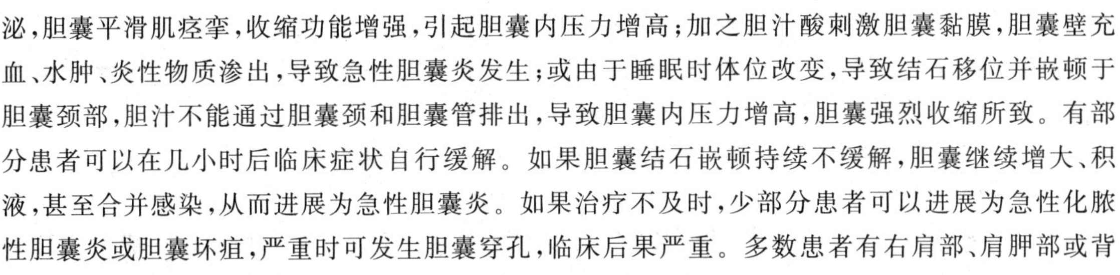

泌，胆囊平滑肌痉挛，收缩功能增强，引起胆囊内压力增高；加之胆汁酸刺激胆囊黏膜，胆囊壁充血、水肿、炎性物质渗出，导致急性胆囊炎发生；或由于睡眠时体位改变，导致结石移位并嵌顿于胆囊颈部，胆汁不能通过胆囊颈和胆囊管排出，导致胆囊内压力增高，胆囊强烈收缩所致。有部分患者可以在几小时后临床症状自行缓解。如果胆囊结石嵌顿持续不缓解，胆囊继续增大、积液，甚至合并感染，从而进展为急性胆囊炎。如果治疗不及时，少部分患者可以进展为急性化脓性胆囊炎或胆囊坏疽，严重时可发生胆囊穿孔，临床后果严重。多数患者有右肩部、肩胛部或背部放射性疼痛，常伴有恶心、呕吐、厌油、腹胀等消化不良症状。

(2)消化道症状：主要表现为上腹部或右上腹部闷胀不适、饱胀、嗳气、恶心、呕吐、厌食、呃逆等非特异性的消化道症状。大多数患者仅在进食后，特别是进食油腻食物后，胃肠道症状更明显，服用治胃病药物多可缓解，易被误诊。

2.体征

(1)腹部体征：有时可在右上腹部触及肿大的胆囊。可有右上腹胆囊区压痛，若继发感染，右上腹部可有明显压痛、肌紧张或反跳痛。检查者将左手平放于患者右肋部，拇指置于右腹直肌外缘于肋弓交界处，嘱患者缓慢深吸气，使肝脏下移，若患者因拇指触及肿大的胆囊引起疼痛而突然屏气，称为 Murphy 征阳性。

(2)黄疸：胆囊结石形成 Mirizzi 综合征时黄疸明显。黄疸时常有尿色变深、粪色变浅。

二、胆管结石

(一)定义

胆管结石为发生在肝内、外胆管的结石，又分为原发性和继发性胆管结石。原发于胆囊的结石迁徙到肝外胆管，称继发性胆管结石；不是来自胆囊，而是直接在肝外胆管生成的结石，称原发性胆管结石。因此，凡是不伴有胆囊结石者，可确认为原发性胆管结石。但伴有胆囊结石的胆管结石是原发性还是继发性，要具体分析。肝内胆管结石无论是否合并胆囊结石，均为原发性胆管结石。

(二)临床表现

临床表现取决于胆道有无梗阻、感染及其程度。当结石阻塞胆道并继发感染时，典型的表现是反复发作的腹痛、寒战高热和黄疸，称为 Charcot 三联征。

1.肝外胆管结石

(1)腹痛：多为剑突下或右上腹部阵发性绞痛，或持续性疼痛、阵发性加剧，呈阵发性刀割样疼痛，疼痛常向右肩背部放射。这是由于结石下移嵌顿于胆总管下端或壶腹部，刺激胆管平滑肌，引起奥迪括约肌痉挛收缩和胆道高压所致。

(2)寒战、高热：是结石阻塞胆管并继发感染后引起的全身性中毒症状。由于胆道梗阻，胆管内压升高，感染随胆管逆行扩散，细菌和毒素通过肝窦入肝静脉入体循环，引起菌血症或毒血症。多发生于剧烈腹痛后，体温可高达 39～40 ℃，呈弛张热，伴有寒战。

(3)黄疸：是胆管梗阻后胆红素逆流入血所致。胆管结石嵌于 Vater 壶腹部不缓解，1～2 天后即可出现黄疸。患者首先表现为尿黄，接着出现巩膜黄染，然后出现皮肤黄染伴瘙痒。黄疸的程度取决于梗阻的程度及是否继发感染。若梗阻不完全或结石有松动，则黄疸程度轻，且呈波动性；若为完全性梗阻，则黄疸呈进行性加深。若梗阻性黄疸长期未得到解决，将会导致严重的肝功能损害。部分患者结石嵌顿不重，阻塞的胆管近端扩张，胆石可漂移上浮，或小结石通过壶腹部排入十二指肠，使上述症状缓解。间歇性黄疸是肝外胆管结石的特点。

(4)消化道症状：多数患者有恶心、腹胀、嗳气、厌食油腻食物等。

2.肝内胆管结石

肝内胆管结石常与肝外胆管结石并存，其临床表现与肝外胆管结石相似。一般没有肝外胆管结石那样典型和严重。位于周围胆管的小结石平时可无症状。当胆管梗阻和感染仅发生在部分肝叶、肝段胆管时，患者可无症状或仅有轻微的肝区和患侧背部胀痛。位于Ⅱ、Ⅲ级胆管的结石，平时只有肝区不适或轻微疼痛。结石位于Ⅰ、Ⅱ级胆管或整个肝内胆管充满结石，患者会有肝区胀痛，常无胆绞痛，一般无黄疸。若一侧肝内胆管结石合并感染而未能及时治疗，并发展为胆管积脓或肝脓肿时，则出现寒战、高热、轻度黄疸，甚至休克，称为急性梗阻性化脓性胆管炎。

三、护理评估

(一)一般评估

1.生命体征

胆石症患者如与细菌感染并存，可出现体温偏高，疼痛刺激可能会导致心率加快、呼吸频率加快、血压上升，应监测生命体征的变化。还要注意评估患者的神志、皮肤色泽、肢端循环、尿量等，以判断有无休克的发生。

2.患者主诉

腹痛、腹胀、恶心等不适症状，发病及诊治经过等。

3.相关记录

体重、体位、饮食、面容与表情、皮肤、出入量等。

(二)身体评估

1.视诊

面部表情、皮肤黏膜颜色(黄疸、贫血)、体态、体位、腹部外形等。

2.触诊

(1)腹部触诊：腹壁紧张度、压痛与反跳痛、腹腔内包块。

(2)胆囊触诊：胆囊肿大、Murphy 征等。

3.叩诊

胆囊叩击痛(胆囊炎的重要体征)。

4.听诊

一般无特殊。

(三)心理-社会评估

患者在疾病治疗过程中的心理反应与需求，家庭及社会支持情况，引导患者正确配合疾病的治疗与护理。

(四)辅助检查阳性结果评估

1.实验室检查

胆管结石血常规检查可见血白细胞计数和中性粒细胞比例明显升高;血清胆红素、转氨酶和碱性磷酸酶升高,凝血酶原时间延长。尿液检查显示尿胆红素升高,尿胆原降低甚至消失,粪便检查显示粪中尿胆原减少。

2.影像学检查

胆囊结石B超检查可显示胆囊内结石影;胆管结石可显示胆管内结石影,近端胆管扩张。经皮穿刺肝胆道成像、经内镜逆行胰胆管成像或磁共振胰胆管成像等检查可显示梗阻部位、程度、结石大小和数量等。

(五)治疗效果的评估

1.非手术治疗评估要点

生命体征平稳、疼痛缓解。

2.手术治疗评估要点

(1)患者自觉症状:有无腹痛、恶心、呕吐的情况。

(2)生命体征稳定,无腹部疼痛(术后伤口疼痛除外)。

(3)腹部及全身体征:腹部无阳性体征,肠鸣音恢复正常,皮肤无黄染及瘙痒等不适。

(4)伤口愈合情况:一期愈合。

(5)T管引流的评估:引流液色泽正常、引流量逐渐减少。

(6)结合辅助检查:如胆道造影无结石残留或结合B超检查判断。

四、主要护理问题

(一)疼痛

疼痛与胆囊结石突然嵌顿、胆汁排空受阻致胆囊强烈收缩及手术后伤口疼痛有关。

(二)体温过高

体温过高与细菌感染致急性胆囊炎或胆管结石梗阻导致急性胆管炎有关。

(三)知识缺乏

知识缺乏与缺乏胆石症和腹腔镜手术相关知识、引流管及饮食保健知识有关。

(四)有体液不足的危险

有体液不足的危险与恶心、呕吐及感染性休克有关。

(五)营养失调

低于机体需要量与胆汁流动途径受阻有关。

(六)焦虑

焦虑与手术及不适有关。

(七)潜在并发症

(1)术后出血与术中结扎血管线脱落、肝断面渗血及凝血功能障碍有关。

(2)胆瘘与胆管损伤、胆总管下端梗阻、T管引流不畅等有关。

(3)胆道感染与腹部切口及多种置管(引流管、尿管、输液管)有关。

(4)胆道梗阻与手术及引流不畅有关。

(5)水、电解质平衡紊乱与患者恶心、呕吐、体液补充不足有关。

(6)皮肤受损与胆管梗阻、胆盐沉积致皮肤黄疸、瘙痒及术后胆汁渗漏有关。

五、主要护理措施

(一)减轻或控制疼痛

根据疼痛的程度,采取非药物或药物方法止痛。

1.加强观察

观察疼痛的程度、性质;发作的时间、诱因及缓解的相关因素;与饮食、体位、睡眠的关系;腹膜刺激征及 Murphy 征是否阳性等,为进一步治疗和护理提供依据。

2.卧床休息

协助患者采取舒适体位,指导其有节律的深呼吸,达到放松和减轻疼痛的效果。

3.合理饮食

根据病情指导患者进食清淡饮食,忌食油腻食物;病情严重者予以禁食、胃肠减压,以减轻腹胀和腹痛。

4.药物止痛

对诊断明确的剧烈疼痛者,可遵医嘱通过口服、注射等方式给予消炎利胆、解痉或止痛药,以缓解疼痛。

(二)降低体温

根据患者的体温情况,采取物理降温和/或药物降温的方法尽快降低患者的体温。遵医嘱应用足量有效的抗菌药,以有效控制感染,恢复患者正常体温。

(三)营养支持

对于梗阻未解除的禁食患者,通过胃肠外途径补充足够的热量、氨基酸、维生素、水、电解质等,以维持良好的营养状态。对梗阻已解除、进食量不足者,指导和鼓励患者进食高蛋白、高碳水化合物、高维生素和低脂饮食。

(四)皮肤护理

1.提供相关知识

胆道结石患者常因胆道梗阻致胆汁淤滞、胆盐沉积而引起皮肤瘙痒等,应告知患者相关知识,不可用手抓挠,防止抓破皮肤。

2.保持皮肤清洁

可用温水擦洗皮肤,减轻瘙痒。瘙痒剧烈者,遵医嘱使用外用药物和/或其他药物治疗。

3.注意引流管周围皮肤的护理

若术后放置引流管,应注意其周围皮肤的护理。若引流管周围见胆汁样渗出物,应及时更换被胆汁浸湿的敷料,局部皮肤涂氧化锌软膏,防止胆汁刺激和损伤皮肤。

(五)心理护理

关心体贴患者,使患者保持良好情绪,减轻焦虑,使患者安心接受治疗与护理。

(六)并发症的预防与护理

1.出血的预防和护理

术后早期出血的原因多由于术中结扎血管线脱落、肝断面渗血及凝血功能障碍所致,应加强预防和观察。

(1)卧床休息:肝部分切除术后的患者,术后应卧床 3～5 天,以防过早活动致肝断面出血。

(2)改善和纠正凝血功能:遵医嘱予以维生素 K_1 10 mg 肌内注射,每天 2 次,以纠正凝血机制障碍。

(3)加强观察:术后早期若患者腹腔引流管内引流出血性液体增多,每小时 100 mL,持续 3 小时以上,或患者出现腹胀、腹围增大,伴面色苍白、脉搏细速、血压下降等表现时,提示患者可能有腹腔内出血,应立即报告医师,并配合医师进行相应的急救和护理。如经积极的保守治疗效果不佳,则应及时采用介入治疗或手术探查止血。

2.胆瘘的预防和护理

胆管损伤、胆总管下端梗阻、T 管引流不畅等均可引起胆瘘。

(1)加强观察:术后患者若出现发热、腹胀、腹痛等腹膜炎的表现,或患者腹腔引流液呈黄绿色胆汁样,常提示患者发生胆瘘。应及时与医师联系,并配合进行相应处理。

(2)妥善固定引流管:无论是腹腔引流管还是 T 管,均应用缝线或胶布将其妥善固定于腹壁,避免将管道固定在床上,以防患者在翻身或活动时被牵拉而脱出,T 管引流袋挂于床旁,应低于引流口平面。躁动及不合作的患者,应采取相应的防护措施,防止脱出。

(3)保持引流通畅:避免腹腔引流管或 T 管扭曲、折叠及受压,定期从引流管的近端向远端挤捏,以保持引流通畅,术后 5～7 天内,禁止加压冲洗引流管。

(4)观察引流情况:定期观察并记录引流管引出胆汁的量、颜色及性质。正常成人每天分泌胆汁的量为 800～1 200 mL,呈黄绿色,清亮、无沉渣、有一定黏性。术后 24 小时内引流量为 300～500 mL,恢复进食后,每天可有 600～700 mL,以后逐渐减少至每天 200 mL 左右。术后 1～2 天胆汁的颜色可呈淡黄色、混浊状,以后逐渐加深、清亮。若胆汁突然减少甚至无胆汁引出,提示引流管阻塞、受压、扭曲、折叠或脱出,应及时查找原因和处理;若引出胆汁量较多,常提示胆管下端梗阻,应进一步检查,并采取相应的处理措施。

3.感染的预防和护理

(1)采取合适体位:病情允许时应采取半坐或斜坡卧位,以利于引流和防止腹腔内渗液积聚于膈肌下而发生感染;平卧时引流管的远端不可高于腋中线,坐位、站立或行走时不可高于腹部手术切口,以防止引流液和/或胆汁逆流而引起感染。

(2)加强皮肤护理:每天清洁、消毒腹壁引流管口周围皮肤,并覆盖无菌纱布,保持局部干燥,防止胆汁浸润皮肤而引起炎症反应。

(3)加强引流管护理:定期更换引流袋,并严格执行无菌技术操作。

(4)保持引流通畅:避免腹腔引流管或 T 管扭曲、折叠和滑脱,以免胆汁引流不畅、胆管内压力升高而致胆汁渗漏和腹腔内感染。

(七)T 管拔管的护理

若 T 管引流出的胆汁色泽正常,且引流量逐渐减少,可在术后 10 天左右,试行夹管 1～2 天,夹管期间应注意观察病情,患者若无发热、腹痛、黄疸等症状,可经 T 管做胆道造影,如造影无异常发现,在持续开放 T 管 24 小时充分引流造影剂后,再次夹管 2～3 天,患者仍无不适时即可拔管。拔管后残留窦道可用凡士林纱布填塞,1～2 天可自行闭合。若胆道造影发现有结石残留,则需保留 T 管 6 周以上,再做取石或其他处理。

六、健康指导

(1)告诉患者手术可能放置引流管及其重要性,带 T 管出院的患者解释 T 管的重要性,告知出院后注意事项。

(2)指导饮食,告诉患者理解低脂肪饮食的意义并能够执行。

(3)避免暴饮暴食,劳逸结合,保持良好心态。

(4)不适随诊,告诉患者胆囊切除术后常有大便次数的增多,数周、数月后逐渐减少。由于胆管结石复发率高,若出现腹痛、发热、黄疸等不适时应及时来医院复诊。

七、护理评价

(1)疼痛得到有效控制,无疼痛的症状和体征。

(2)体温恢复正常,感染得到有效控制。

(3)水、电解质、酸碱平衡紊乱纠正。

(4)心态平稳,能配合治疗和护理。

(5)营养改善,饮食、消化功能良好。

(崔文霞)

第八章

泌尿外科护理

第一节 肾脏损伤

一、概述

肾脏隐藏于腹膜后，一般受损伤机会很少，但肾脏为一实质性器官，结构比较脆弱，外力强度稍大即可造成肾脏的创伤。肾脏损伤大多为闭合性损伤，占 60%～70%，可由直接暴力，如腰、腹部受硬物撞击或车辆撞击，肾受到沉重打击或被推向肋缘而发生损伤；肋骨和腰椎骨折时，骨折片可刺伤肾，间接暴力，如从高处落下、足跟或臀部着地时发生对冲力，可引起肾或肾蒂伤。开放性损伤多见于战时和意外事故，常伴有胸腹部创伤，在临床上按其损伤的严重程度可分为肾挫伤、肾部分裂伤、肾全层裂伤、肾蒂损伤、病理性肾破裂等类型。

二、诊断

(一)症状

1.血尿

损伤后血尿是肾损伤的重要表现，多为肉眼血尿，血尿的轻重程度与肾脏损伤严重程度不一定一致。

2.疼痛

局限于上腹部及腰部，若血块阻塞输尿管，则可引起绞痛。

3.肿块

因出血和尿外渗引起腰部不规则的弥散性胀大的肿块，常伴肌强直。

4.休克

面色苍白，心率加快，血压降低，烦躁不安等。

5.高热

由于血、尿外渗后引起肾周感染所致。

(二)体征

1.一般情况

患者可有腰痛或上腹部疼痛、发热。大出血时可有血流动力学不稳定的表现，如面色苍白、四肢发凉等。

2.专科体检

上腹部及腰部压痛，腹部包块。刀伤或穿透伤累及肾脏时，伤口可流出大量鲜血。出血量与肾脏损伤程度，以及是否伴有其他脏器或血管损伤有关。

(三)检查

1.实验室检查

尿中含多量红细胞。血红蛋白与血细胞比容持续降低提示有活动性出血。血白细胞数增多应注意是否存在感染灶。

2.特殊检查

早期积极的影像学检查可以发现肾损伤部位、程度、有无尿外渗或肾血管损伤，以及对侧肾情况。根据病情轻重，除需紧急手术外，有选择地应用以下检查。

(1)B超检查：能提示肾损害的程度，包膜下和肾周血肿及尿外渗情况。为无创检查，病情重时更有实用意义，并有助于了解对侧肾情况。

(2)CT扫描：可清晰显示肾皮质裂伤、尿外渗和血肿范围，显示无活力的肾组织，并可了解与周围组织和腹腔内其他脏器的关系，为首选检查。

(3)排泄性尿路造影：使用大剂量造影剂行静脉推注造影，可发现造影剂排泄减少，肾、腰大肌影消失，脊柱侧突及造影剂外渗等。可评价肾损伤的范围和程度。

(4)动脉造影：适宜于尿路造影未能提供肾损伤的部位和程度，尤其是伤侧肾未显影，选择性肾动脉造影可显示肾动脉和肾实质损伤情况。若伤侧肾动脉完全梗阻，表示为创伤性血栓形成，宜紧急施行手术。有持久性血尿者，动脉造影可以了解有无肾动静脉瘘或创伤性肾动脉瘤，但为有创检查，已少用。

(5)逆行肾盂造影：易招致感染，不宜应用。

(四)诊断要点

一般都有创伤史，可有腰痛、血尿、腰部肿块等症状体征，出血严重时出现休克。定时查血、尿常规，根据血尿增减、血红蛋白变化评估伤情。检查首选。肾脏超声，快速并且无创伤，对于评价肾脏损伤程度有意义，CT检查可以进一步显示肾实质损伤、肾脏出血及肾蒂损伤情况。条件允许时行静脉肾盂造影检查。

(五)鉴别诊断

1.腹腔脏器损伤

主要为肝、脾损伤，有时可与肾损伤同时发生。表现为出血、休克等危急症状，有明显的腹膜刺激症状。腹腔穿刺可抽出血性液体。尿液检查无红细胞；超声检查肾脏无异常发现；静脉尿路造影(IVU)示肾盂、肾盏形态正常，无造影剂外溢情况。

2.肾梗死

表现为突发性腰痛、血尿、血压升高；IVU示肾显影迟缓或不显影。逆行肾盂造影可发现肾被膜下血肿征象。肾梗死患者往往有心血管疾病或肾动脉硬化病史，血清乳酸脱氢酶及碱性磷酸酶升高。

3.自发性肾破裂

突然出现腰痛及血尿病状。体检示腰腹部有明显压痛及肌紧张，可触及边缘不清的囊性肿块。IVU检查示肾盂、肾盏变形和造影剂外溢。B超检查示肾集合系统紊乱，肾周围有液性暗区。一般无明显的创伤史，既往多有肾肿瘤、肾结核、肾积水等病史。

三、治疗

肾损伤的处理与损伤程度直接相关。轻微肾挫伤经短期休息可以康复，多数肾挫裂伤可用保守治疗，仅少数需手术治疗。

（一）紧急治疗

有大出血、休克的患者需迅速给予抢救措施，观察生命体征，进行输血、复苏，同时明确有无并发其他器官损伤，做好手术探查的准备。

（二）保守治疗

(1)绝对卧床休息2～4周，病情稳定，血尿消失后才可以允许患者离床活动。通常损伤后4～6周肾挫裂伤才趋于愈合，过早过多离床活动，有可能再度出血。恢复后2～3个月内不宜参加体力劳动或竞技运动。

(2)密切观察，定时测量血压、脉搏、呼吸、体温，注意腰、腹部肿块范围有无增大。观察每次排出的尿液颜色深浅的变化。定期检测血红蛋白和血细胞比容。

(3)及时补充血容量和热量，维持水、电解质平衡，保持足够尿量。必要时输血。

(4)应用广谱抗生素以预防感染。

(5)使用止痛剂、镇静药和止血药物。

（三）手术治疗

1.开放性肾损伤

几乎所有这类损伤的患者都要施行手术探查，特别是从前面腹壁进入的锐器伤，需经腹部切口进行手术，清创、缝合及引流并探查腹部脏器有无损伤。

2.闭合性肾损伤

一旦确定为严重肾裂伤、肾碎裂及肾蒂损伤需尽早经腹入路施行手术。若肾损伤患者在保守治疗期间发生以下情况，需施行手术治疗：①经积极抗休克后生命体征仍未见改善，提示有内出血。②血尿逐渐加重，血红蛋白和血细胞比容继续降低。③腰、腹部肿块明显增大。④有腹腔脏器损伤可能。

手术方法：经腹部切口施行手术，先探查并处理腹腔损伤脏器，再切开后腹膜，显露肾静脉、肾动脉，并阻断之，而后切开肾周围筋膜和肾脂肪囊，探查患肾。先阻断肾蒂血管，并切开肾周围筋膜，快速清除血肿，依具体情况决定做肾修补、部分肾切除术或肾切除。必须注意，在未控制肾动脉之前切开肾周围筋膜，往往难以控制出血，而被迫施行肾切除。只有在肾严重碎裂或肾血管撕裂，无法修复，而对侧肾良好时，才施行肾切除。肾实质破损不大时，可在清创与止血后，用脂肪或网膜组织填入肾包膜缝合处，完成一期缝合，既消除了无效腔，又减少了血肿引起继发性感染的机会。肾动脉损伤性血栓形成一旦被确诊即应手术取栓，并可行血管置换术，以挽救肾功能。

（四）并发症及其处理

常由血或尿外渗，以及继发性感染等引起。腹膜后囊肿或肾周脓肿可切开引流。输尿管狭窄、肾积水需施行成形术或肾切除术。恶性高血压要做血管修复或肾切除术。动静脉瘘和假性肾动脉瘤应予以修补，如在肾实质内则可行部分肾切除术。持久性血尿可施行选择性肾动脉造影及栓塞术。

四、病情观察

(1)观察生命体征，如体温、血压、脉搏、呼吸，神智反应。

(2)专科变化：腹部或腰腹部有无肿块及大小变化，血尿程度。

(3)重要生命脏器，心、肺、肝、脾等脏器及骨骼系统有无合并伤。

五、注意事项

(一)医患沟通

(1)如拟保守治疗，应告知患者及家属仍有做手术的可能性及肾损伤后的远期并发症。

(2)做开放手术，应告知可能切肾的方案，如做保肾手术，则有继续出血、尿外渗的可能。

(3)手术探查决定做肾切除时，应再一次告知家属，并告知术后肾功能失代偿或需做肾代替治疗的可能。如合并腹腔或其他部位脏器损伤，手术时要一期处理，亦应告知家属并签字。

(4)交代病情时要立足于当前患者病情，对于病情变化不做肯定与否定的预测。

(二)经验指导

(1)对于肾损伤的患者应留院观察或住院 1 天，必须每半小时至 1 小时监测 1 次血压、心率、呼吸，记录每小时尿量。并做好血型分析及备血。

(2)对于肾损伤病情明确者，生命体征不稳时，可重复做腹腔穿刺及 CT、B 超影像学检查。

(3)手术后要观察腹部情况，伤口有无渗血，敷料有无潮湿，为防止切口裂开，可使用腹带保护。

(4)肾切除患者要计算每天出入量，了解肾功能变化。

(5)确保引流管无扭曲，密切观察引流量、颜色的变化。

(6)腹部创伤合并。肾损伤的比例不是很高，临床工作中易忽视。血尿是肾创伤的重要表现，但与病情严重程度不成比例；输尿管有血块堵塞、肾蒂损伤或低血压休克时可无血尿出现。

六、护理

(一)护理评估

1.健康史

详细了解受伤的原因、部位、受伤的经过，以往的健康状况等。

2.身体状况

(1)血尿：是肾损伤的主要症状。肾挫伤时血尿轻微，肾部分裂伤或肾全层裂伤时，可出现大量肉眼血尿。当血块堵塞输尿管、肾盂或输尿管断裂、肾蒂血管断裂时，血尿可不明显，甚至无血尿。

(2)疼痛：肾包膜张力增加、肾周围软组织损伤，可引起患侧腰、腹部疼痛；血液、尿液渗入腹腔或伴有腹部器官损伤时，可出现全腹痛和腹膜刺激征；血块通过输尿管时，可发生肾绞痛。

(3)腰、腹部包块：血液、尿液渗入肾周围组织，可使局部肿胀形成包块，可有触痛。

(4)休克：严重的肾损伤，尤其是合并其他器官损伤时，易引起休克。

(5)发热：肾损伤后，由于创伤性炎症反应，伤区血液、渗出液及其他组织的分解产物吸收引起发热，多为低热；由于血肿、尿外渗继发感染引起的发热多为高热。

3.心理状况

由于突发的暴力致伤，或因损伤出现大量肉眼血尿、疼痛、腰腹部包块等表现时，患者常有恐惧、焦虑等心理状态的改变。

4.辅助检查

(1)尿常规检查：了解尿中有无大量红细胞。

(2)B超检查：能提示肾损害的程度，包膜下和肾周血肿及尿外渗情况。

(3)X线平片检查：肾区阴影增大，提示有肾周围血肿的可能。

(4)CT检查：可清晰显示肾皮质裂伤、尿外渗和血肿范围。

(5)排泄性尿路造影：可评价肾损伤的范围和程度。

(6)肾动脉造影：可显示肾动脉和肾实质损伤的情况。

(二)护理诊断及相关合作性问题

1.不舒适

与疼痛等有关。

2.恐惧/焦虑

与损伤后出现血尿等有关。

3.有感染的危险

与损伤后免疫力降低有关。

4.体温过高

与损伤后的组织产物吸收和血肿、尿外渗继发感染等有关。

(三)护理目标

(1)疼痛不适感减轻或消失。

(2)情绪稳定，能安静休息。

(3)患者发生感染和休克的危险性降低，未发生感染和休克。

(4)体温正常。

(四)护理措施

1.非手术治疗及手术前患者的护理

(1)嘱患者绝对卧床休息2～4周，待伤情稳定、血尿消失1周后方可离床活动，以防再出血。

(2)迅速建立静脉输液通路，及时输血、输液，维持水、电解质及酸碱平衡，防治休克。

(3)急救护理：有大出血、休克的患者需配合医师迅速进行抢救及护理。

(4)心理护理：对恐惧不安的患者，给予心理疏导、安慰、体贴和关怀。

(5)伤情观察：患者的生命体征；血尿的变化；腰、腹部包块大小的变化；腹膜刺激征的变化。

(6)配合医师做好影像学检查前的准备工作。

(7)做好必要的术前常规准备，以便随时中转手术。

2.手术后患者的护理

(1)卧床休息：肾切除术后需卧床休息2～3天，肾修补术、肾部分切除术或肾周引流术后需卧床休息2～4周。

(2)饮食：禁食24小时，适当补液，肠功能恢复后进流质饮食，并逐渐过渡到普通饮食，但要注意少食易胀气的食物，以减轻腹胀。鼓励患者适当多饮水。

(3)伤口护理：保持伤口清洁干燥，注意无菌操作，注意观察有无渗血、渗尿，应用抗菌药物，预防感染。

3.健康指导

(1)向患者介绍康复的基本知识、卧床的意义，以及观察血尿、腰腹部包块的意义。

(2)告诉患者恢复后3个月内不宜参加重体力劳动或竞技运动；肾切除术后患者，应注意保护对侧肾，尽量不要应用对肾有损害的药物。

(3)定期到医院复诊。

(张春霞)

第二节　输尿管损伤

一、概述

输尿管位于腹膜后间隙，位置隐蔽，一般由外伤直接引起输尿管损伤不常见，多见于医源性损伤，如手术损伤或器械损伤及放射性损伤。凡腹腔、盆腔手术后患者发生无尿、漏尿，腹腔或盆腔有刺激症状时均应想到输尿管损伤的可能。对怀疑输尿管损伤的患者，应进行系统的泌尿系统检查。妇科手术特别是宫外孕破裂、剖宫产等急诊手术或妇科肿瘤根治术中，输尿管被钳夹或误扎等医源性损伤最为常见。

二、护理评估

采集患者外伤史，盆腔、腹腔、腹膜后手术史，妇科手术史及泌尿系统手术史，如出现相应的症状应警惕输尿管损伤的可能。

(一)临床表现

手术损伤输尿管引起临床表现需根据输尿管损伤程度而定，术中发现输尿管损伤，立即处理可不留后遗症。倘未被发现，多在3～5天起病。尿液起初渗在组织间隙里，临床上表现为高热、寒战、恶心、呕吐、损伤侧腰痛、肾肿大、下腹或盆腔内肿物、压痛及肌紧张等。

1.腹痛及感染症状

表现为腰部胀痛、寒战、局部触痛、叩击痛。若输尿管被误扎，多数病例数天内患侧腰部出现胀痛，并可出现寒战、发热，局部触痛、叩击痛并可扪及肿大的肾脏。若采用输尿管镜套石或碎石操作，不慎造成输尿管穿孔破损者，由于漏尿或尿液外渗可引起患侧腰痛及腹胀，继发感染后则出现寒战、发热，肾区压痛并可触及尿液积聚而形成的肿块。

2.尿瘘

分急性尿瘘与慢性尿瘘两种。前者在输尿管损伤后当日或数天内出现伤口漏尿，腹腔积尿或阴道漏尿。后者以盆腔手术所致输尿管阴道瘘最常见。尿瘘形成前，多有尿外渗引起感染症状，常见伤后2～3周内形成尿瘘。

3.无尿

双侧输尿管发生断裂或误扎，伤后即可无尿，应注意与创伤性休克所致急性肾衰竭的无尿鉴别。

4.血尿

输尿管损伤后可以出现肉眼或镜下血尿，但也可以尿液检查正常，一旦出现血尿，应高度怀疑有输尿管损伤。

（二）辅助检查

1.静脉肾盂造影

可显示患肾积水，损伤以上输尿管扩张、扭曲、成角、狭窄及对比剂外溢。

2.膀胱镜及逆行造影

可观察瘘口部位并与膀胱损伤鉴别，逆行造影对明确损伤部位、损伤程度有价值。

3.B 超

可显示患肾积水和输尿管扩张。

4.CT

对输尿管外伤性损伤部位、尿外渗及合并肾损伤或其他脏器损伤有一定的诊断意义。

5.阴道检查

有时可直接观察到瘘口的部位。

6.体格检查

膀胱腹膜外破裂后尿外渗，下腹耻骨上区有明显触痛，有时可触及包块。膀胱腹膜内破裂后，若有大量尿液进入腹腔，检查有腹壁紧张、压痛、反跳痛及移动性浊音。

（三）护理问题

首先对患者进行心理评估，了解患者的身体和心理状态，患者主要存在以下护理问题：

1.疼痛

与尿外渗及手术有关。

2.舒适的改变

与术后放置支架管、造瘘管有关。

3.恐惧、焦虑

与尿瘘、担心预后不良有关。

4.有感染的危险

有感染的危险与尿外渗及各种管路有关。

三、护理措施

（一）心理护理

输尿管损伤因为手术的损伤发生率较高，因此，心理护理显得尤为重要。要做到详细评估患者的心理状况及接受治疗的心理准备，与患者建立良好的护患关系，掌握患者的心理变化并给予相应的健康指导，减少医疗纠纷的发生。输尿管损伤后患者情绪紧张、恐惧，尤其是发生漏尿或无尿时，护士在密切观察病情的同时要向患者宣讲损伤后注意的问题，鼓励患者树立信心，保持平和的心态，积极配合治疗，减轻患者的焦虑。

(二)生活护理

(1)主动巡视患者,帮助患者完成生活护理,保持“七洁”:皮肤、头发、指甲、会阴、口腔、手足、床单的干净整洁,使患者感到舒适。

(2)观察并保持各种管路的清洁通畅,正确记录引流液的颜色及量,尿袋、引流袋定期更换。

(3)关心患者,讲解健康保健知识。

(4)观察尿外渗的腹部体征,腹痛的程度;观察体温的变化,每天测量体温 4 次,并记录在护理病例中,发热时及时通知医师。

(5)观察 24 小时尿量,注意血尿情况,少尿、无尿要立即通知医师处理。

(6)饮食要均衡,富于营养,易消化。不吃易引起腹胀的食物,如牛奶、大豆等。保持排便通畅,必要时服润肠药。

(三)治疗及护理配合

输尿管损伤后治疗采取修复输尿管、保持通畅、保护肾功能的原则。及时采用双 J 管引流,有利于损伤的修复和狭窄的改善。

1.治疗方法

(1)外伤所致输尿管损伤,应首先注意处理其全身情况及有无合并其他脏器的损伤,断裂的输尿管应根据具体情况给予修补或吻合。除不得已时不宜摘除肾脏。

(2)器械所致的输尿管损伤往往为裂伤,保守治疗多可痊愈。如尿外渗症状不断加重,应及早施行引流术。

(3)手术时误伤输尿管应根据具体情况及时予以修补或吻合,如输尿管被结扎,应尽早松解结扎线,并在输尿管内安置导管保留数天。输尿管切开,可进行缝合修补,然后置管引流。输尿管被切断,则进行端端吻合,置管引流两周左右。输尿管在低位被切断可行输尿管膀胱吻合术。输尿管被钳夹,损伤轻微时按结扎处理;较重时,为防止组织坏死形成尿瘘,可切除损伤部分,进行端端吻合。若输尿管缺损太多,根据具体情况可以选择输尿管外置造瘘,肾造瘘,利用膀胱组织或小肠做输尿管成形手术。

2.保守治疗的护理配合

(1)密切监测生命体征的变化,记录及时准确。

(2)观察腹痛情况,不能盲目给予止痛剂。

(3)保持各种管路的清洁通畅,正确记录引流液的颜色及量,尿袋定期更换。

(4)备皮、备血、皮试,做好必要时手术探查的准备。

(5)正确记录 24 小时尿量,注意血尿情况,少尿、无尿要立即通知医师处理。

(6)嘱患者卧床休息,做好生活护理,保持排便通畅,必要时服润肠药。

3.手术治疗的护理

(1)输尿管断端吻合术后留置双 J 管,在此期间嘱患者多饮水,保证引流尿液通畅,防止感染,促进输尿管损伤的愈合。

(2)预防感染,术后留置导尿管,注意各引流管的护理,定期更换引流袋。更换引流袋应无菌操作,防止感染,尿道口护理每天 1～2 次。女性患者每天会阴冲洗。

(3)严密观察尿量,间接地了解有无肾衰竭的发生。

(4)高热的护理,给予物理降温,鼓励患者多饮水,及时更换干净衣服,必要时遵医嘱给予药物降温。

4.留置双J管的护理

(1)留置双J管可引起患侧腰部不适,术后早期多有腰痛,主要是插管引起输尿管黏膜充血、水肿及放置双J管后输尿管反流有关(见图8-1)。

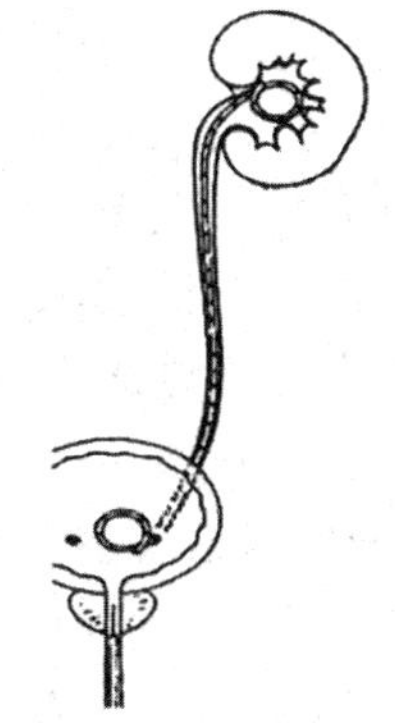

图8-1　双J管置入

(2)患者出现膀胱刺激症状,主要由于双J管放置与不当或双J管下移,刺激膀胱三角区和后尿道所致。

(3)术后输尿管内放置双J管做内支架以利内引流,勿打折,保持通畅,同时防止血块聚集造成输尿管阻塞。

(4)要调整体位保持导尿管通畅,防止膀胱内尿液反流。

(5)观察尿液及引流状况。由于双J管置管时间长,且上下端盘曲刺激肾盂、膀胱黏膜易引起血尿。因此,术后要注意尿液颜色及尿量的变化。观察血尿颜色的方法是每天清晨留取标本,用无色透明玻璃试管,观察比较尿色。若患者突然出现鲜红尿液或肾区胀痛及腹部不适等症状,应及时报告医师。

(6)双J管于手术后1～3个月在膀胱镜下拔除。

四、健康教育

(1)输尿管损伤严重易引起输尿管狭窄,因此告之患者双J管需要定期更换直至狭窄改善为止。

(2)定期复查了解损伤愈合的情况及双J管的位置。若出现尿路刺激征、发热、腹痛、无尿等症状时,及时就诊。

(3)拔除留置导尿管后,指导患者增加饮水量,增加排尿次数,不宜憋尿。不宜做剧烈运动。有膀胱刺激征患者应遵医嘱给予解痉药物治疗。

(张春霞)

第三节　膀胱损伤

一、概述

膀胱深藏在骨盆内,排空后肌肉层厚,一般不易受伤。膀胱充盈时伸展至下腹部高出耻骨联合，若下腹部遭到暴力打击，易发生膀胱损伤。骨盆骨折的骨折断端可以刺破膀胱；难产时，胎头长时间压迫可造成膀胱壁缺血性坏死。一般分为闭合性损伤、开放性损伤和医源性损伤。

二、病因及临床表现

（一）闭合性损伤

膀胱空虚时位于骨盆深处受到周围组织保护，不易受外界暴力损伤。当膀胱膨胀时，因膀胱扩张且高出耻骨联合，下腹部受到暴力时，如踢伤、击伤和跌伤等可造成膀胱损伤，骨盆骨折的骨折断端可以刺破膀胱；难产时，胎头长时间压迫可造成膀胱壁缺血性坏死。

（二）开放性损伤

其多见于火器伤，常合并骨盆内其他组织器官的损伤。

（三）手术损伤

膀胱镜检查、尿道扩张等器械检查可造成膀胱损伤。盆腔和下腹部手术，如疝修补、妇科恶性肿瘤切除等易致膀胱损伤。

（四）挫伤

挫伤是指膀胱壁保持完整，仅黏膜或部分肌层损伤，膀胱腔内有少量出血，无尿外渗，不引起严重后果。

（五）破裂

膀胱破裂可分两种类型。

1.腹膜外破裂

破裂多发生在膀胱前壁的下方，尿液渗至耻骨后间隙，沿筋膜浸润腹壁或蔓延到腹后壁，如不及时引流，可发生组织坏死、感染，引起严重的蜂窝织炎。

2.腹膜内破裂

多发生于膀胱顶部。大量尿液进入腹腔可引起尿性腹膜炎。大量尿液积存于腹腔有时要与腹水鉴别。

（六）尿瘘

膀胱与附近脏器相通可形成膀胱阴道瘘或膀胱直肠瘘等。发生瘘后，泌尿系统容易继发感染。

（七）出血与休克

骨盆骨折合并大出血，膀胱破裂致尿外渗及腹膜炎，伤势严重，常有休克。

（八）排尿困难和血尿

膀胱破裂后，尿液流入腹腔或膀胱周围，有尿意，但不能排尿或仅排出少量血尿。

三、护理评估

评估患者受伤的时间、地点、暴力性质、部位，临床表现、合并伤、尿外渗、感染，特殊检查结果。

（一）临床表现

膀胱挫伤因范围仅限于黏膜或肌层，故患者仅有下腹不适，小量终末血尿等。一般在短期内症状可逐渐消失。膀胱破裂则有严重表现，临床症状依裂口大小、位置及其他器官有无损伤而不同。腹膜内破裂会引起弥漫性腹膜刺激症状，如腹部膨胀、压痛、肌紧张、肠蠕动音降低和移动性浊音等。膀胱与附近器官相通形成尿瘘时，尿液可从直肠、阴道或腹部伤口流出，往往同时合并泌尿系统感染。

1.腹痛

尿外渗及血肿引起下腹部剧痛，尿液流入腹腔则引起急性腹膜炎症状。伴有骨盆骨折时，耻骨处有明显压痛。尿外渗和感染引起盆腔蜂窝织炎时，患者可有全身中毒表现。

2.尿瘘

贯穿性损伤可有体表伤口、直肠或阴道漏尿。闭合性损伤在尿外渗感染后破溃，也可形成尿瘘。膀胱与附近脏器相通可形成膀胱阴道瘘或膀胱直肠瘘等。发生瘘后，泌尿系统容易继发感染。

(二)辅助检查

根据外伤史及临床体征诊断并不困难。凡是下腹部受伤或骨盆骨折后，下腹出现疼痛、压痛、肌紧张等征象，除考虑腹腔内脏器损伤外，也要考虑到膀胱损伤的可能性。当出现尿外渗、尿性腹膜炎或尿瘘时，诊断更加明确。怀疑膀胱损伤时，应做进一步检查。

1.导尿术

如无尿道损伤，导尿管可顺利放入膀胱，若患者不能排尿液，而导出尿液为血尿，应进一步了解是否有膀胱破裂。可保留导尿管进行注水试验，抽出量比注入量明显减少，表示有膀胱破裂。

2.膀胱造影

经导尿管注入碘化钠或空气，摄取前后位及斜位X线片，可以确定膀胱有无破裂，破裂部位及外渗情况。

3.膀胱镜检查

对于膀胱瘘的诊断很有帮助，但当膀胱内有活跃出血或当膀胱不能容纳液体时，不能采用此项检查。

4.排泄性尿路造影

如疑有上尿道损伤，可考虑采用，以了解肾脏及输尿管情况。

(三)护理问题

1.疼痛

与损伤后血肿和尿外渗及手术切口有关。

2.潜在并发症

出血，与损伤后出血有关。

3.有感染的危险

与损伤后血肿、尿外渗及免疫力低有关。

4.恐惧、焦虑

与外伤打击、担心预后不良有关。

(四)护理目标

(1)患者主诉疼痛减轻或能耐受。

(2)严密观察患者出血情况，如有异常出血及时通知医师。

(3)在患者住院期间不发生因护理不当造成的感染。

(4)患者主诉恐惧、焦虑心理减轻。

四、护理措施

(一)生活护理

(1)满足患者的基本生活需要,做到"七洁"。

(2)做好引流管护理:①妥善固定、保持通畅。②准确记录引流液量、性质。③保持尿道口清洁,定期更换尿袋。

(3)多饮水,多食易消化食物,保持排便通畅。

(二)心理护理

(1)损伤后患者恐惧、焦虑,担心预后情况。护士主动向患者介绍康复知识,介绍相似病例,鼓励患者树立信心,配合治疗,减少焦虑。

(2)从生活上关心、照顾患者,满足基本生活护理,使其感到舒适。

(3)加强病房管理,创造整洁安静的休养环境。

(三)治疗及护理配合

膀胱挫伤无须手术,通过支持疗法、适当休息、充分饮水、给予抗菌药物和镇静药在短期内即可痊愈。

1.紧急处理

膀胱破裂是一种较严重的损伤,常伴有出血和尿外渗,病情严重,应尽早施行手术。护士需协助做好手术前的各项相关检查和护理,积极采取抗休克治疗,如输液、输血、镇静及止痛等各项措施(见图 8-2)。

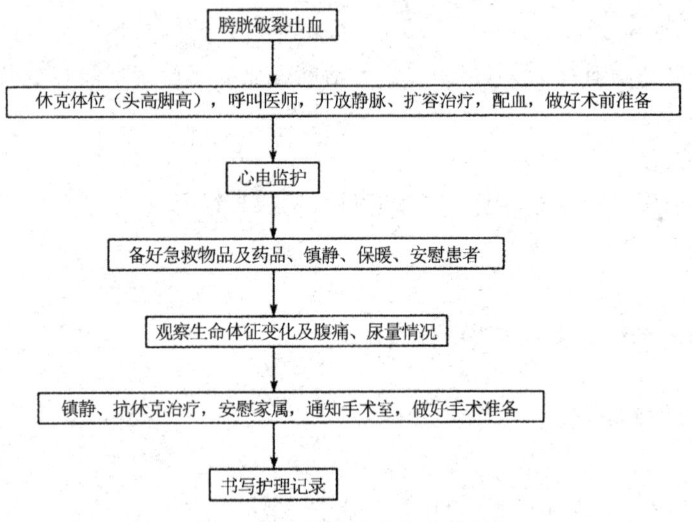

图 8-2 膀胱破裂抢救流程图

2.保守治疗的护理

患者的症状较轻,膀胱造影显示少量尿外渗,可从尿道插入导尿管持续引流尿液,可以采取保守治疗,保持尿液引流通畅,预防感染。

(1)密切观察生命体征,及时发现有无持续出血,观察有无休克发生。

(2)保持尿液引流通畅,及时清除血块防止阻塞膀胱,观察并记录 24 小时尿的色、质、量。妥善固定尿管。

(3)适当休息、充分饮水,保证每天尿量 3 000 mL 以上,以起到内冲洗的作用。

(4)注意观察体温的变化,警惕有无盆腔血肿、感染。观察腹膜刺激症状。

3.手术治疗的护理

膀胱破裂伴有出血和尿外渗,病情严重,须尽早施行手术。

(1)按外科术前准备进行备皮、备血、术前检查。

(2)开放静脉通道,观察生命体征。

(3)准确填写手术护理记录单,与手术室护士认真交接。

(4)术后监测生命体征,并详细记录。

(5)按医嘱正确输入药物,掌握液体输入的速度,保持均匀的摄入。

(6)保持各种管路通畅,并妥善固定,防止脱落。定期更换引流袋。

(7)观察伤口渗出情况,及时更换敷料,遵守无菌操作原则。

(8)保持排便通畅,避免增加腹压,有利于伤口愈合。术后采取综合疗法,使患者获得充分休息、足够营养、适当水分,纠正贫血,控制感染。

五、健康教育

(1)讲解引流管护理的要点,如防止扭曲、打折、保持引流袋位置低于伤口及尿管,防止尿液反流。

(2)拔除尿管前要训练膀胱功能,先夹管训练 1～2 天,拔管后多饮水,达到冲洗尿路预防感染的目的。

(3)卧床期间防止压疮、防止肌肉萎缩,进行功能锻炼。

(张春霞)

第四节　尿道损伤

较为常见,多发生在男性。男性尿道较长,以尿生殖膈为界,分为前、后两部分,前尿道包括球部和阴茎部,后尿道包括前列腺部和膜部。前尿道损伤多发生在球部,后尿道损伤多在膜部。

一、病因及病理

(一)根据损伤病因分两类

1.开放性损伤

因子弹、弹片、锐器伤所致,常伴有阴茎、阴囊、会阴部贯通伤。

2.闭合性损伤

会阴部骑跨伤,将尿道挤向耻骨联合下方,引起尿道球部损伤。骨盆骨折可引起尿生殖膈移位,产生剪力,使膜部尿道撕裂或撕断。经尿道器械操作不当可引起球部膜部交界处尿道损伤。

(二)根据损伤程度病理可分为下列三种类型

1.尿道挫伤

尿道内层损伤,阴茎筋膜完整,仅有水肿和出血,可以自愈。

2.尿道裂伤

尿道壁部分断裂，引起尿道周围血肿和尿外渗，愈合后可引起尿道狭窄。

3.尿道断裂

尿道完全断裂时，断部退缩、分离，血肿和尿外渗明显，可发生尿潴留。

尿外渗的范围以生殖膈为分界，前尿道损伤时，尿外渗范围在阴茎、会阴、下腹壁和阴囊的皮下；后尿道前列腺部损伤时，尿外渗主要在前列腺和膀胱周围，外阴部不明显(图 8-3)。

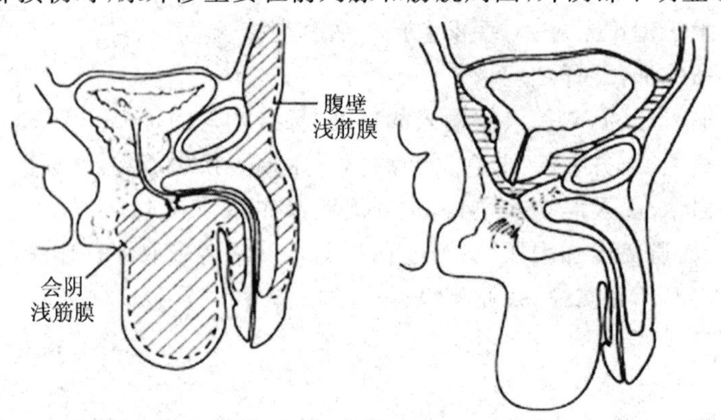

图 8-3　前、后尿道损伤尿外渗范围

左：前尿道损伤尿外渗范围；右：后尿道损伤尿外渗范围

二、临床表现

(一)休克

骨盆骨折所致尿道损伤，一般较严重，常因合并大出血，引起创伤性、失血性休克。

(二)疼痛

尿道球部损伤时会阴部肿胀、疼痛，排尿时加重。后尿道损伤时，下腹部疼痛、局部压痛、肌紧张，伴骨盆骨折者，移动时加剧。

(三)排尿困难

尿道挫伤时因局部水肿或疼痛性括约肌痉挛，出现排尿困难。尿道断裂时，不能排尿，发生急性尿潴留。

(四)尿道出血

前尿道损伤即使不排尿时尿道外口也可见血液滴出；后尿道损伤尿道口无流血或仅少量血液流出。

(五)尿外渗及血肿

尿生殖膈撕裂时，会阴、阴囊部出现血肿及尿外渗，并发感染时则出现全身中毒症状。

三、诊断

(一)病史及体格检查

有明显外伤史及上述典型的临床表现。

(二)导尿

轻缓插入导尿管，如顺利进入膀胱，说明尿道是连续而完整的。若一次插入困难，不应勉强

反复试插，以免加重损伤及感染，尿道损伤并骨盆骨折时一般不易插入导尿管。

（三）X线检查

可显示骨盆骨折情况，必要时从尿道注入造影剂 20 mL，确定尿道损伤部位、程度及造影剂有无外渗，了解尿液外渗情况。

四、治疗

（一）紧急处理

损伤严重伴失血性休克者，及时采取输血、输液等抗休克措施。骨盆骨折患者须平卧，勿随意搬动，以免加重损伤。尿潴留不宜导尿或未能立即手术者，可行耻骨上膀胱穿刺，吸出膀胱内尿液。

（二）保守治疗

尿道挫伤及轻度损伤，症状较轻、尿道连续性存在而无排尿困难者；排尿困难或不能排尿、插入导尿管成功者，留置尿管 1～2 周。使用抗生素预防感染，一般无须特殊处理。

（三）手术治疗

1.前尿道裂伤导尿失败或尿道断裂

行经会阴尿道修补或断端吻合术，并留置导尿管 2～3 周。病情严重、会阴或阴囊形成大血肿及尿外渗者，施行耻骨上膀胱穿刺造瘘术，3 个月后再修补尿道，并在尿外渗区做多个皮肤切口，深达浅筋膜下，以引流外渗尿液。

2.骨盆骨折致后尿道损伤

病情稳定后，做耻骨上高位膀胱造瘘术。一般在 3 周内能恢复排尿；如不能恢复排尿，则留置造瘘管 3 个月，二期施行解除尿道狭窄的手术。

3.并发症处理

为预防尿道狭窄，待患者拔除导尿管后，需定期做尿道扩张术。对于晚期发生的尿道狭窄可用腔内技术行经尿道切开或切除狭窄部的瘢痕组织，或于伤后 3 个月经会阴部切口切除瘢痕组织，做尿道端端吻合术。后尿道合并肠损伤应立即修补，并做暂时性结肠造瘘。如并发尿道直肠瘘，应待 3～6 个月后再施行修补手术。

五、护理

（一）护理评估

1.健康史

搜集病史资料时，要注意询问受伤的原因、受伤时的姿势，是否有骑跨伤、骨盆骨折或经尿道的器械检查治疗史。

2.身体状况

（1）尿道出血：前尿道损伤后，即使在不排尿时也可见尿道外口滴血或流血；后尿道损伤后，尿道外口不流血或仅流出少量血液；排尿时，可出现血尿。

（2）疼痛：前尿道损伤时，受伤处疼痛，有时可放射到尿道外口，排尿时疼痛加重；后尿道损伤时，疼痛位于下腹部，在移动时出现或加重。

（3）排尿困难与尿潴留：尿道挫裂伤时，因损伤和疼痛导致尿道括约肌痉挛，发生排尿困难；尿道断裂时，可引起尿潴留。

(4)局部血肿和瘀斑:骑跨伤或骨盆骨折造成尿生殖膈撕裂时,可发生会阴及阴囊部肿胀、瘀斑和血肿。

(5)尿液外渗:前尿道损伤时,尿液外渗至会阴、阴囊、阴茎部位,有时向上扩展至腹壁,造成这些部位肿胀;后尿道损伤时,尿液外渗至耻骨后间隙和膀胱周围。

(6)直肠指检:尿道膜部完全断裂后,可触及前列腺尖端浮动;若指套上染有血迹,提示可能合并直肠损伤。

(7)休克:骨盆骨折合并后尿道损伤,常有休克表现。

3.心理状况

可因尿道出血、疼痛、排尿困难等而出现焦虑,有的患者担心发生性功能障碍而加重焦虑,甚至出现恐惧。

4.辅助检查

(1)尿常规检查:了解有无血尿和脓尿。

(2)试插导尿管:若导尿管插入顺利,说明尿道连续,提示可能为尿道部分挫裂伤;一旦插入导尿管,即应留置导尿管1周,以引流尿液并支撑尿道;若插入困难,多提示尿道严重断裂伤,不能反复试插,以免加重损伤和导致感染。

(3)X线检查:平片可了解骨盆骨折情况;尿道造影可显示尿道损伤的部位和程度。

(4)B超检查:可了解尿液外渗情况。

(二)护理诊断及相关合作性问题

1.疼痛

与损伤、尿液外渗等有关。

2.焦虑

与尿道出血、排尿障碍及担心预后等有关。

3.排尿异常

与创伤、疼痛、尿道损伤等有关。

4.有感染的危险

与尿道损伤、尿外渗等有关。

(三)护理目标

(1)疼痛减轻或缓解。

(2)解除焦虑,情绪稳定。

(3)解除尿潴留,恢复正常排尿。

(4)降低感染发生率或不发生感染。

(四)护理措施

1.轻症患者的护理

主要是多饮水及预防感染。

2.急重症患者的护理

(1)抗休克:安置患者于平卧位,尽快建立静脉输液通路,及时输液,严密观察生命体征。

(2)解除尿潴留:配合医师试插导尿管,若能插入,即应留置导尿管;若导尿管插入困难,应配合医师于耻骨上行膀胱穿刺排尿或做膀胱造口术。

3.饮食护理

能经口进食的患者,鼓励其适当多饮水,进高热量、高蛋白、高维生素的饮食。

4.心理护理

对有心理问题的患者,进行心理疏导,帮助其树立战胜疾病的信心。

5.留置导尿管的护理

同膀胱损伤的护理。

6.耻骨上膀胱造口管的护理

同膀胱损伤的护理。

7.尿液外渗切开引流的护理

同膀胱损伤的护理。

8.健康指导

(1)向患者及其亲属介绍康复的有关知识。

(2)嘱患者适当多饮水,以增加尿量,稀释尿液,预防泌尿系统感染和结石的形成。

(3)嘱尿道狭窄患者,出院后仍应坚持定期到医院行尿道扩张术。

(张春霞)

第五节　阴囊与睾丸损伤

一、概述

睾丸位于阴囊内、体表外,是男性最容易被攻击的部位。两者损伤常同时存在。闭合性损伤较多见,如脚踢、手抓、挤压、骑跨等。开放性损伤除战争年代外,平时较少,如刀刺、枪弹伤等。睾丸损伤的程度可以是挫伤、破裂、扭转、脱位,严重时睾丸组织完全缺失。阴囊皮肤松弛,睾丸血液回流丰富,损伤后极易引起血肿、感染。此外睾丸或其供应血管的严重损伤可导致睾丸萎缩,坏死,可能并发阳痿或其他性功能障碍。有阴茎损伤时要注意有无合并尿道损伤,阴囊皮肤撕脱伤应尽早清创缝合,若缺损过大可行植皮术。阴茎、阴囊损伤的治疗原则与一般软组织的损伤相似。睾丸损伤最常见,本节主要介绍睾丸损伤的护理。

二、护理评估

(一)损伤的类型及临床表现

阴囊及睾丸损伤时常出现疼痛、肿胀,甚至晕厥、休克,有时可危及生命。

1.阴囊损伤

阴囊皮肤瘀斑、血肿,开放性损伤阴囊撕裂,睾丸外露。

2.睾丸损伤的类型及临床表现

(1)睾丸挫伤:睾丸肿胀、硬,剧痛与触痛。

(2)睾丸破裂:剧疼甚至昏厥,阴囊血肿,触痛明显,睾丸轮廓不清。

(3)睾丸脱位:指睾丸被挤压到阴囊以外的部位,如腹股沟管、股管、会阴等部位的皮下,局部剧痛、触痛,痛侧阴囊空虚。

(4)睾丸扭转:是指睾丸或精索发生扭转,造成睾丸急性缺血。近年报道此病在青少年中有逐渐增多趋势,睾丸下降不全或睾丸系带过长时容易发生扭转。临床表现为突然发作的局部疼痛,可以向腹股沟及下腹部放射,可伴有恶心及呕吐。其主要体征是阴囊皮肤局部水肿,患侧睾丸上缩至阴囊根部;睾丸轻度肿大并有触痛;附睾摸不清;体温轻度升高。不及时治疗,睾丸会发生缺血性坏死,颜色发黑,逐渐萎缩以致功能丧失。

(二)辅助检查

1.视诊

阴囊在体表外,损伤的部位、程度可以直接判断。

2.B超检查

彩色超声波检查可以判断睾丸及其血管损伤的程度,能鉴别睾丸破裂与睾丸挫伤,及睾丸内血肿的存在,因而可为手术探查提供客观的检查依据。

(三)护理问题

1.疼痛

疼痛与外伤有关。

2.舒适改变

舒适改变与疼痛及手术后卧床有关。

3.部分生活自理缺陷

部分生活自理缺陷与外伤及手术有关。

4.知识缺乏

缺乏疾病相关知识。

三、护理措施

(一)生活护理

(1)做好基础护理,协助患者完成“七洁”。

(2)保持会阴部皮肤的清洁,避免排尿、排便污染。

(3)满足患者的护理需求,让患者感到舒适,遵医嘱应用止痛剂。

(4)加强病房管理,创造整洁安静的休养环境。

(二)心理护理

巡视患者或做治疗时多与患者交流,用通俗易懂的语言向患者讲解损伤的治疗及保健知识,缓解患者对突如其来的损伤产生的恐惧和焦虑,认真倾听患者主诉,及时帮助患者解决问题,做好基础护理,满足患者的合理需求,向患者解释每项检查治疗的目的,使患者能积极配合治疗护理。

(三)治疗配合

1.阴囊闭合性损伤

阴囊无明显血肿时应动态观察,卧床休息,将阴囊悬吊,早期局部冷敷;血肿较大时应抽吸或切开引流,放置引流条以充分引流渗液、渗血,给予抗生素预防感染。

2.阴囊开放性损伤

局部彻底清创,除去异物还纳睾丸,注射破伤风抗毒素,给予抗生素预防感染。

3.睾丸损伤破裂

止痛，减轻睾丸张力，控制出血，当有精索动脉断裂或睾丸严重破裂无法修复时，可手术切除睾丸，阴囊放置引流条，减少局部感染。

4.睾丸扭转

睾丸固定术是可靠、有效的治疗方法，术中可将扭转的睾丸松解后，观察血液循环恢复情况，半小时以内，如果血液运行逐渐恢复，睾丸颜色逐渐变红，表示睾丸功能已经恢复，可以保留。如果手术中睾丸颜色呈黑紫色，则表示已经坏死，应该切除。

(四)护理措施

(1)患者卧床休息，注意观察伤口周围的渗出，及时更换敷料，防止感染。

(2)观察生命体征变化，及时发现出血倾向。

(3)遵医嘱给予止痛剂，缓解疼痛不适；给予抗生素治疗、预防感染。

(4)观察局部血运情况，保持尿管和引流管的通畅，多饮水。

四、健康教育

(1)手术近期避免剧烈活动，禁房事。

(2)按时复诊，有不适及时来医院，不能随便用药。

（张春霞）

第六节　泌尿系统结石

一、肾结石

结石病是现代社会最常见的疾病之一，并在古代已有所描述。肾结石男性发病率是女性的3倍。肾结石发病高峰年龄为20～30岁，手术虽可以去除结石，但结石形成的趋势往往是终身的。

(一)病因

肾结石形成原因非常复杂，人们对尿石症发病机制的认识仍未完全明了，可能包括的危险因素有外界环境、职业因素和泌尿系统因素等。

1.外界环境

外界环境包括自然环境和社会环境、气候和地理位置等，而社会环境包括社会经济水平和饮食文化等。相关研究表明结石病的季节性变化很可能与温度有关，通过出汗导致体液丧失，进而促进结石形成。

2.个体因素

种族遗传因素、饮食习惯、职业因素、代谢性疾病等。其中职业环境中暴露于热源和脱水同样是结石病的危险因素。水分摄入不足可导致尿液浓缩，结石形成的概率增加。大量饮水导致尿量增多，可显著降低易患结石患者的结石发病率。

3.泌尿系统因素

泌尿系统因素包括肾损伤、感染、泌尿系统梗阻、异物等。梗阻可以导致感染和结石形成，而结石本身也是尿中异物，会加重梗阻与感染程度，所以两者会相互促进疾病发展程度。

上述因素最终都导致人类尿液中各种成分过饱和、滞留因素和促进因素的增加等机制，进而导致肾结石形成。

(二)分类

泌尿系统结石最常见的成分是钙，以草酸钙为主，多在肾脏和膀胱处形成。肾结石按照结石晶体的成分，主要分为4类，即钙结石、感染性结石、尿酸结石和胱氨酸结石(表8-1)。

表8-1　肾结石的组成与成分

结石成分	比例	外观和性质
含钙结石	80%	
草酸钙	60%	一水草酸钙呈褐色，铸型或桑葚状，质地坚硬；二水草酸钙呈白色，表面结晶，质地松脆
磷酸钙、磷酸氢钙	20%	浅灰色，坚硬，可有同心层
感染性结石	10%	
碳酸磷灰石		深灰色或灰白色，鹿角形，松散易碎
磷酸镁铵		
磷酸氢镁		
尿酸结石	10%	
尿酸、尿酸盐结石		黄色或砖红色，圆形光滑，结构致密，稍硬
胱氨酸结石、黄嘌呤	1%	土黄色、蜡样外观，表面光滑，可呈鹿角形
其他结石		
药物结石	1%	

(三)临床表现

1.症状

(1)疼痛：肾结石最常见的症状是肾绞痛，经常突然起病，这通常是结石阻塞输尿管引起的。最常见的是从腰部开始，可辐射到腹股沟。肾盂内大结石和肾盏结石可无明显临床症状，患者活动后会出现上腹或腰部钝痛。40%～50%的肾结石患者有腰痛的症状，发生的原因是结石造成肾盂梗阻。通常可表现为腰部酸胀、钝痛。

(2)血尿：绝大多数尿路结石患者存在血尿，通常为镜下血尿，少数也可见肉眼血尿。常常在腰痛后发生。有时患者活动后出现镜下血尿是上尿路结石的唯一临床表现，但当结石完全阻塞尿路时也可以没有血尿。血尿产生的原因是结石移动或结石对集合系统的损伤。血尿的多少取决于结石对尿路黏膜损伤程度大小。

(3)发热：由于结石、梗阻和感染可互相促进，所以肾结石造成梗阻可继发或加重感染，出现腰痛伴高热、寒战。出现脓尿的患者很少见，若出现需要行尿培养，检测是否存在尿路感染。结石继发急性肾盂肾炎或肾积脓时可有畏寒、发热、寒战等全身症状出现。

(4)无尿和急性肾功能不全：双侧肾结石、功能性或解剖孤立肾结石阻塞导致尿路急性梗阻，可以出现无尿和急性肾后性肾功能不全的症状。

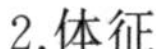

2.体征

肾结石典型体征是患侧肾区叩击痛。患者脊肋角和腹部压痛也可不明显，一般不伴有腹部肌紧张。肾结石慢性梗阻时引起巨大肾积水，这时可出现腹部包块。

（四）辅助检查

1.实验室检查

（1）血常规：肾绞痛时可伴血白细胞短时轻度增高。结石合并感染或发热时，血中白细胞可明显增高。结石导致肾功能不全时，可有贫血表现。

（2）尿液检查：常能见到肉眼或镜下血尿；脓尿很少见，伴感染时有脓尿、感染性尿路结石患者应行尿液细菌培养；尿液分析也可测定尿液 pH、钙、磷、尿酸、草酸等。

2.影像学检查

（1）超声：肾钙化和尿路结石都可通过超声诊断，可显示结石梗阻引起的肾积水及肾实质萎缩等。可发现尿路平片不能显示的小结石和 X 线透光结石，当肾脏显示良好时，超声还可检测到 5 mm 的小结石。超声作为无创检查应作为首选影像学检查，适合于所有患者包括肾功能不全患者、孕妇、儿童及对造影剂过敏者。

（2）X 线检查：由于大约 90％尿路结石不透 X 线，腹部 X 线片对于怀疑尿路结石的患者，是一种非常有用的检查。

（3）尿路系统平片：KUB 是《CUA 尿路结石诊疗指南》推荐的常规检查方法，KUB 平片上结合可显示出致密影。KUB 平片可初步判断肾结石是否存在，以及肾结石的位置、数目、形态和大小，并且可以初步地提示结石的化学性质。

（4）CT：螺旋 CT 平扫对肾结石的诊断准确、迅速。有助于鉴别不透光的结石、肿瘤、凝血块等，以及了解有无肾畸形。

（5）内镜检查：包括经皮肾镜、软镜、输尿管和膀胱镜检查。通常在尿路平片未显示结石时，静脉尿路造影有充盈缺损不能确诊时，借助于内镜可以明确诊断和进行治疗。

（6）肾盂造影像：可以确定透 X 线结石的存在，可以确诊引起患者形成结石的解剖部位。

（五）诊断要点

任何评估之前都应先明确是否有与结石复发有关的代谢性疾病。至少应进行筛选性评估，包括远端肾小管性酸中毒、原发性甲状旁腺功能亢进症、痛风体质等疾病。只有明确了相关疾病才可以从根本上纠正治疗。

尿路结石与腹膜后和腹腔内病理状态引起的症状相似，所以应与急腹症进行全面的鉴别诊断，其中包括急性阑尾炎异位或未被认识的妊娠，卵巢囊肿蒂扭转等，体检时应注意检查有无腹膜刺激征。

（六）治疗原则

肾结石治疗的总体原则是解除疼痛和梗阻、保护肾功能、有效祛石、治疗病因、预防复发。由于约 80％的尿路结石可自发排出，因此可能没必要进行干预，有时多饮水就能自行排出结石。其他结石的性质、形态、大小部位不同，患者个体差异等因素，治疗方法的选择和疗效也大不相同。因此，对尿石症的治疗应该实施患者个体化治疗，通常需要各种方法综合治疗，来保证治疗效果。

1.病因治疗

少数患者能找到结石成因如甲状腺旁腺功能亢进（主要是甲状旁腺瘤），只有积极治疗原发病防止尿路结石复发;尿路梗阻的患者,需要解除梗阻,这样可以避免结石复发,因此此类患者积极治疗病因即可。

2.非手术治疗

(1)药物治疗:结石<0.6 cm 且表面光滑、结石以下尿路无梗阻时可采用药物排石治疗。多选择口服 α 受体阻滞剂(如坦索罗辛)或钙通道阻滞剂。尿酸结石选用枸橼酸氢钾钠,碳酸氢钠碱化尿液。口服别嘌醇及饮食调节等方法治疗也可取得良好的效果。

(2)增加液体摄入量:机械性多尿可以预防有症状结石的形成和滞留,每天饮水 2 000~3 000 mL,尽量保持昼夜均匀。限制蛋白、钠摄入,避免草酸饮食摄入和控制肥胖都可防止结石的发病概率。

3.微创碎石

(1)体外冲击波碎石(extracorporeal shock wave lithotripsy,ESWL):通过 X 线或超声对结石进行定位,利用高能冲击波聚焦后作用于结石,将结石粉碎成细沙,然后通过尿液排出体外。实践证明它是一种创伤小、并发症少、安全有效的非侵入性治疗,大多数上尿路结石可采用此方法治疗。ESWL 碎石术后可能形成“石街”。引起患者的腰痛不适,也可能合并继发感染,患者病程也将相应延长。

(2)经皮肾镜碎石取石术(percutaneous nephrolithotomy,PCNL):它是通过建立经皮肾操作通道,击碎结石并同时通过工作通道冲出结石及取出肾结石。本手术通常在超声或 X 线定位下操作,在肾镜下取石或碎石。较小的结石通过肾镜用抓石钳取出,较大的结石将结石粉碎后用水冲出。

(3)输尿管肾镜取石术(ureteroscope lithotripsy,URL):适用于中、下段输尿管结石,泌尿系统平片不显影结石,因结石硬、停留时间长、患者自身因素(肥胖)而使用 ESWL 困难者,也可用于 ESWL 治疗所致的“石街”。下尿路梗阻、输尿管狭窄或严重扭曲等不宜采用此法。

4.开放手术

由于 ESWL 及内镜技术的普遍开展,现在上尿路结石大多数已不再开放手术。

(七)护理评估

1.术前评估

(1)健康史:了解患者基本情况,包括年龄、职业、生活环境、饮食饮水习惯等。

(2)相关因素:了解患者的既往史和家族史;有无可能引起结石的相关疾病如泌尿系统梗阻、感染和异物史,有无甲状旁腺功能亢进、肾小管酸中毒等。了解用药史如止痛药物、钙剂等药物的应用情况。

(3)心理和社会支持状况:结石复发率较高,患者可能产生焦躁心理,故应了解患者及家属对相关知识的掌握程度和多治疗的期望,及时了解患者及家属心理状况。

2.术后评估

(1)术后恢复:结石排出、尿液引流和切口愈合情况,有无尿路感染。

(2)肾功能状态:梗阻解除程度,肾功能恢复情况,残余结石对泌尿系统功能的影响。

(八)护理诊断/问题

(1)疼痛:与疾病、排石过程、损伤及平滑肌痉挛有关。

(2)尿形态异常:与结石或血块引起梗阻及术后留置尿管有关。

(3)潜在并发症:血尿、感染、结石导致阻塞、肾积水。

(4)部分生活自理缺陷:与疾病及术后管道限制有关。

(5)焦虑:与患者担心疾病预后有关。

(6)知识缺乏:缺乏疾病预防及治疗相关知识。

(九)护理目标

(1)患者自述疼痛减轻,舒适感增强。

(2)患者恢复正常的排尿功能。

(3)患者无相关并发症发生,若发生能够得到及时发现和处理。

(4)患者了解相关疾病知识及预防知识。

(5)患者能满足相关活动需求。

(十)护理措施

1.缓解疼痛

(1)观察:密切观察患者疼痛的部位及相关生命体征变化。

(2)休息:发作期患者应卧床休息。

(3)镇痛:指导患者采用分散注意力、安排适当卧位、深呼吸、肌肉放松等非药物性方法缓解疼痛,不能缓解时,舒缓疼痛。

2.促进排石

鼓励非手术治疗的患者大量饮水,每天保持饮水量在 2 000 mL 以上,在病情允许的情况下,下床运动,适当做些跳跃、改变体位的活动以促进结石排出。手术治疗后患者均可出现血尿,嘱患者多饮水,以免出现血块进而堵塞尿路。

3.管道护理

(1)若患者有肾造瘘管,遵医嘱夹闭数小时开放,应保持通畅并妥善固定,密切观察引流性质及量。

(2)留置尿管应保持管路通畅,观察排石情况。

(3)留置针妥善固定,保持补液的顺利进行。

4.体外冲击波碎石的护理

采用体外冲击波碎石(ESWL)的患者,在碎石准备前告知接受治疗前三天忌食产气性食物,治疗前一天服用缓泻剂,手术当日早晨禁饮食。碎石后应注意观察结石排出效果,协助患者采取相应体位(一般采取侧卧位,肾下盏取头低位),饮水量在 3 000 mL 以上,适当活动促进结石排出。

5.并发症观察、预防和护理

(1)血尿。观察血尿变化情况,遵医嘱应用止血药物。肾实质切开者,应绝对卧床 2 周,减少出血机会。

(2)感染。①加强护理观察:监测患者生命体征,注意观察尿液颜色和性状。②鼓励患者多饮水,也有利于感染的控制。③做好创腔引流管护理:患者留置肾盂造瘘管时应注意观察记录并妥善固定,保持通畅。开放性手术术后除注意相应管路护理外还应注意伤口护理,避免感染。④有感染者:遵医嘱应用抗菌药控制感染。

(十一)健康教育

根据结石成分、代谢状态及流行病学因素,坚持长期预防,对减少或延迟结石复发十分重要。

1.饮食

大量饮水以增加尿量，稀释尿液，减少晶体沉积。成人保持每天尿量在2 000 mL以上，尤其是睡前及半夜饮水，效果更好。饮食以清淡易消化饮食为主，可根据结石成分调整饮食种类如含钙结石者宜食用含纤维丰富的食物；含草酸量高，避免大量摄入动物蛋白、精制糖和动物脂肪等；尿酸结石者不宜食用动物内脏、豆制品等。

2.活动与休息

病情允许的情况下适当活动，注意劳逸结合。

3.解除局部因素

尽早解除尿路梗阻、感染、异物等因素，可从根本上避免结石形成。

4.药物成分

根据结石成分，应用药物降低有害成分、碱化或酸化尿液，预防结石复发。鼓励长期卧床者适当进行功能锻炼，防止骨脱钙，减少尿钙含量。

5.定期复查

术后1个月门诊随访。以后3个月至半年复查排泄性尿路造影。

二、输尿管结石

输尿管结石是泌尿系统结石中的常见疾病，发病年龄多为20～40岁，男性略高于女性。其发病率高，约占上尿路结石的65%。其中90%以上为继发性结石，即结石在肾内形成后降入输尿管。原发于输尿管的结石较少见。通常会合并输尿管梗阻、憩室等其他病变。所以输尿管结石的病因与肾结石基本相同。从形态上看，由于输尿管的塑形作用，结石进入输尿管后常形成圆柱形或枣核形，亦可由于较多结石排入，形成结石串俗称“石街”。

（一）解剖

输尿管位于腹膜后间隙，上接肾脏下连膀胱，是一根细长的管道结构。输尿管全长在男性为27～30 cm，女性为25～28 cm。解剖学上输尿管的三个狭窄部将其分为上、中、下三段：①肾盂输尿管连接部；②输尿管与髂血管交叉处；③输尿管的膀胱壁内段，此三处狭窄部常为结石停留的部位。除此之外，输尿管与男性输精管或女性子宫阔韧带底部交叉处，以及输尿管与膀胱外侧缘交界处管径较狭窄，也容易造成结石停留或嵌顿。结石最易停留或嵌顿的部位是输尿管的上段，约占全部输尿管结石的58%，其中又以第3腰椎水平最多见；而下段输尿管结石仅占33%。在结石下端无梗阻的情况下，直径≤0.4 cm的结石约有90%可自行降至膀胱随尿流排出，其他情况则多需要进行医疗干预。

（二）临床表现

1.症状

(1)疼痛：上中段结石引起的输尿管疼痛为一侧腰痛，疼痛性质为绞痛，输尿管结石可引起肾绞痛或输尿管绞痛，典型表现为阵发性腰部疼痛并向下腹部睾丸或阴唇部放射。

(2)血尿：90%的患者可出现镜下血尿也可有肉眼血尿，前者多见。血尿多发生在疼痛之后，有时是唯一的临床表现。输尿管结石急性绞痛发作时，可出现肉眼血尿。血尿的多少与结石对尿路黏膜的损伤程度有关。输尿管完全梗阻时也可无血尿。

(3)恶心、呕吐：输尿管结石引起尿路梗阻时，使输尿管管腔内压力增高管壁局部扩张痉挛或缺血，由于输尿管与肠有共同的神经支配而导致恶心呕吐常等胃肠道症状。

2.体征

结石可表现为肾区和肋腹部压痛和叩击痛，输尿管走行区可有深压痛；若伴有尿外渗时，可有腹膜刺激征。输管结石梗阻引起不同程度的肾积水，可触到腹部包块。

（三）辅助检查

1.实验室检查

(1)尿液检查：尿常规检查可见尿中红细胞，伴感染时有脓细胞。感染性尿路结石患者应行尿液细菌培养。肾绞痛有时可发现晶体尿，通过观察结晶的形态可以推测结石成分。

(2)血液检查：当输尿管绞痛可导致交感神经高度兴奋，机体出现血白细胞升高；当其升到 $13\times10^9/L$ 以上则提示存在尿路感染。血电解质、血尿素氮和肌酐水平是评价总肾功能的重要指标。

(3)24 小时尿分析：主要用于评估结石复发危险性较高的患者，是目前常用的一种代谢评估技术。

(4)结石分析：结石成分分析可以确定结石的性质，是诊断结石病的核心技术，也是选择溶石和预防疗法的重要依据。

2.影像学检查

(1)超声：是一种简便无创的检查方法，是目前最常用的输尿管结石的筛查手段。能同时观察膀胱和前列腺，寻找结石形成诱因及并发症。

(2)螺旋 CT：螺旋 CT 对结石的诊断能力最高，能分辨出 0.5 mm 以上任何成分的结石，准确测定结石大小。

(3)尿路平片(KUB 平片)：尿路平片可以发现 90%非 X 线透光结石，能够大致地确定结石的位置、形态、大小和数目，并且通过结石影的明暗初步提示结石的化学性质。因此作为结石检查的常规方法。

(4)静脉尿路造影(intravenous urography，IVU)：IVU 应该在尿路平片的基础上进行，有助于确认结石在尿路上的位置、了解尿路解剖、发现有无尿路异常等。可以显示平片上不能显示的 X 线阴性结石，同时可以显示尿路的解剖结构，对发现尿路异常有重要作用。

(5)逆行尿路造影：逆行尿路造影很少用于上尿路结石的初始诊断，属于有创性的检查方法，不作为常规检查手段。

(6)放射性核素肾显效像：放射性核素检查不能直接显示泌尿系统结石，主要用于确定分侧肾功能。提供肾血流灌注、肾功能及尿路梗阻情况等，因此对手术方案的选择及手术疗效的评价具有一定价值。

（四）诊断要点

尿路结石应该与急腹症进行全面鉴别诊断。输尿管结石的诊断应包括：①结石部位数目、大小、形态、成分等；②并发症的诊断；③病因学的评估。通过对病史症状的和体检后发现，具有泌尿系统结石或排石病史，出现右眼或镜下血尿或运动后输尿管绞痛的患者应进一步检查确诊。

（五）治疗原则

目前治疗输尿管结石的主要方法有保守治疗（药物治疗和溶石治疗）、体外冲击波碎石(ESWL)、输尿管镜(URSL)、经皮肾镜碎石术(PCNL)开放及腔镜手术。

1.保守治疗

(1)药物治疗：临床上多数尿路结石需要通过微创的治疗方法将结石粉碎并排出体外，少数比较小的尿路结石，可以选择药物排石。使用的排石药物为 α_1 受体阻滞剂如坦索罗辛等，排石治疗期间应保证有足够的尿量，每天需饮水 2 000～3 000 mL。双氯芬酸钠可以缓解症状并减轻输尿管水肿，有利于排石治疗。钙通道阻滞剂及一些中医中药对排石也有一定的效果。

(2)溶石治疗：我国在溶石治疗方面处于领先地位。如治疗胱氨酸结石，口服枸橼酸氢钾钠或碳酸氢钠片，以碱化尿液，维持尿液 pH 在 7.0 以上，帮助结石治疗。

(3)微创手术：主要有体外冲击波碎石、经皮肾镜碎石取石术、输尿管肾镜取石术等。①体外冲击波碎石(详见本节肾结石内容)。②经皮肾镜碎石取石术(详见本节肾结石内容)。③输尿管肾镜取石术(ureteroscope lithotripsy，URL)，和肾结石基本相同但在治疗输尿管上段结石的过程中发现，碎石后石块容易回流至肾盂，导致术后需要再行经皮取石术，所以现在临床通常会采取输尿管镜拦截网固定下采用钬激光碎石技术治疗输尿管上段结石。

2.开放手术治疗

随着 ESWL 及腔内治疗技术的发展，目前上尿路结石行开放手术治疗的比例已显著减少，逐渐被腹腔镜手术取代。

(六)临床护理

详见本节肾结石患者的临床护理内容。

三、膀胱结石

膀胱结石是较常见的泌尿系统结石，好发于男性，男女比例约为 10∶1，膀胱结石的发病率有明显的地区和年龄差异。总的来说，在经济不发达地区，膀胱结石以婴幼儿为常见，主要由营养不良所致。

(一)病因

膀胱结石分为原发性和继发性两种。原发性膀胱结石多发于男性，与营养不良有关。继发性膀胱结石主要继发于下尿路梗阻、膀胱异物等。

1.营养不良

婴幼儿原发性膀胱结石主要发生于贫困饥荒年代，营养缺乏，尤其是动物蛋白摄入不足是其主要原因。

2.下尿路梗阻

下尿路梗阻时，如良性前列腺增生、膀胱颈部梗阻、尿道狭窄、先天畸形、膀胱膨出、憩室、肿瘤等，均可使小结石和尿盐结晶沉积于膀胱而形成结石。

3.膀胱异物

医源性的膀胱异物主要有长期留置的导尿管、被遗忘取出的输尿管支架管、不被机体吸收的残留缝线、膀胱悬吊物等，非医源性异物如子弹头、发卡、电线、圆珠笔芯等。均可作为结石的核心而使尿盐晶体物质沉积于其周围而形成结石。

4.尿路感染

继发于尿液潴留及膀胱异物的感染，尤其是分泌尿素酶的细菌感染，由于能分解尿素产生氯，使尿 pH 升高，使尿磷酸钙、铵和镁盐的沉淀而形成膀胱结石。

5.其他

临床手术后也可能导致膀胱结石发生如肠道膀胱扩大术、膀胱外翻-尿道上裂等。

(二)病理生理

膀胱结石的继发性病理改变主要表现为局部损害、梗阻和感染。膀胱结石如表面光滑且无感染者,在膀胱内存在相当长时间,也不至造成膀胱壁明显的病理改变。由于结石的机械性刺激,膀胱黏膜往往呈慢性炎症改变。光滑且无感染者,继发感染时,可出现滤泡样炎性病变、出血和溃疡,膀胱底部和结石表面均可见脓苔。晚期可发生膀胱周围炎,使膀胱和周围组织粘连,甚至发生穿孔。膀胱结石易堵塞于膀胱出口、膀胱颈及后尿道,导致排尿困难。

(三)临床表现

1.症状

(1)疼痛:疼痛可为下腹部和会阴部钝痛,亦可为明显或剧烈疼痛,常因活动和剧烈运动而诱发或加剧。膀胱结石的典型症状为排尿突然中断,疼痛放射至远端尿道及阴茎头部,伴排尿困难和膀胱刺激症状。由结石刺激膀胱底部黏膜而引起,常伴有尿频和尿急,排尿终末时疼痛加剧。

(2)血尿:膀胱壁由于结石的机械性刺激,可出现血尿,并往往表现为终末血尿。尿流中断后再继续排尿亦常伴血尿。

(3)其他:因排尿费劲,腹压增加,可并发脱肛。若结石位于膀胱憩室内,可仅有尿路感染的表现。少数患者,重时发生急性尿潴留。

2.体征

体检时下腹部有压痛。结石较大和腹壁较薄弱时,在膀胱区可触及结石。较大结石也可经直肠腹壁双合诊被触及。

(四)辅助检查

1.实验室检查

实验室检查可发现尿中有红细胞或脓细胞,伴有肾功能损害时可见血肌酐、尿素氮升高。如并发感染可见白细胞,尿培养可有细菌生长。

2.影像学检查

(1)超声:检查能发现膀胱及后尿道,强光团及声影,还可同时发现膀胱憩室良性前列腺增生等。

(2)X线检查:X线平片亦是诊断膀胱结石的重要手段,结合B超检查可了解结石大小、位置、形态和数目,怀疑有尿路结石可能还需做泌尿系统平片及排泄性尿路系平片及排泄性尿路造影。

(3)CT检查:所有膀胱中结石在CT中都为高密度,且CT可明确鉴别肿瘤钙化和结石。

(4)膀胱镜检查:膀胱镜检查是最确切的诊断方法,可直接观察膀胱结石的大小、数目和形状,同时还可了解有无前列腺增生、膀胱颈纤维化、尿道狭窄等病变。但膀胱镜检查属于有创操作,一般不作为常规使用。

(五)诊断原则

膀胱结石的诊断,主要是根据病史、体检、B超、X线检查,必要时做膀胱镜检查。但需要注意引起结石的病因如良性前列腺增生、尿道狭窄等前尿道结石可沿尿道扪及,后尿道结石经直肠指检可触及,较大的膀胱结石可经直肠-腹壁双合诊被扪及。虽然不少病例可根据典型症状,如疼痛的特征,排尿时突然尿流中断和终末血尿,作出初步诊断。但这些症状绝非膀胱结石所独有。

(六)治疗

治疗应根据结石体积大小选择合适的治疗方法。膀胱结石的治疗应遵循两个原则,一是取出结石,二是去除结石形成的病因。一般来说,直径<0.6 cm,表面光滑的膀胱结石可自行排出体外。绝大多数膀胱结石均需行外科治疗,方法包括体外冲击波碎石术、内腔镜手术和开放性手术。

1.体外冲击波碎石术

小儿膀胱结石多为原发性结石,可首选体外冲击波碎石术;成人原发性膀胱结石≤3 cm 者亦可以采用体外冲击波碎石术。

2.内腔镜手术

几乎所有类型的膀胱结石都可以采用经尿道手术治疗。在内镜直视下经尿道碎石是目前治疗膀胱结石的主要方法,可以同时处理下尿路梗阻病变。目前常用的经尿道碎石方式包括机械碎石、液电碎石、气压弹道碎石、超声碎石、激光碎石等。

3.开放性手术

随着腔内技术的发展,目前采用开放手术取石已逐渐减少,开放手术取石不应作为膀胱结石的常规治疗方法,仅适用于需要同时处理膀胱内其他病变或结石体积>4 cm 时使用。膀胱结石采用手术治疗,并应同时治疗病因。膀胱感染严重时,应用抗生素治疗;若有排尿,则应先留置导尿管,以利于引流尿液及控制感染。

(七)临床护理

详见本章上尿路结石中肾结石患者的临床护理内容。

四、尿道结石

尿道结石是泌尿外科常见急症之一,但临床比较少见,且多以男性为主。大多数来自肾和膀胱。有尿管狭窄、尿道憩室及异物存在亦可致尿道结石,多数尿道结石位于前尿道。女性只有在有尿道憩室、尿道异物和尿道阴道瘘等特殊情况下才出现。男性尿道结石中,结石多见于前列腺部尿道,球部尿道,会阴尿道的阴茎阴囊交界处后方和舟状窝。女性尿道结石分原发性和继发性两种,传统认为尿道结石常继发于膀胱结石,多见于儿童与老年人。

(一)临床表现

1.症状

(1)疼痛:疼痛一般是钝性的,但也可能是锐利的,并常放射至阴茎龟头。原发性尿道结石常是逐渐长大,或位于尿道憩室内,早期可无疼痛症状。继发性结石多系上尿路排石排入尿道时,突然嵌入尿道内,常常突然感到局部剧烈疼痛及排尿痛。

(2)排尿紊乱:尿道结石的典型症状为排尿困难,点滴状排尿,尿线变细或分叉,射出无力,有时骤然出现尿流中断,并有强烈尿意,阻塞严重时出现残余尿和尿潴留,出现充盈性尿失禁。有时可出现急迫性尿失禁。也可伴尿痛,重者可发生急性尿潴留及会阴部剧痛。

(3)血尿及尿道分泌物:急症病例常有终末血尿或初始血尿,或排尿终末有少许鲜血滴出,伴有剧烈疼痛。慢性病例或伴有尿道憩室者,尿道口可有分泌物溢出,结石对尿道的刺激及尿道壁炎症溃疡,亦可出现脓尿。

2.体征

前尿道结石可在结石部位扪及硬结,并有压痛,后尿道结石应通过直肠指诊扪及后尿道部位的硬结。

(二)辅助检查

1.金属尿道探杆检查

在结石部位能探知尿道梗阻和结石的粗糙摩擦感。

2.尿道镜检查

能直接观察到结石,肯定尿道结石的诊断,并可发现尿道并发症。

3.X线检查

X线检查是尿道结石的主要诊断依据,因为绝大部分尿道结石是X线阳性结石,平片检查即可显示结石阴影和结石的部位、大小、形状。应行全尿路平片检查以明确有无上尿路结石。

4.尿道造影

目前由于内镜的发展及普及,尿道造影已很少应用。大多数辅助检查尿路有无他病变。

(三)诊断要点

详细询问病史,尿道结石患者过去多有肾绞痛史及尿道排石史,当患者突然感到排尿困难、尿流中断、排尿时尿道刺痛时应考虑尿道结石的可能。与尿道狭窄、尿道息肉、异物等鉴别。尿道狭窄虽有排尿困难,但其排尿时无疼痛及尿中断现象,X线平片无阳性结石影像。但尿道息肉无肾绞痛及排石史,尿道镜及尿道造影可以区别。尿道异物一般有外伤史及异物塞入史,临床上不难诊断。

(四)治疗原则

治疗原则为尽快取出结石,解除痛苦,改善急性情况后再考虑纠正形成结石的原因。

(五)临床护理

详见上尿路结石中肾结石患者的临床护理内容。

(张春霞)

第七节　泌尿系统感染

泌尿系统感染一般又称为泌尿道感染(urinary tract infections,UTI)。泌尿生殖系统感染主要是由病原微生物侵入泌尿、男生殖系统内繁殖而引起的炎症。尿路感染是最常见的感染性疾病之一,目前已是仅次于呼吸道感染的第二大感染性疾病。病原微生物大多为革兰阴性杆菌。由于解剖学上的特点,泌尿道与生殖道关系密切,且尿道外口与外界相通,两者易同时引起感染或相互传播。

一、病因

尿路感染的病原微生物主要是细菌,极少数为厌氧菌、真菌、支原体、病毒和滴虫等。诱发感染的因素主要有以下四个方面。

(一)机体防御下降

局部抗感染能力及免疫功能下降都易诱发泌尿系统感染。如糖尿病、营养不良、肿瘤、妊娠及先天性免疫缺陷或长期应用免疫抑制剂治疗等。

(二)尿路结石及梗阻因素

结石、梗阻、感染三者常相互促发,互为因果。如先天性泌尿生殖系异常、结石导致尿液引流不畅,引起尿液滞留,降低尿路及生殖道上皮防御细菌的能力。

(三)医源性因素

如留置导尿管、造瘘管、尿道扩张、前列腺穿刺活检、膀胱镜检查等操作,都可能不同程度损害尿路上皮的完整性,易引入致病菌而诱发或扩散感染。

(四)女性易感因素

由于女性尿道较短,容易招致上行感染,特别是经期、更年期、性交时更易发生。

二、发病机制

正常人的尿道口皮肤和黏膜有一些正常菌群停留。在致病菌未达到一定数量及毒力时,正常菌群对于致病菌起到抑制平衡的作用,而膀胱的排尿活动又可以将细菌冲刷出去,所以正常人对感染具有防御功能。尿路感染主要是尿路病原体和宿主之间相互作用的结果,尿路感染在一定程度上是由细菌的毒力、接种量和宿主的防御机制不完全造成的,这些因素在最终决定细菌定植水平及尿路损伤的程度也会起到一定作用。

三、感染途径

感染途径主要有四种,最常见为上行感染和血行感染。

(一)上行感染

致病菌经尿道进入膀胱,还可沿输尿管腔内播散至肾。占尿路感染的 95%,大约 50%下尿路感染病例会导致上尿路感染。病原菌也可沿男性生殖管道逆行感染引起细菌性前列腺炎、附睾睾丸炎。

(二)血行感染

较为少见,在机体免疫功能低下或某些因素促发下,某些感染病灶如皮肤疖、痈、扁桃体炎、龋齿等细菌直接由血行传播至泌尿生殖系统器官,常见为肾皮质感染。病原菌多为金黄色葡萄球菌、溶血性链球菌等革兰阳性菌。

(三)淋巴感染

致病菌从邻近器官的血行感染,较少见,致病菌多为金黄色葡萄球菌。

(四)直接感染

由于邻近器官的感染直接蔓延所致或外来的感染,致病菌经肾区瘘管和异物的感染等。

四、临床表现

临床表现以尿路及受累的器官为基础,重者出现全身感染表现。膀胱刺激症状是最常见的表现。

(一)症状

细菌性膀胱炎。

(二)急性肾盂肾炎

可有高热、寒战等全身症状。甚至双侧腰痛,多呈胀痛。有尿频、尿急、尿痛等膀胱刺激症状,多伴有急性期患侧肾区压痛、疼痛往往较为明显,可出现肌紧张。为病原菌入侵膀胱后引起,常伴尿道炎症。

(三)慢性肾盂肾炎

临床表现复杂,易反复发作。与急性肾盂肾炎相似,症状相对较轻,有时可表现为无症状性菌尿和脓尿。

五、辅助检查

(一)实验室检查

1.尿常规

尿常规包括尿生化检查和尿沉渣检查。尿中白细胞显著增加,出现白细胞管型提示肾盂肾炎。

2.尿培养

临床根据标本采集方式不同而应用不同的“有意义的细菌”计数来表示尿路感染。同时治疗前的中段尿标本培养是诊断尿路感染最可靠的指标。

3.血液检查

上尿路感染多出现白细胞计数和中性粒细胞比值升高。

(二)影像学检查

影像学检查包括超声、尿路平片、静脉尿路造影、膀胱或尿道造影、CT、放射性核素和磁共振水成像(MRU)等。其中超声检查无创、简单可作为首选,CT 有助于确定感染诱因、尿路平片有助于发现结石。影像学检查在慢性泌尿系统感染和久治不愈的患者中有重要意义。

六、诊断要点

泌尿系统非特异性感染需与泌尿系统结核相鉴别,尤其是反复出现尿路感染症状者。另外关于有尿路感染症状时应考虑妇科疾病等。

七、治疗原则

(一)一般治疗

急性治疗期间注意休息、营养,避免性生活。给予饮食指导,多饮水,保持每天尿量在 2 000 mL以上,有助于细菌的排出。

(二)抗感染治疗

选用适当抗生素。单纯性尿路感染者应持续使用敏感抗生素至症状消失,尿常规检查恢复正常,尿细菌培养转阴。

(三)对症治疗

使用解热镇痛药缓解高热、疼痛,使用碱性药物如碳酸氢钠降低尿液酸性,缓解膀胱刺激症状。

(四)纠正基础疾病

需积极纠正引起局部和全身免疫功能下降的疾病,如糖尿病、营养不良等。

(五)去除诱发因素

非单纯性尿路感染需针对合并的危险因素采取相应治疗措施。

八、临床护理

(一)评估要点

1.健康史

了解患者基本情况,包括年龄、职业、生活环境、饮食饮水习惯等。

2.相关因素

了解患者的既往史和家族史,包括每天排尿的次数、尿量,询问尿频、尿急、尿痛的起始时间,有无发热、腰痛等伴随症状,有无导尿、尿路器械检查等明显诱因,有无泌尿系统畸形、前列腺增生、妇科炎症等相关疾病病史;询问患病以来的治疗经过,药物使用情况,包括的名称、剂量、用法、疗程及其疗效。有无发生不良反应。

3.心理和社会支持状况

本病起病急,易反复发作,伴有尿路刺激征、血尿、乏力等不适的症状,应评估患者有无紧张、焦虑等不良心理反应。

(二)护理诊断/问题

1.排尿异常

与尿频、尿急、尿痛有关。

2.体温过高

与疾病炎症有关。

3.焦虑/恐惧

与患者疾病迁延不愈,担心预后有关。

4.舒适的改变

与疼痛有关。

5.睡眠形态紊乱

与焦虑/恐惧、疼痛不适、排尿异常等有关。

6.潜在并发症

精索静脉曲张、精索炎、前列腺炎、肾小球肾炎等肾脏疾病。

(三)护理目标

(1)患者自述减轻尿频、尿急、尿痛。

(2)患者恢复正常的体温。

(3)患者了解相关疾病知识及预防知识。

(4)患者减轻痛苦、舒适度增加。

(5)患者睡眠情况得到改善。

(6)积极预防潜在并发症发生。

(四)护理措施

1.疼痛护理

向患者解释疼痛的原因、机制,讲解有关疾病发展及预后的相关知识,缓解负面情绪及疼痛压力。遵医嘱使用止痛药物,或进行封闭治疗。合理运用冷、热疗法减轻局部疼痛。分散患者注意力。尽可能满足患者对舒适的需求,如变换体位,减少压迫等。用物放于患者易取用处。

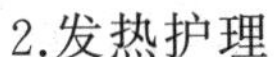

2.发热护理

遵医嘱应用药物进行降温，可用温水擦浴、冰袋降温及乙醇擦浴等。维持水、电解质平衡，必要时静脉补充液体、电解质等。增进舒适，预防并发症，高热时绝对卧床休息，做好基础护理。

3.用药护理

联合用药时，注意药物配伍禁忌。遵医嘱正确选择抗生素，同时指导患者擅自停药。

4.心理护理

关心了解患者感受，给予患者心理上的安慰和支持，针对患者个体情况进行针对性心理护理。鼓励患者积极参与感兴趣的活动，学会自我放松法，保持乐观情绪。同时做好家属的工作，争取家属的支持和配合，鼓励家属及朋友给予患者心理上的支持。

(五)健康教育

1.疾病预防指导

多饮水、勤排尿是预防尿路感染最简便而有效的措施。另外保持规律生活，避免劳累，注意个人卫生，尤其女性在月经期、妊娠期、产褥期。学会正确清洁外阴部的方法。与性生活有关的反复发作者，应注意性生活后立即排尿。

2.疾病知识指导

告知患者疾病的病因、疾病特点和治愈标准，使其理解多饮水、保持个人卫生的重要性，确保其出院后仍能严格遵从。教会患者识别尿路感染的临床表现，一旦发生尽快到医院诊治。

3.用药指导

嘱患者按时、按量、按疗程服药，勿擅自停药并遵医嘱定期随访。

(张春霞)

第八节　精索静脉曲张

精索静脉曲张患者多为青壮年男性，发病率为10%～15%，10岁以下儿童较少见，10岁以上者随着年龄增长发病率逐渐增高。临床以左侧多见，双侧者达40%，单纯右侧极少见，这与其解剖学特点有关。精索静脉曲张是引起男性不育的常见原因之一，在男性不育症患者中，精索静脉曲张的发病率明显高于一般人群。

一、病因

(一)原发性精索静脉曲张

由于解剖学因素和发育不良所致。

(二)继发性精索静脉曲张

因腹腔内或腹膜后肿瘤、肾积水或异位血管压迫上行的精索静脉，导致单侧或双侧精索静脉曲张。

二、临床表现

(一)症状

静脉曲张较轻时可无明显不适。如曲张较重,立位时患侧阴囊肿胀,局部坠胀、疼痛感,可向下腹部、腹股沟区或腰部放射,劳累或久站后症状加重,平卧、休息后症状减轻或消失。

(二)体征

立位时一侧阴囊胀大、下垂,可及蚯蚓状曲张的蔓状静脉团;平卧后缩小或消失,再次站立后蔓状静脉团又会出现,以左侧多见。

三、辅助检查

(一)彩色多普勒超声检查

可以准确判断精索内静脉血液反流现象,可作为首选检查。

(二)精液分析

对于男性不育者,需行精液常规检查,且至少应行2次精液分析。

(三)睾丸体积测量

可用来了解睾丸是否受损或是否具备手术指征。目前,B超检查是测量睾丸大小最为准确的方法。

(四)精索静脉造影

精索静脉造影是一种有创性检查,结果较为可靠。

四、治疗要点

(一)无症状或症状较轻者

常用方法有阴囊托带、穿弹力内裤、局部冷敷等,以降低睾丸温度,减少盆腔及会阴部充血。

(二)手术治疗

手术治疗适用于症状严重或经非手术治疗无效的患者。

1.开放精索内静脉高位结扎术

开放精索内静脉高位结扎术包括经腹膜后和经腹股沟管精索内静脉高位结扎术两种手术方式,较为常用。

2.腹腔镜手术

腹腔镜手术主要适用于行双侧高位结扎术、肥胖、有腹股沟手术史及开放手术术后复发的患者。

3.显微镜下手术

主要优点在于能够结扎除输精管静脉以外的所有引流静脉,保留动脉、淋巴管及神经,具有损伤小、并发症少、复发率低等特点。

4.精索内静脉栓塞术

具有痛苦小,并发症少等特点。因受制于费用及操作技术,该技术在我国仍未广泛开展。

五、显微镜下精索内静脉结扎术护理

(一)术前护理

(1)按泌尿外科一般护理常规护理。

(2)心理护理:由于精索静脉曲张与不育症密切相关,患者,特别是年轻或刚结婚的患者,有沉重的心理负担。此外,因缺乏对疾病和手术治疗的充分认识,担心手术的安全性、有效性、后遗症等,患者的心理压力大。护士应主动与患者进行沟通,讲解尽早手术治疗的必要性,向患者介绍显微镜手术的优点、可能出现的并发症等,使患者有充分的思想准备,尽量消除患者紧张、焦虑的情绪。

(二)术后护理

(1)按腰、硬联合麻醉或腰麻护理常规护理。

(2)病情观察:严密观察患者生命体征的变化。同时,观察患者伤口有无渗血,阴囊有无肿胀,明确有无血肿形成。

(3)饮食指导:术后 6 小时后,患者如无恶心、呕吐等不适,可恢复正常饮食,但应避免牛奶等产气食物。

(4)活动指导:腰硬联合麻醉及腰麻患者术后平卧 6 小时后可取半坐卧位,早期可进行肢体的主动活动,尤其是双下肢的伸展和屈曲活动;术后第 1 天,可下地活动。

(5)并发症的观察。①穿刺孔出血:多为穿刺鞘拔出后压迫作用消失所致,护士要及时观察穿刺处有无渗血,必要时通知医师换药。②阴囊水肿或睾丸鞘膜积液:是术后最常见的并发症,发生率为 3%~40%,与精索内静脉伴行的淋巴管在手术过程中受损,导致淋巴液外渗,而静脉已被结扎,回流受阻有关,严重者可发生睾丸鞘膜积液。应密切观察患者阴囊皮肤有无水肿,阴囊水肿不明显者无须处理,可自行消失;严重时,及时通知医师处理。③皮下或阴囊气肿:是腹腔镜手术的特殊并发症,主要是由于气腹建立引起。④其他:术后腰背部痛、睾丸疼痛,可能由于术中过分牵拉精索所致,一般可自行缓解。

(三)出院指导

(1)保持心情舒畅,避免疲劳。术后 3 个月内避免剧烈活动及重体力劳动,1 个月内禁止性生活。

(2)禁烟酒,忌刺激性食物,多饮水,多吃新鲜蔬菜、水果。

(3)注意会阴部卫生,勤换内裤,防止逆行感染。

(4)术后 3 个月门诊复查,复查前 3 天充分睡眠,禁欲 5 天。

(张春霞)

第九章

血管外科护理

第一节 周围血管损伤

周围血管损伤是常见的外科急症，若主干血管损伤可能导致肢体伤残甚至危及生命，可分为直接损伤（锐性损伤、钝性损伤）和间接损伤。其病理改变包括血管连续性破坏（如血管壁穿孔、部分缺损、部分或完全断裂）、血管壁损伤但连续性未中断（外膜损伤、血管壁血肿、内膜撕裂或卷曲）、血管热力损伤（血管广泛烧灼伤）、继发性病变（如血栓、血肿、假性动脉瘤、动-静脉瘘等）。

临床表现为创伤部位大量出血、肢体明显肿胀、远端动脉搏动消失、组织缺血，病情危重者易发生休克。

辅助检查：超声多普勒、计算机体层血管成像及血管造影有助于血管损伤的诊断。

处理原则：急救止血包括压迫止血、填塞止血、钳夹止血，手术处理包括止血清创和处理损伤血管（侧壁缝合术、补片成形术、端-端吻合术、血管移植术），此外还应积极防治休克和感染。

一、常见护理诊断/问题

（一）疼痛

疼痛与创伤及手术有关。

（二）体液不足

体液不足与大量失血有关。

（三）潜在并发症

感染、骨筋膜室综合征等。

二、护理措施

（一）现场急救与术前护理

1.安全转移

迅速解除引起血管损伤的原因，让患者安全快速脱离危险环境。

2.急救止血、骨折固定

常用止血方法有:①伤口覆盖纱布后,局部压迫包扎止血。②消毒敷料填塞压迫或绷带加压包扎止血。③损伤血管暴露于伤口时用止血钳或无损伤血管钳钳夹止血。对有骨折或疑有骨折的患者应将患肢妥善固定。

3.保持呼吸道通畅

给予吸氧,昏迷患者头偏向一侧,防止窒息。

4.迅速建立中心静脉通路

(1)尽快输血、输液。

(2)遵医嘱应用抗生素及血管活性药物:使用血管活性药物时,应避免药液外渗,并使用输液泵或微量注射泵准确控制速度,注意观察其药物的不良反应。动态评估血压、心率变化,及时通知医师调整用药剂量。

静脉输液、用药时,选择未受伤的上肢或下肢静脉,避免液体从近侧损伤静脉漏出。

5.病情监测

监测患者意识、生命体征、尿量的变化;观察局部止血效果,是否有活动性出血,血肿是否进行性增大;观察患肢血液循环和功能情况。

6.疼痛护理

动态评估患者疼痛情况,轻度疼痛可采取安慰解释、体位调适、音乐疗法等非药物干预方法;已明确原因的中重度疼痛,需遵医嘱予以药物止痛,并及时评价用药后效果。

7.心理护理

医护人员保持镇定,急救措施快速、准确、有序;及时与患者或家属沟通,说明伤情及紧急救治方案以取得患者及家属配合。

8.术前准备

(1)解释:向患者和家属讲解手术方式,告知需患者配合进行的相关准备,如禁食、禁饮、备皮、配血、特殊辅助检查等。

(2)特殊材料准备:如止血敷料、球囊、栓塞材料、覆膜支架、人工血管等。

(二)术后护理

1.病情观察

监测神志、生命体征、尿量、疼痛情况;损伤肢体的血液循环和功能,包括皮肤颜色、温度、动脉搏动、肢体感觉和运动等;保持伤口敷料清洁干燥,引流管妥善固定并保持通畅。

2.用药观察

遵医嘱使用抗凝治疗,预防血栓形成。观察伤口有无出血、渗血等现象,监测血常规和凝血功能的变化,发现异常及时通知医师。

3.活动

(1)制动:行股动脉、股静脉穿刺介入手术者,遵医嘱患肢制动6~8小时,制动期间可行足部和踝关节活动。

(2)翻身:每2小时轻柔轴线翻身,促进患者舒适、预防压疮,但需避免穿刺侧肢体大幅度弯曲,诱发穿刺部位出血。

(3)体位:卧床休息期间,静脉血管术后宜抬高患肢高于心脏水平20~30 cm,动脉血管术后患肢平置或低于心脏水平。

(4)活动:非大动脉损伤、无伤口引流管者,咨询医师无出血风险后,鼓励早期下床活动。

4.饮食护理

局麻清醒后可正常进食,宜选择高蛋白、高维生素、易消化、少刺激性饮食,避免呛咳引发伤口疼痛或裂开。

(三)术后并发症的观察与护理

1.感染

(1)观察:血管重建术后并发感染可危及肢体及生命。术后应严密观察生命体征、伤口局部情况。

(2)预防与护理:开放性损伤须彻底清创,并于术前、术中及术后使用广谱抗生素控制感染。一旦感染,应及时进行伤口清创处理,并根据分泌物或血培养结果选用病原体敏感的抗生素。

2.骨筋膜室综合征

(1)观察:由于创伤后组织缺血时间较长、软组织广泛损伤、主干动、静脉同时受损等原因,使局部组织微循环灌注不良,导致肌肉和神经急性缺血、缺氧,产生一系列症状和体征,即骨筋膜室综合征。患肢表现为肿胀、疼痛、麻痹、感觉异常及无法解释的发热和心率加快。需严密观察患者局部和全身情况。

(2)护理:一旦确诊或是可疑诊断,应及早行深筋膜切开减压。切开减压后,继续观察患肢血液循环、活动及感觉等情况,并保持创面无菌及引流通畅,监测尿量和肾功能,积极抗感染治疗。

三、健康教育

(一)肢体康复锻炼

对于多发伤、严重血管损伤患者,出院后仍需卧床休息;活动受限时,需在医护人员指导下进行主动、被动的肢体康复锻炼,以保持肌肉、关节正常功能,促进功能恢复。

(二)复诊指导

重建血管通路的患者,应遵医嘱定期复查彩色多普勒超声或CT,了解血流通畅度和移植物情况。一旦肢体出现麻木、发凉、肿胀、疼痛以及活动受限时,应及时就诊。

(三)疾病预防

避免外伤和末梢组织受压,加强劳动保护。

(崔文霞)

第二节　深静脉血栓形成

一、疾病概述

(一)概念

深静脉血栓形成(DVT)是指血液在深静脉内不正常地凝结、阻塞管腔,导致静脉回流障碍。全身主干静脉均可发病,以下肢静脉多见,又以左下肢最为多见,男性略多于女性;人种与生活饮食习惯的不同,欧美国家发病率高于我国,但我国人口基数较大,每年新发患者数仍较多。若未予及时治疗，将造成程度不一的慢性深静脉功能不全，影响生活和工作，甚至致残。近年来，DVT 的发病率有增加的趋势，血栓形成后遗症严重影响患者的工作能力，甚至致残。

(二)相关病理生理

血栓形成后可向主干静脉近端和远端滋长蔓延；随后，可在纤溶酶的作用下溶解消散，或血栓与静脉壁粘连并逐渐机化；最终形成边缘毛糙、管径粗细不一的再通静脉。同时因静脉瓣膜的破坏，造成继发性深静脉瓣膜功能不全。

(三)病因

静脉壁损伤、血流缓慢和血液高凝状态是导致深静脉血栓形成的三大因素，但在上述 3 种因素中，任何一个单一因素往往都不足以致病，常常是两个以上因素综合作用的结果，其中血液高凝状态是最重要的因素。

1.静脉损伤

可因内膜下层及胶原裸露而启动内源性凝血系统，形成血栓。

2.血流缓慢

血流缓慢主要见于长期卧床、手术以及肢体制动的患者。

3.血液高凝状态

血液高凝状态主要见于妊娠、产后、术后、创伤、肿瘤、长期服用避孕药等情况，可由于血小板数增高、凝血因子含量增加、抗凝血因子活性降低而造成血管内异常凝结形成血栓。

4.恶性肿瘤及其他病史

据报道，在 DVT 患者中 19%～30%并存恶性肿瘤，在普外科手术中，高达 29%的恶性肿瘤患者并发 DVT。恶性肿瘤患者发生 DVT 的机制是多源性的，因 90%的肿瘤患者凝血机制异常，可能是肿瘤释放的物质直接或间接地激活了凝血酶原系统致凝血机制异常。既往有静脉血栓形成史者，DVT 发病率为无既往史的 5 倍。

5.其他

女性、高龄、吸烟、糖尿病、肥胖、小腿水肿、尿毒症、下肢静脉曲张、心功能不全、凝血机制异常等均易发生 DVT。

(四)临床表现

因血栓形成的部位不同，临床表现各异。主要表现为血栓静脉远端回流障碍的症状。患肢疼痛、肿胀、浅静脉曲张、皮肤颜色的改变、水疱，并可有全身症状如发热、休克等。

1.上肢深静脉血栓形成

(1)腋静脉血栓：主要表现为前臂和手部肿胀、疼痛，手指活动受限。

(2)腋-锁骨下静脉血栓：整个上肢肿胀，伴有上臂、肩部、锁骨上和患侧前胸壁等部位的浅静脉扩张。上肢下垂时，症状加重。

2.上、下腔静脉血栓形成

(1)上腔静脉血栓：在上肢静脉回流障碍的临床表现基础上，还有面颈部和眼睑肿胀、球结膜充血水肿；颈部、胸壁和肩部浅静脉扩张；常伴有头痛、头胀及其他精神系统和原发疾病的症状。常见于纵隔器官或肺的恶性肿瘤。

(2)下腔静脉血栓：表现为双下肢深静脉回流障碍和躯干的浅静脉扩张。主要是由于下肢深静脉血栓向上蔓延所致。

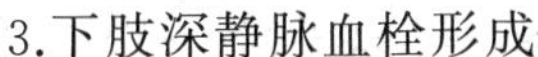

3.下肢深静脉血栓形成

最常见，根据血栓发生的部位、病程及临床分型不同而有不同的临床表现。

(1)中央型：血栓发生于髂-股静脉，左侧多于右侧。表现为起病急骤，患侧髂窝、股三角区有疼痛和压痛，浅静脉扩张，下肢肿胀明显，皮温及体温均升高。

(2)周围型：包括股静脉及小腿深静脉血栓形成。前者主要表现为大腿肿痛而下肢肿胀不严重；后者的特点为突然出现小腿剧痛，患足不能着地和踏平，行走时症状加重，小腿肿胀且有深压痛，距小腿关节过度背屈试验时小腿剧痛(Homans 征阳性)。

(3)混合型：为全下肢深静脉血栓形成。主要表现为全下肢明显肿胀、剧痛、苍白(股白肿)和压痛，常有体温升高和脉率加速；任何形式的活动都可使疼痛加重。若进一步发展，肢体极度肿胀而压迫下肢动脉并出现动脉痉挛，从而导致下肢血供障碍，足背和胫后动脉搏动消失，进而足背和小腿出现水疱，皮肤温度明显降低并呈青紫色(股青肿)；若处理不及时，可发生静脉性坏疽。

(五)辅助检查

1.一般检查

(1)血液 *D*-二聚体(D-dimer)浓度测定：在临床上有一定的实用价值，可有 *D*-二聚体升高，表明有血栓形成而激发的继发性纤溶反应，可提示机体内有血栓形成。

(2)血常规：急性期常有白细胞总数和中性粒细胞轻度增加。

(3)血液黏稠度、血液凝固性、血液流变学和微循环检查。

2.专科检查

(1)超声多普勒检查：通过测定静脉最大流出率可判断下肢主干静脉是否有阻塞，可准确判断静脉内是否有血栓及血栓累及的范围，但对小静脉的血栓敏感性不高。

(2)静脉造影：可直接显示下肢静脉的形态、有无血栓存在、血栓的形态、位置、范围和侧支循环。

(3)放射性核素检查：新鲜血栓对^{125}I凝血因子Ⅰ的摄取量远远＞等量血液的摄取量，基于此，若摄取量超过正常 5 倍，即提示早期血栓形成。

(4)CT 静脉造影和肺动脉造影：可明确下肢深静脉、下腔静脉及肺动脉的情况，是诊断下肢深静脉血栓的重要方法，怀疑肺动脉栓塞时首选此方法。

(六)主要治疗原则

主要治疗原则包括非手术治疗和手术取栓两类。急性期以血栓消融为主，中晚期则以减轻下肢静脉淤血和改善生活质量为主。

1.非手术治疗

非手术治疗包括一般处理、溶栓、抗凝和祛聚疗法。

(1)一般处理：卧床休息，抬高患肢，适当利用利尿剂，以减轻肢体肿胀。

(2)祛聚药物：如阿司匹林、右旋糖酐、双嘧达莫、丹参等，能扩充血容量、降低血黏度，防治血小板聚集。

(3)溶栓治疗：链激酶、尿激酶、组织型纤溶酶原激活剂等，能激活血浆中的纤溶酶原成为纤溶酶，使血栓中的纤维蛋白裂解，达到溶解血栓的目的。

(4)抗凝治疗：普通肝素或低分子肝素，降低机体血凝功能，预防血栓形成、防止血栓繁衍。

2.手术疗法

常用于下肢深静脉，尤其髂-股静脉血栓形成不超过 48 小时者。对已出现股青肿征象，即使病情较长者，也应行手术取栓以挽救肢体。采用 Fogarty 导管取栓，术后辅以抗凝、祛聚疗法，防止再发。

（七）药物治疗

（1）常用药物有尿激酶、重组链激酶、重组组织纤溶酶原激活物等药物，溶于液体中经静脉滴注，共 7～10 天。①尿激酶：为外源性纤溶酶原激活物。主要用于肺栓塞及其他血栓栓塞性疾病，是目前国内应用最广泛的溶栓药。不良反应较轻，无不良反应。②重组链激酶：能有效特异的溶解血栓或血块，能治疗以血栓形成为主要病例变化的疾病。③重组组织纤溶酶原激活物：又名艾通立、爱通立，是用于急性心肌梗死的溶栓治疗；血流不稳定的急性大面积肺栓塞的溶栓疗法的药物。

（2）通过肝素和香豆素类抗凝剂预防血栓的繁衍和再生，促进血栓的消融。大多先用肝素，继以香豆素类药物，一般用华法林，维持 3～6 个月。

二、护理评估

保守治疗患者的护理评估。

（一）一般评估

一般评估包括血栓形成的诱因、局部和全身症状以及既往病史和生活史。

1.一般情况

患者的年龄、性别、婚姻和职业。

2.血栓形成的诱因

患者近期有无外伤、手术、妊娠分娩、感染史。

3.既往史

有无长期卧床、输液史、服用避孕药及肢体固定等，有无肿瘤或出血性疾病。

（二）身体评估

1.局部

（1）腘动脉搏动和足背动脉搏动是否正常。评估动脉搏动时应注意患侧与健侧对称部位的对比，若出现动脉搏动减弱或消失，提示动脉供血不足。

（2）下肢皮肤颜色是淡红、紫色，还是红色。

（3）Homans 征：当足背伸按压腓肠肌时出现疼痛为阳性，以“＋”表示；无疼痛为阴性，以“－”表示。

（4）疼痛评估：使用疼痛强度评估工具，如视觉模拟法、五指法等。

（5）肿胀程度评估。①Ⅰ度肿胀：皮纹变浅；②Ⅱ度肿胀：皮纹消失；③Ⅲ度肿胀：出现水疱。

（6）皮肤温度：评估动脉搏动和皮肤温度时应注意患侧与健侧对称部位的对比，若出现动脉搏动减弱或消失，皮肤温度降低，提示动脉供血不足。

（7）主观感觉麻痹：有或无。

（8）测量小腿周径：小腿周径是指小腿最粗部位的周长。

（9）局部伤口情况：局部伤口有无红、肿、压痛等感染征象。

2.全身

（1）评估患者是否伴有头痛、头胀等其他症状。

（2）溶栓及抗凝治疗期间有无出血倾向：如皮下出血点，鼻、牙龈出血，穿刺点和伤口渗血，血

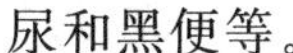

尿和黑便等。

(三)心理-社会支持状况评估

(1)突发的下肢剧烈胀痛和肿胀有无引起患者的焦虑与恐惧。

(2)患者及家属对预防本病发生的有关知识的了解程度。

(四)辅助检查阳性结果评估

1.心电图

心率(律)是否有改变;心电图 ST 段是否有洋地黄作用样改变;反应左、右心室肥厚的电压是否有改变。

2.电解质

心力衰竭可引起电解质紊乱常发生于心力衰竭治疗过程中,尤其多见于多次或长期应用利尿剂后,其中低血钾和失盐性低钠综合征最为多见,所以需要结合出入量与生化检查结果综合做动态的分析。

(五)常用药效果的评估

1.抗凝药物的评估要点

(1)每周定时监测凝血功能,如凝血酶原时间、部分激活凝血酶时间及国际标准化比值(INR)等。一般将 INR 控制在 2～3。

(2)观察抗凝状况。①肝素:静脉注射 10 分钟后即产生抗凝作用,但作用时间短,一般维持 3～6 小时。维持凝血时间超过正常值(试管法,4～12 分钟)约 2 倍为宜。若测得凝血时间为 20～25 分钟,应请示医师调整用药剂量。②香豆素类药物:一般在用药后 20～48 小时才开始起效。半衰期长,有药物积累作用,停药后 4～10 天药物作用才完全消失。用药期间应每天测定凝血酶原时间,测定结果应控制在正常值的20%～30%。

(3)观察出血倾向:应用抗凝药物最严重的并发症是出血。因此,在抗凝治疗时要严密观察有无全身性出血倾向和切口渗血情况。每次用药后在专用记录单上记录时间、药名、剂量、给药途径和凝血时间、凝血酶原时间的检查化验结果。如果出血是由于抗凝剂过量所致,应暂停或减量使用药物,必要时给予鱼精蛋白拮抗、静脉注射维生素 K_1、输新鲜血。

2.溶栓药物的评估要点

常用药物为纤溶酶,主要作用是水解血栓内的纤维蛋白而达到溶栓目的,维持 10～14 天。

3.祛聚药物的评估要点

药物包括右旋糖酐-40、双嘧达莫和丹参等。能扩充血容量,稀释血液,降低黏稠度,又能防止血小板凝聚,常作为辅助疗法。

(六)易感因素的评估要点

Hull 等将患者的 DVT 易感因素分为低、中、高 3 种。

1.低危组患者

年龄<40 岁,全麻下腹部或胸部手术时间在 30 分钟之内。这些患者发生 DVT 的机会<10%,其近心侧的 DVT 机会<1%,致命性肺动脉栓塞的机会<0.01%。

2.中危组患者

年龄>40 岁,在全麻下手术>30 分钟,还有以下几种因素,包括恶性肿瘤、肥胖、静脉曲张、瘫痪、长期卧床或心力衰竭。在没有预防措施的中危组患者中患小腿 DVT 的机会为 10%～40%,下肢近心侧患 DVT 的机会为 2%～10%,致命性肺动脉栓塞的机会为 0.1%～0.7%。

3.高危组患者

有DVT或肺动脉栓塞病史,有严重外伤史,因恶性肿瘤需行腹部或盆腔的广泛手术,下肢(特别是髋关节)大手术的患者都属高危组。如果没有预防措施,这些患者患小腿DVT的机会为40%～80%,下肢近心侧DVT的机会为10%～20%,致命性肺动脉栓塞的机会为1%～5%。

(七)手术治疗患者的护理评估

1.术前评估

同非手术治疗患者。

2.术后评估

(1)一般评估同非手术治疗患者。

(2)身体评估。①评估患者是否伴有头痛、头胀等其他症状。②溶栓及抗凝治疗期间有无出血倾向:如皮下出血点,鼻、牙龈出血,穿刺点和伤口渗血,血尿和黑便等。③手术情况:包括麻醉方式、手术方式和术中情况。

三、护理诊断(问题)

(一)疼痛

疼痛与深静脉回流障碍或手术创伤有关。

(二)知识缺乏

缺乏预防本病发生的知识。

(三)潜在并发症

出血、血栓再形成。

四、主要护理措施

(一)缓解疼痛

1.加强皮肤护理

皮肤温度反映末梢循环情况,静脉栓塞的组织缺血、缺氧,皮肤温度逐渐由暖变冷,以肢端为重,并出现青紫斑花。此时应采取保暖措施,防止肢体过凉引起血管痉挛,从而加重疼痛,可采用室温保暖,使温度保持20～22 ℃,受累肢体用50%硫酸镁液湿热敷,温度38～40 ℃,以缓解血管痉挛,有利于侧支循环建立,起到减轻疼痛与促进炎性反应吸收的效果。

2.密切观察病情

(1)治疗DVT的关键是早期诊断、早期治疗。DVT早期症状隐匿,症状和体征不明显,只有对高危人群仔细观察,才能发现病情变化。较易被忽视,一旦确诊,多伴有严重并发症。因此,护士要经常深入病房,密切观察患者下肢的颜色,按压局部,感觉其紧张度及温度,对高危人群认真观察,对比双下肢肤色、温度、肿胀程度及感觉,必要时测量双下肢同一平面的周径,发现异常,及时报告医师,才能提高对DVT的早期诊断率。

(2)对已经出现了DVT的患者,应严密观察全身情况,监测生命体征,注意神志、呼吸,如出现胸闷、胸痛、咳嗽、心悸、呼吸困难、高热、烦躁不安、进行性血压下降,要高度怀疑重要脏器栓塞。观察患肢皮肤色泽、温度、肿胀变化1次/小时,每2小时测量大腿中下1/3处及小腿肿胀处肢体周径,并与健侧比较,观察栓塞进展程度,做好记录。

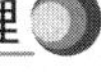

3.体位护理

对已出现DVT症状的患者，血栓形成后1～2周内应卧床，抬高患肢20°～30°，膝关节屈曲15°，以促进血液回流。注意患肢保暖，室温保持在25℃左右。患肢可穿弹力袜或用弹力绷带包扎，不能过紧，不得按摩或做剧烈运动，以免造成栓子脱落，严密观察患肢体温、脉搏及皮温变化，每天测量并记录患肢不同平面的周径，并与以前记录和健侧周径相比较，以判断疗效。

4.早期活动

抬高下肢，早期活动，促进静脉血液回流。鼓励患者深呼吸及咳嗽。对多种DVT高危因素或高凝状态的患者，最有效的预防方法是增加活动量，鼓励患者早期下床活动。床上活动时避免用力或动作过大，禁止患肢按摩，避免用力排便，以防血栓脱落致肺栓塞。待肢体肿胀基本消退（与健侧相应部位肢体周径＜0.5 cm，患肢柔软）后，方可重新开始轻微活动。由于患肢血液循环差，受压后易引起压疮，应加强基础护理，可用厚约10 cm的软枕垫于患肢下。术后24小时就应开始做下肢抬高训练，不能下床者，应鼓励并督促患者在床上主动屈伸下肢做跖屈和背屈运动，内、外翻运动，足踝的环转运动。不能活动者，由护士或家属被动按摩下肢腿部比目鱼肌和腓肠肌。

5.心理护理

下肢静脉栓塞突发的下肢剧烈疼痛和肿胀易使患者产生恐惧和焦虑心理，患者会担心手术已失败，出现烦躁、失望，对治疗、手术产生疑问，心理压力重，护士要做好解释、安抚工作，应给予心理支持和安慰，帮助患者和家属了解疾病治疗的进展，分析致病的原因、治疗方法以及可能出现的并发症，消除其顾虑，取得其配合并接受治疗。

6.有效止痛

疼痛剧烈或术后切口疼痛的患者，可遵医嘱给予有效止痛措施，如口服镇痛药物、间断肌内注射哌替啶或术后应用镇痛泵等。

7.非药物性措施

分散患者注意力，如听音乐、默念数字等。

（二）加强相关知识的宣教

1.做好健康教育

对有高血压、高血脂、高龄、吸烟、糖尿病、肥胖、小腿水肿、尿毒症、下肢静脉曲张、心功能不全、凝血机制异常等需手术的高危患者加强评估，做好高危人群宣教。高危人群如果没有预防措施，患小腿DVT的机会为40%～80%，下肢近侧DVT的机会为10%～20%，致命性PE的机会为1%～5%。护理人员应对DVT加以重视，加强评估，做好高危人群的宣教。

（1）术前护士对患者及其家属加强卫生宣教，讲解手术后发生DVT的病因、危险因素及后果，提高患者的警惕性，配合护士做好自我防护。

（2）讲解DVT常见的症状，告知患者，如有不适，及时告诉医师、护士。

（3）劝其戒烟，避免高胆固醇饮食，给予低脂富含纤维素饮食，多饮水，保持大便通畅。

（4）讲解术后早期活动的重要性，指导患者正确的活动方法。

2.饮食护理

向患者及其家属讲解食物与疾病的关系，主要保证食物中充分的水分和营养。避免高胆固醇饮食，给予高蛋白、高纤维、高维生素、易消化饮食，保障营养的充分补充。避免大便干燥、秘结，如患者已发生大便秘结，可服用缓泻剂处理。避免用力排便致使腹压增加，影响下肢静脉回流。同时也可喝果汁和水，使血液黏稠度降低，增加血流速度，从而预防 DVT 的形成。

(三)并发症的预防和处理

1.预防出血

药物预防即用肝素、华法林等抗凝药物降低血液黏滞性，预防血栓形成。低分子量肝素(LMWH)由于其抗凝作用强，很少引起出血，不需监测凝血酶原时间等优点，在预防 DVT 上取得了较好的效果。常用方法：LMWH 0.4 mL 腹壁皮下注射，1 次/天，连续 7 天。在应用 LMWH 时，应注射在腹壁前外侧，左右交替。对 DVT 高危患者，口服阿司匹林也可预防 DVT 的发生。在应用肝素时应同时监测凝血酶原时间，有严重肝肾功能不全者不能用。LMWH 应用时要注意观察有无不良反应。

(1)观察抗凝状况。①肝素：若测得凝血时间为 20～25 分钟，应请示医师调整用药剂量。②香豆素类药物：用药期间应每天测定凝血酶原时间，测定结果应控制在正常值的20%～30%。

(2)观察出血倾向：在抗凝治疗时要严密观察有无全身性出血倾向和切口渗血情况，做好记录。

(3)紧急处理出血：若因肝素、香豆素类药物用量过多引起凝血时间延长或出血，应及时报告医师并协助处理，包括暂停或减量使用药物，必要时给予鱼精蛋白拮抗或静脉注射维生素 K_1，必要时给予输新鲜血。

(4)机械预防：包括间歇或持续小腿气动压迫、分级压力袜(GCS)、使用弹力绷带等。气动压迫是对套在肢体末端的袖套充气和放气来促进血液流动和深静脉血回流至心脏。分级压力袜是通过外部压力作用于静脉管壁来增加血液流速和促进血液回流，它能提供不同程度的外部压力(踝部可达 100%，小腿中部 70%，大腿中部 40%)。在普外科手术中，单独采用分级弹力袜，血栓的发生率为 21%，如分级压力袜和小剂量肝素联合应用降为 4%。许多学者认为，联合应用分级弹力袜和低分子量肝素(LMWH)的效果最佳。

2.预防血栓再形成

(1)卧床休息：急性期患者应绝对卧床休息 10～14 天，床上活动时避免动作幅度过大；禁止按摩患肢，以防血栓脱落和导致其他部位的栓塞。

(2)肺动脉栓塞：肺栓塞最常见的栓子来自下肢深静脉，约占 95%。肺栓塞实际上是 DVT 的并发症，严重者可造成猝死，大多数肺栓塞临床表现轻微，产生明显症状和体征时，又缺乏特异性，易与其他导致心肺功能异常的疾病混淆。注意观察高危人群肺栓塞的三联征表现，即血痰、咳嗽、出汗；血痰、胸痛、呼吸困难；呼吸困难、胸痛、恐惧等。若患者出现以上情况，提示可能发生肺动脉栓塞，应给予紧急支持性护理，立即嘱患者平卧，避免做深呼吸、咳嗽、剧烈翻动，同时立即鼻导管或面罩吸氧，急性呼吸窘迫患者可给予气管插管或机械通气。遵医嘱静脉输液以维持和升高血压。尽量安慰患者，减轻患者的恐惧。如无溶栓禁忌证，立即给予溶栓联合抗凝治疗。

(四)抗凝及溶栓治疗的护理

1.抗凝

抗凝治疗可防止血栓发展和复发，并可溶解已存在的血栓。常用的抗凝药物为普通肝素及华法林。治疗过程中常见不良反应是出血，注意有无出血倾向，特别注意观察胃肠道、颅内、鼻腔、牙龈、皮下有无异常出血，有无血尿等，可及时调整或减少抗凝及溶栓药量。加强凝血功能监测，用药过程中需定期复查 APTT，使患者 APTT 延长至正常的 1.5～2.5 倍，这样既能有效抗凝，也使出血并发症的危险降至最低。

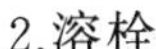

2.溶栓

常用的溶栓药物是尿激酶,溶栓护理包括以下内容。

(1)疗效观察:用药后每2小时观察患肢色泽、温度、感觉和脉搏强度。注意有无消肿起皱,每天定时用皮尺精确测量并与健侧肢体对照,对病情加剧者,应立即向医师汇报。

(2)并发症观察:最常见的并发症为出血。多为牙龈出血、出血、注射部位出血、泌尿或消化道出血及手术切口的血肿和出血。用药后需严密观察出血倾向,每周查凝血酶原时间2次。沙克芳等在溶栓时采用静脉留置套管针穿刺后接三通,肝素盐水封管的方法,避免了反复穿刺抽血给患者造成的痛苦及对血管的损害,值得借鉴。

(3)溶栓后不宜过早下床活动,患肢不能过冷过热,以免部分溶解的血栓脱落,造成肺栓塞。

(4)加强宣教:应注意增强患者的自我预防意识,如刷牙时动作轻柔、防止跌伤、避免抠鼻、注意在饮食中添加蔬菜、防止便秘引起痔出血。

(五)手术疗法的护理

下肢深静脉栓塞可用手术治疗,尤其是髂股静脉血栓形成不超过48小时者,术前做好常规准备外,还应全面了解年老体弱患者心、脑、肺、肝、肾等重要器官功能,了解出、凝血系统的功能状态。实践证明,静脉取栓术加溶栓抗凝支持治疗效果优于非手术治疗。术后患肢用弹力绷带包扎并抬高,注意观察患肢远端的动脉搏动、血运、皮肤温度及肿胀消退情况。

(六)就诊指标

突然出现下肢剧烈胀痛、浅静脉曲张伴有发热等,应警惕下肢深静脉血栓形成的可能,及时就诊。

五、护理效果评估

(1)患者自述疼痛(下肢或手术切口)得到缓解或疼痛。

(2)绝对卧床期间,生理需求得到满足。

(3)患者的并发症能得到预防、及时发现和处理。

(崔文霞)

第三节　下肢静脉曲张

一、疾病概述

(一)概念

下肢静脉曲张(LEVV)也称为下肢浅静脉瓣膜功能不全,是一种常见疾病,多见于从事持久体力劳动、站立工作的人员或怀孕妇女。青年时期即可发病,但一般以中、壮年发病率最高。我国15岁以上人群发病率约为8.6%,45岁以上人群发病率为16.4%。国际上报道中一般人的发病率为20%,女性较男性高。在工业化国家的发病率远高于发展中国家,据Beaglehole统计,其患病率在南威尔士为53%,热带非洲则为0.1%。而随着经济的发展,我国的发病率有上升的趋势。

静脉曲张对患者生活质量的影响类似于其他常见的慢性疾病如关节炎、糖尿病和心血管疾病，在法国和比利时，该病治疗的总成本占社会医疗总成本的2.5％。TenBrook在2004年报道中称，美国每年因此产生的医疗费用达数十亿。

下肢静脉曲张可分为单纯性和继发性两类，前者是指大隐静脉瓣膜关闭不全所致，而后者指继发于下肢深静脉瓣膜功能不全(DVI)或下肢深静脉血栓形成后综合征所致。

(二)相关的病理生理

下肢静脉曲张的主要血流动力学改变是主干静脉和皮肤毛细血管压力升高。主干静脉高压导致浅静脉扩张；皮肤毛细血管压力升高造成皮肤微循环障碍、毛细血管通透性增加，血液中的大分子物质渗入组织间隙并聚集、沉积在毛细血管周围，形成阻碍皮肤和皮下组织细胞摄取氧气和营养的屏障，导致皮肤色素沉着、纤维化、皮下脂肪硬化和皮肤萎缩，最后形成溃疡。

当大隐静脉瓣膜遭到破坏而关闭不全后，可影响远侧和交通瓣膜，甚至通过属支而影响小隐静脉。静脉瓣膜和静脉壁距离心脏越远、强度越差，承受的压力却越高。因此，下肢静脉曲张后期的进展要比初期迅速，曲张的静脉在小腿部远比大腿部明显。

(三)病因与诱因

其病因较为复杂，常见的原因包括静脉壁薄弱或先天性瓣膜缺如、K-T综合征、基因遗传、浅静脉压力升高等，下腔静脉阻塞等是造成该病的主要原因。

静脉壁软弱、静脉瓣膜缺陷以及浅静脉内压力持续升高是引起浅静脉曲张的主要原因。静脉瓣膜功能不全是一种常见情况，约30％的下肢静脉曲张患者是由下肢静脉瓣膜功能不全引起。相关因素有以下几种。

1.先天因素

静脉瓣膜缺陷和静脉壁薄弱是全身支持组织薄弱的一种表现，与遗传因素有关。有些患者下肢静脉瓣膜稀少，有的甚至完全缺如，造成静脉血逆流。

2.后天因素

增加下肢血柱重力和循环血量超负荷是造成下肢静脉曲张的后天因素。任何增加血柱重力的因素，如长期站立、重体力劳动、妊娠、慢性咳嗽、习惯性便秘等，都可使静脉瓣膜承受过度的压力，逐渐松弛而关闭不全。循环血量经常超过负荷，造成压力升高，静脉扩张可导致瓣膜相对性关闭不全。

(四)临床表现

下肢浅静脉扩张迂曲，站立时患者酸胀不适和疼痛，行走或平卧位时消失。病程进展到后期，下肢皮肤因血液循环不畅而发生营养障碍，出现皮肤萎缩、脱屑、瘙痒、色素沉着、皮肤和皮下组织硬结，甚至湿疹和溃疡形成，尤其是足背、踝部、小腿下段，严重时或外伤后皮肤溃烂，经久不愈。

(五)辅助检查

1.特殊检查

(1)大隐静脉瓣膜功能试验：患者平卧，抬高下肢排空静脉，在大腿根部扎止血带阻断大隐静脉，然后让患者倒立，10秒内放开止血带，若出现自上而下的静脉充盈，提示瓣膜功能不全。若未放开止血带前，止血带下方的静脉在30秒内已充盈，则表明交通静脉瓣膜关闭不全。根据同样原理在腘窝部扎止血带，可检测小隐静脉瓣膜的功能。

(2)深静脉通畅试验：用止血带阻断大腿浅静脉主干，嘱患者连续用力踢腿或做下蹲活动

10余次，随着小腿肌泵收缩迫使浅静脉向深静脉回流而排空。若在活动后浅静脉曲张更为明显、张力增高，甚至出现胀痛，提示深静脉不通畅。

(3)交通静脉瓣膜功能试验：患者仰卧，抬高下肢，在大腿根部扎上止血带，然后从足趾向上至腘窝第一根弹力绷带，再自止血带处向下，缠绕第二根弹力绷带，如果在第2根绷带之间的间隙出现静脉曲张，即意味着该处有功能不全的交通静脉。

2.影像学检查

(1)下肢静脉造影：下肢静脉造影被认为是诊断下肢静脉疾病的金标准，但是一种有创伤性的检查方法，可伴有穿刺部位血肿、远端血管栓塞、下肢缺血加重等并发症，对碘过敏试验阳性患者、孕妇、肾功能损害及行动不便者无法进行。目前无创检查技术已应用于临床，且在一定程度上有取代静脉造影的趋势。

(2)彩色多普勒超声血管成像(CDFI)：此检查无创、安全、无禁忌证，而且成像直观、清晰、易于识别、结果准确，特别对于微小的和局部病变的动态观察，如瓣膜的活动、功能状态、血栓形成等更优于X线造影。

(3)磁共振血管造影(MRA)：近年来MRA技术发展迅速，作为无创性检查方法已逐渐受到人们重视。MRA除无创外，尚可清晰显示动脉、静脉的走向及管径，其诊断的敏感性和特异性均较X线造影高。

(六)主要治疗原则

目前，对下肢静脉曲张的治疗方法包括保守疗法和外科干预。静脉手术的目的是缓解症状和预防并发症的发生。治疗静脉曲张是否成功取决于消除静脉的反流和功能不全。保守治疗适合于病变轻微、妊娠期及极度体弱的患者，主要是抬高患肢休息或穿着医用型弹力袜。对于单纯性静脉曲张，传统的外科治疗是大隐静脉高位结扎和剥脱术，这已经成为治疗该病的金标准。其他的方法还包括硬化剂注射疗法(CTS)、超声引导下泡沫硬化治疗法(UGFS)、射频消融(RFA)和激光治疗(EVLT)等。

二、护理评估

(一)术前评估

1.一般评估

(1)生命体征：术前评估患者的生命体征(T、R、P、BP)。

(2)患者主诉：询问患者是否存在长时间站立后小腿感觉沉重、酸胀、乏力和疼痛。

(3)相关记录：生命体征、皮肤情况。

(4)病史：如外科手术、内科疾病、药物服用等。

(5)诊断：如血管检查、实验室检查、放射性诊断。

(6)身体状况：活动性、下肢活动能力。

(7)营养状况：如肥胖。

(8)知识水平：有关下肢静脉曲张的形成及自我护理注意事项。

2.身体评估

(1)视诊：双下肢皮肤有无皮肤萎缩、紧绷、脱屑、瘙痒、色素沉着、皮肤溃疡，有无静脉明显隆起、蜿蜒成团。

(2)触诊：双下肢皮肤有无肿胀，皮肤有无硬实，皮温，检查足背动脉、胫后动脉的搏动情况。

3.心理-社会状况

患者的适应能力、经济状况、家庭支持、社交活动、个人卫生、运动量、酒癖、烟癖、药物癖等。

4.辅助检查阳性结果评估

隐静脉瓣膜功能试验阳性，出现自上而下的静脉逆向充盈，如在止血带未放开前，止血带下方的静脉在30秒内已充盈，则表明有交通静脉瓣膜关闭不全。

深静脉通畅试验阳性，活动后浅静脉曲张更为明显，张力增高，甚至有胀痛，则表明深静脉不畅。

5.根据CEAP分级对下肢静脉曲张肢体进行临床分级

(1)0级：无可见或可触及的静脉疾病体征。

(2)1级：有毛细血管扩张、网状静脉、踝部潮红。

(3)2级：有静脉曲张。

(4)3级：有水肿但没有静脉疾病引起的皮肤改变。

(5)4级：有静脉疾病引起的皮肤改变，如色素沉着、静脉湿疹及皮肤硬化。

(6)5级：有静脉疾病引起的皮肤改变和已愈合的溃疡。

(7)6级：有静脉疾病引起的皮肤改变和正在发作的溃疡。

6.足踝指数评估(ABI)

测量患者休息时肱动脉压及足踝动脉压，足踝动脉压、肱动脉压，然后计算出指数。此方法被用作压力绷带或压力袜的一个指引，而并非诊断患者是否有原发性静脉或动脉血管病变。

(1)测量患者ABI用物：手提多普勒、传导性啫喱膏、血压计。

(2)测量ABI的操作步骤：向患者解释步骤；患者需平卧休息10～20分钟；置袖带于上臂，触摸肱动脉搏动；置传导性啫喱膏；开启多普勒超声，置探子45°～60°，听取血流声音；加压于血压计直至声音消失；慢慢减压于血压计直至声音重现；记录此读数；重复此步骤于另一臂记录读数；采用较高的读数作为肱动脉压；置袖带于足踝之上；置探子于胫后动脉或足背动脉，重复以上步骤并记录读数；计算ABI(足踝动脉压或肱动脉压)。

(3)ABI值指引，见表9-1。

表9-1 ABI值指引

ABI	临床解释	压力疗法
≥1	正常	可以安全使用压力疗法
≥0.8	可能有轻微动脉血管问题	征询医师意见才可使用压力疗法
<0.8	有动脉血管病变	不建议使用压力疗法
<0.5	有严重动脉血管病变	不可使用压力疗法

注：若ABI低于0.8，应转介血管外科做进一步检查及治疗；如ABI太高，>1.3，可能由于动脉血管硬化所致，要再做进一步检查，不可贸然做压力疗法。

(4)测量ABI注意点：若怀疑患者有深静脉血栓形成，不可做此检查，因为会增加患者疼痛及可能会使血栓脱离移位。患者一定要平卧以减少因流体静力压所致的误差，但有些患者因呼吸困难或关节炎而不能平卧，则应该记录下来，以便在下一次测量时做比较。血压计袖带尺寸一定要适中，若袖带太细，便不能令动脉血管完全压缩，从而导致ABI值增高。探子角度为45°～60°，不可将探子用力向下压，否则血管会因受压而影响血液流动，以至于难以听取声音。足部冰冷会影响血液流动，可先用衣物覆盖保暖。ABI 的读数与患者本身血压有重要关系，若患者有高血压病史，ABI 的读数会低，相反，读数会高。

7.下肢静脉曲张弹力袜治疗效果评估

压力疗法的基本概念是足踝压力高于膝部压力，故此静脉血液便可由小腿推进至心脏。一般认为足踝压力要达到 5.3 kPa(40 mmHg)才可有效减低静脉高压。压力疗法有不同方式，包括弹力性绷带、非弹力性绷带、间歇性气体力学压力疗法及压力袜。

(1)弹力性绷带：弹力性绷带能伸展至多于 140%原有长度，当患者活动时，腓肠肌收缩，将血管压向外，当腓肠肌放松时，血管便会弹回至原位，弹力性绷带在任何时间均提供压力，故当患者休息时，压力依然存在，故活动压及休息压均高，尤其适合活动量少的患者。

(2)非弹力性绷带：非弹力性绷带也需要棉垫保护小腿及皮肤，但它的压力绷带只能伸展少许，故此形成坚实的管腔围在小腿外面，它的作用主要靠腓肠肌的收缩动作。非弹力性绷带的活动压很高，但休息压低，因此适用于活动量高的患者。

(3)间歇性气体力学压力疗法：此为一系统连接一个有拉链装置的长靴，患者将小腿及大腿放进长靴内，当泵开启时，便会有气流由足踝至大腿不停地移动，用以促进静脉血压回流及减少水肿。

(4)压力袜：压力袜同样可以帮助静脉血液回流至心脏，压力袜同样可以提供渐进式压力于小腿，英式标准的压力袜可以分为 3 级。①class Ⅰ 提供 1.9～2.3 kPa(14～17 mmHg)，适合于轻微或早期静脉曲张患者，容易穿着但只提供轻微压力，不足以抵挡静脉压高血压。②class Ⅱ 提供 2.4～3.2 kPa(18～24 mmHg)压力，适合于中度或严重的静脉曲张，深静脉栓塞，可作为治疗及预防静脉性溃疡复发。③class Ⅲ 提供 3.3～4.7 kPa(25～35 mmHg)压力，适合于慢性严重性静脉高血压，严重的静脉曲张、淋巴液水肿，可治疗及预防静脉性溃疡复发。

压力袜的作用：①降低静脉血压高，促进血液回流至心脏。②减轻下肢水肿。③促进静脉溃疡愈合，防止复发。④在静脉曲张患者，可以延缓静脉溃疡形成。⑤防止深静脉血栓形成。⑥减轻由淋巴液引起的下肢水肿症状。

压力袜的禁忌证：①动脉性血管病变。因会阻碍动脉血流。②下肢严重水肿，过紧橡皮筋会导致溃疡形成。③心脏病患者，因大量液体会由下肢回流致心脏，增加心脏负荷，引起心室衰竭，故征询医师意见方可使用。④糖尿病或风湿性关节炎患者，因为可能会有小血管病变，压力会导致小血管闭塞，组织缺氧而死。

使用压力袜时评估患者：①患者要明白因他人本身下肢有静脉高血压，需要长期穿着压力袜来防止静脉溃疡，但压力袜并不能治疗其静脉高血压。②下肢若有严重水肿，应先用压力绷带，待水肿减退后才穿压力袜。③皮肤情况，若有皮炎、湿疹等，应先治疗。④下肢感觉迟钝，可能患者不知道是否过紧，应教会其观察足趾温度及颜色改变。⑤观察下肢及足部是否有畸形异常。⑥患者的手部活动能力，因穿弹力袜需要特别的技巧。

压力袜的评估：评估压力袜的压力度、质量、长度、尺寸和颜色。

压力袜的测量：所有患者均需要测量下肢尺寸以购买合适的压力袜，测量压力袜时间最好是早上或解除压力绷带后，因此时下肢水肿消退，故测量比较准确。测量内容包括足踝最窄周径、腓肠肌最大周径、足的长度(由大足趾最尖端部位至足跟)、小腿长度(由足跟至膝下)、若压力袜长及大腿，患者需要站立，测量由足跟至腹股沟长度，并且测量大腿最大的周径。

压力袜穿着及除去的注意事项：①压力袜的穿着及除去均需依照厂家指引以避免并发症的

发生。②穿着时间因人而异，一般来说早上起来时穿着，之后才下床，直至晚上沐浴或睡眠时除去。③一般来说，压力袜需要3～6个月更换(依厂家指引)，但若有破损，则应立即更换。④定期做ABI测量及由医护人员评估是否需要减低或加强压力度，患者不可自行改变压力度。

弹力袜的效果评价：使用医用弹力袜的患者其患肢的沉重感、酸胀感及疼痛感会消失。

健康教育：压力疗法是保守性治疗静脉性高血压的最佳疗法。应保护下肢，避免损伤，穿着适当鞋袜。指导患者腓肠肌收缩运动，以促进静脉回流。不活动时，需要抬高下肢，高于心脏水平。

(二)术后评估

(1)患者的血液循环，包括患肢远端皮肤的温度、色泽、动脉搏动、感觉等有无异常。

(2)伤口的敷料是否干洁，有无渗血、局部伤口有无红肿热痛等感染征象。能否早期离床活动及正常行走。

(3)尿管是否通畅，尿液的量、颜色、性质，有无导管相关性感染的症状。

三、护理诊断(问题)

(一)活动无耐力

活动无耐力与下肢静脉回流障碍有关。

(二)皮肤完整性受损

皮肤完整性受损与皮肤营养障碍、慢性溃疡有关。

(三)疼痛

疼痛与术后使用弹力绷带、手术切口有关。

(四)潜在并发症

深静脉血栓形成、小腿曲张静脉破溃出血、下肢静脉溃疡。

四、主要护理措施

(一)促进下肢静脉回流，改善活动能力

1.术后

6小时内去枕平卧位，患肢抬高20°～30°，同时进行脚趾屈伸运动，方法：尽量用力使脚趾背屈、趾屈，每次1～2分钟，每天3～4次。次日晨嘱患者必须下床活动，除自行洗漱外，根据年龄和身体状况要求患者进行行走练习，每次10～30分钟，当天活动2～3次。在此期间避免静坐或静立不动，以促进静脉血液回流，预防下肢深静脉血栓。回床上休息时，继续用枕头将患肢抬高同时做足背伸屈运动，以促进静脉血回流。另外，注意保持弹力绷带适宜的松紧度，弹力绷带一般需维持两周才可以拆除。术后6小时内测生命体征每小时1次，动态监测创面敷料，观察肢体有无肿胀、疼痛，注意肢端感觉、温度和颜色的变化。

2.保持合适体位

采取良好坐姿，坐时双膝勿交叉过久，以免影响腘窝静脉回流；卧床休息时抬高患肢30°～40°，以利静脉回流。

3.避免引起腹内压和静脉压增高的因素

保持大便通畅，避免长时间站立，肥胖者应有计划进行减轻体重。

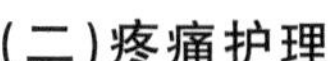

(二)疼痛护理

1.因弹力绷带加压包扎过紧而导致的下肢缺血性疼痛

此时要检查足背动脉搏动情况,观察足趾皮肤的温度和颜色,如有异常及时通知医师给予处理。

2.腹股沟切口疼痛

观察切口处敷料有无渗血,肢体有无肿胀,并及时通知医师,遵医嘱给予止痛剂。

(三)术后并发症的护理

1.下肢深静脉血栓的形成

术后重视患者的主诉,如出现下肢肿胀、疼痛应警惕深静脉血栓的形成。术后鼓励患者早期活动,用弹性绷带包扎整个肢体,有利于血液回流。有条件则可以给予低分子肝素钙5～7天,能有效地预防血栓的形成。

2.切口出血

术后严密观察切口敷料渗出情况及患肢包扎敷料情况,常规应用止血药1～2天。

3.切口感染

术后评估切口渗液情况,监测体温变化,如体温升高,切口疼痛,检查切口红肿应警惕切口感染的发生,保持会阴部清洁,防止切口感染。

五、护理效果评估

(1)患者的下肢的色素沉着减轻,肿胀减轻。

(2)患者的活动量逐渐增加,增加活动量无不适感。

(3)患者的疼痛得到及时缓解。

(4)未出现下肢深静脉血栓、切口出血、感染等并发症。

(崔文霞)

第四节　血栓闭塞性脉管炎

一、疾病概述

(一)概念

血栓闭塞性脉管炎(TAO)是一种累及血管的炎症性、节段性和周期发作的慢性闭塞性疾病。主要侵袭四肢的中小动、静脉,尤其是下肢血管。好发于男性青壮年。表现为患肢缺血、疼痛、间歇性跛行、足背动脉搏动减弱或消失和游走性表浅静脉炎,严重者有肢端溃疡和坏死。

(二)相关病理生理

病变主要累及四肢的中、小动脉与静脉,以下肢最为多见,通常始于动脉,然后累及静脉,由远端向近端进展。病变呈节段性分布,两段之间血管比较正常。活动期为血管全层非化脓性炎症,有内皮细胞和成纤维细胞增生,淋巴细胞浸润,管腔被血栓堵塞。后期炎症消退,血栓机化,新生毛细血管形成,动脉周围广泛纤维组织形成,常包埋静脉和神经,闭塞血管远端的组织可出现缺血性改变甚至坏死。受累静脉的病理变化与受累动脉大体相同。

(三)病因

本病的确切病因尚未明确,相关因素可归纳为两方面。

1.外来因素

主要有吸烟、寒冷与潮湿的生活环境,慢性损伤和感染。

(1)吸烟:大多数患者有吸烟史,烟碱能使血管收缩,烟草浸出液可致实验动物的动脉发生炎性病变。主动或被动吸烟是本病发生和发展的重要环节,戒烟可使病情缓解,再度吸烟常致病情复发。

(2)寒冷、潮湿:长期寒冷刺激血管痉挛,致使血管炎症变性,内膜增生变厚以及血栓形成。

(3)外伤:外伤引起血管损伤,或因外伤刺激神经感受器,进而引起中枢神经功能失调,使其逐渐丧失对血管的调节作用,引起血管痉挛,长期痉挛而导致血栓阻塞。

2.内在因素

自身免疫功能紊乱,性激素和前列腺素失调以及遗传因素。在患者的血清中有抗核抗体存在,罹患动脉中发现免疫球蛋白及 C_3 复合物,因而免疫功能紊乱可能是本病发病的重要因素。

(四)临床表现

本病起病隐匿,进展缓慢,常呈周期性发作,较长时间后症状逐渐明显和加重。主要临床表现如下。①患肢怕冷,皮肤温度降低。②皮肤色泽苍白或发绀。③感觉异常。④患肢疼痛,早期因血管壁炎症刺激末梢神经,后期因动脉阻塞造成缺血性疼痛及间歇性跛行或静息痛。⑤营养障碍:严重缺血者,患肢末端出现缺血性溃疡或坏疽。⑥患肢远侧动脉搏动减弱或消失。⑦游走性浅静脉炎。

动脉狭窄的程度和范围不同,患肢缺血性疼痛和皮肤营养性改变的严重程度随之而异。结合 Fontaine 分类法,临床上可分为 4 期。

1.Ⅰ期

患肢无明显临床症状,或仅有麻木、发凉自觉症状,检查发现患肢皮肤温度较低,色泽较苍白,足背和/或胫后动脉搏动减弱。患肢已有局限性动脉狭窄病变。

2.Ⅱ期

以患肢活动后出现间歇性跛行为主要症状。患肢皮温降低、色泽苍白更为明显,可出现皮肤干燥、脱屑、趾(指)甲变形、小腿肌萎缩等现象。足背和/或胫后动脉搏动消失。下肢动脉狭窄的程度与范围较Ⅰ期严重,肢体靠侧支循环代偿而保持存活。

3.Ⅲ期

以缺血性静息痛为主要症状。疼痛剧烈且为持续性,夜间更甚,迫使患者屈膝护足而坐,或辗转不安,或借助肢体下垂以求减轻疼痛。除Ⅱ期所有症状加重外,趾(指)腹色泽暗红,可伴有肢体远侧水肿。动脉已有广泛、严重的狭窄,侧支循环已不能代偿静息时的血供,组织濒临坏死。

4.Ⅳ期

症状继续加重,患肢除静息痛外,出现趾(指)端发黑、干瘪、坏疽或缺血性溃疡。如果继发感染,干性坏疽转为湿性坏疽,出现发热、烦躁等全身毒血症状。病变动脉完全闭塞,踝/肱指数<0.3,侧支循环所提供的血流,已不能维持组织存活。

(五)辅助检查

1.一般检查

(1)记录跛行距离和时间。

(2)皮肤温度测定:双侧肢体对应部位皮肤温度相差 2 ℃以上,提示皮温降低侧有动脉血流减少。

(3)患肢远侧动脉搏动减弱或不能扪及。

(4)肢体抬高试验(Buerger 试验):阳性者,提示患肢有严重供血不足。

2.特殊检查

(1)肢体血流图:血流波形平坦或消失,表示血流量明显减少,动脉严重狭窄。

(2)超声多普勒检查:可显示动脉的形态、直径和流速、血流波形等;血流的波形幅度降低或呈直线状态,表示动脉血流减少或动脉闭塞。同时还能做节段动脉压测定,了解病变部位和缺血的程度。踝肱指数,即踝压(踝部颈前或颈后动脉收缩压)与同侧肱动脉压之比,正常值>1。若比值为 0.5～1,为缺血性疾病;若比值<0.5,为严重缺血。

(3)数字减影血管造影(DSA):可以明确动脉阻塞的部位、程度、范围及侧支循环建立的情况。患肢中小动脉多节段狭窄或闭塞是血栓闭塞性脉管炎的典型征象。

(六)处理原则

着重于防止病变进展,改善和增进下肢血液循环。

1.一般疗法

严格戒烟、防止受冷、受潮和外伤,但不应使用热疗,以免组织需氧量增加而加重症状。疼痛严重者,可用止痛剂及镇静剂,慎用易成瘾的药物。患肢应进行适度锻炼,以利促使侧支循环建立。

2.药物治疗

(1)中医中药:辨证论治的原则。常用温经散寒、活血通络;活血化瘀,清热利湿;补气养血,辅以活血化瘀等治疗方案。

(2)扩血管药物:①前列地尔注射液(前列腺素 E_1、PGE_1),具有舒张血管和抑制血小板聚集作用,对改善患肢血供、缓解缺血性疼痛有一定效果。②硫酸镁溶液,有较好的扩血管作用。

(3)抑制血小板聚集的药物:右旋糖酐-40 可降低血液黏稠度,对抗血小板聚集,故在防止血栓繁衍和改善微循环中能起一定作用。

(4)抗生素:并发溃疡感染者,应选用广谱抗生素,或根据细菌培养及药物敏感试验,选用有效抗生素。

3.高压氧舱疗法

通过血氧量的提高,增加肢体的血氧弥散,改善组织的缺氧状况。

4.手术治疗

目的是增加肢体血供和重建动脉血流通道,改善缺血引起的后果。

(1)腰交感神经节切除术:适用于腘动脉远侧动脉狭窄的患者。先施行腰交感神经阻滞试验,如阻滞后皮温升高超过 1～2 ℃者,提示痉挛因素超过闭塞因素,可考虑施行交感神经节切除术。该手术可解除血管痉挛和促进侧支循环形成。近期效果尚称满意,但远期疗效并不理想。

(2)动脉重建术:①旁路转流术,适用于主干动脉闭塞,但在闭塞动脉的近侧和远侧仍有通畅的动脉通道者。②血栓内膜剥脱术,适用于短段的动脉阻塞。

(3)大网膜移植术:适用于动脉广泛闭塞者。

(4)截肢术:肢体远端坏死已有明确界限者,或严重感染引起毒血症者,需做截肢(趾、指)术。

5.创面处理

对干性坏疽创面,应在消毒后包扎创面,预防继发感染。感染创面可给予湿敷和换药。

二、护理评估

(一)非手术治疗患者的评估

1.健康史及相关因素

(1)一般情况:患者的年龄、性别和职业。

(2)患肢疼痛和运动的关系:疼痛的性质、程度和持续时间;与行走的关系;是间歇性跛行,还是静息痛;跛行距离和跛行时间;是否伴有麻木、发凉、针刺等异常感觉;以往采取的止痛措施及效果。

(3)既往史:①吸烟史,如开始吸烟的年龄、每天吸烟量、烟草的种类等。②生活史,是否长期在湿冷环境中工作或生活。③有无外伤和感染史。

2.身体状况

(1)患肢缺血情况:患肢皮温、色泽、动脉搏动情况;测量跛行距离和跛行时间。

(2)患肢营养改变及其他情况:有无肌萎缩、皮肤干燥脱屑、坏疽、溃疡和感染。

(3)辅助检查:影像学检查所示动脉闭塞的部位、范围、性质、程度和侧支循环建立的情况。

3.心理-社会支持状况

患者因患肢疼痛及病变加重而产生的忧虑、急躁、悲观反应;家庭成员能否给予足够的支持。

(二)手术治疗患者的评估

1.术前评估

与非手术治疗患者的评估大致相同,术前患者还需评估以下内容。

(1)生命体征(T、P、R、BP):患肢疼痛时血压可偏高;有无发热(患肢感染导致全身感染)。

(2)患者心理情况:患者因患肢反复出现剧烈疼痛,发生肢端坏死及感染甚至须截肢,对治疗、生活丧失信心的程度;对手术治疗有无焦虑、恐慌的心理及程度。

2.术后评估

(1)手术情况:手术方式、范围和麻醉方式。

(2)局部伤口情况:有无切口渗血、渗液情况。

(3)各种引流管道:有无扭曲、折叠、脱落、堵塞情况。

(4)患肢血液循环:患肢远端皮肤的温度、色泽、感觉和足背动脉搏动的变化。

三、护理诊断(问题)

(一)疼痛

疼痛与患肢缺血、组织坏死有关。

(二)焦虑

焦虑与患肢剧烈疼痛、久治不愈、对治疗失去信心有关。

(三)组织完整性受损

组织完整性受损与肢端坏疽、脱落有关。

(四)活动无耐力

活动无耐力与患肢远端供血不足有关。

(五)潜在并发症

术后切口出血和栓塞。

四、主要护理措施

(一)非手术治疗患者的护理

1.疼痛护理

(1)绝对戒烟:告知患者吸烟的危害性,消除烟碱对血管的收缩作用。

(2)肢端保暖:告知患者应注意肢端保暖,避免受寒冷刺激,但应避免用热水袋或热水给患肢直接加温。寒冷可使血管收缩,而温度升高会使局部组织耗氧量增加,加重局部缺血缺氧。

(3)运动疗法:可促进患肢侧支循环的建立,对减轻疼痛有一定的疗效。

(4)有效镇痛:对早期轻症患者,可遵医嘱用血管扩张剂、中医中药缓解疼痛。对疼痛剧烈的中、晚期患者常需要使用麻醉性镇痛药。同时给予心理护理,提高患者对疼痛的耐受力。

2.功能锻炼

(1)步行:鼓励患者坚持每天多走路,行走时以出现疼痛时的行走时间和行走距离作为活动量的指标,以不出现疼痛为度。

(2)指导患者进行 Buerger 运动,促进侧支循环的建立。①平卧位:抬高患肢 45°以上,维持 2～3 分钟。②坐位:双足自然下垂 2～5 分钟,同时做足背屈、跖屈和旋转运动。③患肢平放休息 2 分钟:重复练习5 次,每天数次。

有以下情况时不宜运动:①腿部发生溃疡及坏死时,运动将增加组织耗氧。②动脉或静脉血栓形成时,运动可致血栓脱落造成栓塞。

3.预防或控制感染

(1)保持足部清洁、干燥:每天用温水洗脚,告诉患者先用手试水温,勿用足趾直接试水温,以免烫伤。

(2)预防组织损伤:皮肤瘙痒时,切勿用手抓痒,以免皮肤破溃导致感染甚至形成经久不愈的溃疡,可涂止痒药膏。

(3)预防继发感染:患者有皮肤溃疡或组织坏死时应卧床休息,减少损伤部位的耗氧量;保持溃疡部位的清洁,避免受压及刺激;加强创面换药,并遵医嘱使用抗菌药。

4.血管造影术后的护理

(1)体位:血管造影术后患者应平卧位,穿刺点加压包扎 24 小时,患肢制动 6～8 小时,患侧髋关节伸直,避免弯曲,以免降低加压包扎的效果。

(2)多喝水:血管造影术后鼓励患者多喝水,促进造影剂的排泄,必要时可给予补液。

5.心理护理

由于患肢疼痛和趾端坏死使患者备受疼痛折磨,使患者产生痛苦和抑郁心理,甚至对治疗失去信心,医护人员应以极大的同情心关心体贴患者,给予心理支持,调动其战胜疾病的主观能动性,使之积极配合治疗和护理。

(二)手术治疗患者的护理

与非手术治疗患者的护理大致相同,术前患者还需做好以下护理措施。

1.术前准备

按外科术前常规准备,需植皮者,做好植皮区的皮肤准备。

2.心理护理

患者因手术治疗(甚至截肢)而产生恐慌、焦虑的情绪,对预后失去信心,医护人员应详细告知患者手术治疗的过程、术后的注意事项及预后情况,稳定患者的情绪,帮助其战胜疾病的信心。极度紧张者,可酌情使用安定类药物。

(三)术后护理

(1)执行全麻或硬膜外麻醉术后护理常规。

(2)体位:术后平置患肢,血管重建术后卧床制动1周,动脉血管重建术后卧床制动2周,自体血管移植者若愈合较好,卧床制动时间可适当缩短。

(3)病情观察:观察血压、脉搏、体温、呼吸生命体征情况;观察患肢远端的皮肤温度、色泽、感觉和脉搏强度以判断血管通畅度;观察各种引流管道是否通畅及引流液情况;观察患者伤口情况,若发现伤口有红肿现象,应及早处理,并遵医嘱合理使用抗生素,预防感染。

(4)功能锻炼:卧床制动患者,应鼓励其在床上作足背伸屈活动,以利小腿深静脉血液回流。

(5)并发症的观察及护理:由于手术方式的不同,其术后并发症也各有不同的表现。

动脉重建术及动脉血栓内膜剥除术后,若动脉重建术后出现肢体肿胀、皮肤颜色发紫、皮温降低,应考虑重建部位的血管发生痉挛或继发性血栓形成,应报告医师,协助其处理或做好再次手术准备工作。

静脉动脉化手术后常见的并发症有静脉回流障碍。在分期或一期下肢深组低位术后,由于有胫前、大隐、小隐静脉和膝关节静脉网的存在,静脉回流多无严重障碍,部分患者小腿可有轻度肿胀,多能在短期内消失。下肢深组高位手术的患者可有严重的静脉回流障碍,因为大隐静脉和股深静脉远不能代替股浅静脉的功能,甚至有发生缺血性坏死的趋势。观察患肢远端皮肤的温度、色泽及大隐静脉搏动情况。指导患者抬高患肢高于心脏水平20～30 cm,术后遵医嘱继续使用抗血小板药物。

(四)健康教育

(1)劝告患者绝对戒烟。

(2)体位:患者睡觉或休息时取头高脚低位,使血液容易灌流至下肢。告知患者避免长时间维持同一姿势(站或坐)不变,以免影响血液循环。坐时应避免将一腿搁在另一腿膝盖上,以防腘动、静脉受压和血流受阻。

(3)保护患肢:切勿赤足行走,避免外伤;注意患肢保暖,避免受寒;鞋子必须合适,不穿高跟鞋;穿棉袜子,勤换袜子,预防真菌感染。

(4)指导患者进行患肢功能锻炼,促进侧支循环建立,改善局部症状。

(5)合理使用止痛药物。

五、护理效果评估

(1)患肢疼痛能有效控制或缓解。

(2)患者活动耐力逐渐增加。

(3)损伤的局部未出现继发感染。

(4)患者焦虑、悲观程度减轻。

(5)并发症得以预防或及时发现和治疗。

(崔文霞)

第五节　急性动脉栓塞

急性动脉栓塞是源于心脏或动脉脱落的血栓或斑块等随血流向远端动脉流动,造成动脉管腔堵塞,导致肢体、脏器、组织等缺血的急性病变。可发生于任何年龄组,高发于50～70岁,尤其是患有心血管疾病的人群。下肢的发生率高于上肢。特点为发病突然,症状明显,进展迅速,预后严重,需要紧急处理。

急性动脉栓塞在没有侧支循环代偿的情况下,将出现急性肢体缺血征象:疼痛(pain)、苍白(pallor)、无脉(pulselessness)、感觉异常(paresthesia)和运动障碍(paralysis),即"5P"征。治疗方法主要有动脉取栓术及药物溶栓疗法。

一、术前护理

(1)卧床休息:绝对卧床休息,患肢应低于心脏平面约15°,目的是有利于血液流入肢体保持血供,下肢动脉栓塞患者床头抬高15°,上肢栓塞和腹主动脉栓塞患者取半卧位,保持室温25℃左右,切忌热敷和冷敷。

(2)密切观察病情:体温、心率、呼吸、皮肤缺血情况。

(3)伴有心功能不全者给予高流量吸氧,并备急救物品。

(4)术前用药:保守治疗使用肝素,在各种抗凝剂中,特别是在栓塞发生的急性期间。肝素是唯一有效、可靠的药物。肝素100 mg加入生理盐水50 mL,静脉泵入,2～3 mL/h,连续使用72小时,以后改为低分子肝素皮下注射5 000 U,注意配泵用的药物24小时更换1次,以免失效。

(5)患肢保暖,但禁用热水袋等。

二、术后护理

(1)术后72小时应密切监护心、肺、肾功能,检测水电解质及酸碱平衡的变化。

(2)观察患肢的血运情况,一般术后24小时内动脉搏动不能触及或搏动较弱,皮肤颜色、温度和静脉充盈时间可于手术当天恢复,这是由于动脉痉挛所致。若发现患肢疼痛再次出现或者比术前加剧,皮肤温度低,颜色苍白或发绀,严重时远端动脉搏动减弱或消失,应考虑血栓形成或者栓塞,应及时报告医师。

(3)观察手术切口局部有无红肿。敷料有无渗出,一旦发现伤口出血,立即报告医师。对于大量出血者,立即在肢体近端扎止血带,并报告医师及时处理。

(4)进低脂、低胆固醇清淡饮食。

三、并发症的观察及护理

(1)骨筋膜室综合征的处理是急性动脉栓塞的一种严重并发症。出现小腿前方剧痛,局部水肿,皮肤呈紫红色,局部压痛明显,足和足趾不能跖屈等症状,应及时报告医师处理。

(2)出血:观察穿刺部位是否肿胀,有无皮下淤血、局部肿块、压痛。伤口敷料的渗血、渗液情况,术后伤口加压包扎,沙袋压迫6～8 小时,注意观察患肢远端动脉搏动情况。

(3)观察代谢性肌。临床表现为肢体局部肌肉水肿、张力增高,甚至僵硬;全身表现为神志恍惚、高钾血症、肌红蛋白尿、少尿或无尿、急性肾衰竭和酶学变化等,护士应及早发现征兆,报告医师。

四、健康教育

(1)劝说患者戒烟,穿宽松的衣裤和鞋袜。

(2)指导患者按时服用抗凝药及治疗心脏病的药物,用药期间观察大便颜色和皮肤、黏膜颜色,定期复查凝血功能。

(3)术后 5～6 个月到门诊复查多普勒超声,了解血管通畅情况。

(崔文霞)

第十章

儿科护理

第一节　新生儿缺氧缺血性脑病

新生儿缺氧缺血性脑病是由各种围生期因素引起的缺氧和脑血流减少或暂停而导致胎儿或新生儿的脑损伤，病情重，病死率高，并可产生永久性功能缺陷，常遗留神经系统后遗症。目前对缺氧缺血性脑病缺乏有效的治疗手段，仍采取以支持治疗为主的综合治疗方法，而护理是综合治疗的关键环节。

一、病情评估

(1)患儿家属评估：对有关疾病知识的了解程度、心理状态。

(2)意识和精神状态：①轻度表现为过度兴奋，易激惹，肢体可出现颤动，肌张力正常或增高，拥抱反射和吸吮反射稍活跃，一般无惊厥，呼吸规则，瞳孔无改变，1天内症状好转，预后佳。②中度表现为嗜睡，反应迟钝，肌张力降低，拥抱反射和吸吮反射减弱，常有惊厥，呼吸可能不规则，瞳孔可能缩小。症状在3天内已很明显。约1周内消失。存活者可能留有后遗症。③重度时患儿意识不清，肌张力松软，拥抱反射和吸吮反射消失，反复发生惊厥，呼吸不规则，瞳孔不对称，对光反射消失，病死率高。多在1周内死亡，存活者症状可持续数周，留有后遗症。另外，无论患儿躁动或安静，都应做到动态观察，及时发现意识的细微变化，以获得救治机会。如患儿烦躁不安、脑性尖叫伴有抽搐，结合有分娩窒息史或有脐绕颈、剖宫产者，往往提示有小脑幕上出血，应及时报告医师给予镇静和止血治疗，并对抽搐持续的时间、次数做详细记录，为诊治提供依据。

囟门的观察：应经常观察患儿前囟门是否凸凹及紧张，前囟饱满紧张提示颅内压增高，可能有颅内出血情况，应及时报告医师应用脱水剂，以免引起脑疝。

生命体征：小儿神经功能稳定性差，对外界干扰有较强的反应，易出现生命体征的变化。要特别注意及时给予心肺监护，观察呼吸节律、频率的变化及有无呼吸暂停等，呼吸不规则是本病恶化的主要表现，同时还应注意有无体温不升或体温过高。

皮肤色泽：注意有无皮肤苍白、发绀、发花、黄染等。如皮肤苍白或发绀、黄染或发花，常伴有颅内出血情况,病情严重。

(3)有无潜在并发症的发生。

二、护理关键

(1)保持呼吸道通畅,根据缺氧情况选择给氧方式。

(2)协助患者绝对卧床休息。

(3)快速建立静脉通道,注意滴速及用药反应。

三、护理措施

(一)高压氧舱治疗的护理

(1)体位:患儿取右侧卧位,头部略高 20°~30°,防止呕吐物吸入。

(2)进舱不宜输液,注意保暖。

(3)患儿入舱后先虚掩舱门洗舱,常压下向舱内输入氧气,用以置换舱内空气,当测氧仪显示氧浓度为 50% 以上时即达洗舱目的。轻轻关上舱门,缓慢匀速升压,速度为 0.003~0.004 MPa/min,检查氧气管线路有无漏气、曲折,以保持吸氧的有效性和安全性。每隔 10 分钟换气 1 次,以保证舱内氧气浓度的恒定,稳压治疗时间为 30 分钟。首次治疗压力宜低,使患儿有一适应过程,新生儿压力一般为 0.03~0.04 MPa,升压时间持续 15 分钟。

(4)注意观察患儿有无呕吐、面肌抽搐、出冷汗等早期氧中毒症状,若有发生,应停止升压,并可适当排气减压至症状消失。

(5)压力升高后继续密切观察,稳压治疗时间为 40 分钟。

(6)在减压阶段,必须严格执行减压方案,缓慢等速减压,速度为 0.015~0.02 MPa/min,时间不得少于 15 分钟,否则体内溶解的大量氧气从组织中排出,游离成气态,以气泡形式在血管内外栓塞和压迫血管,使局部血液循环障碍,致组织缺氧缺血产生损伤而发生减压病等并发症。

(二)亚低温治疗的护理

(1)在进行亚低温治疗过程中患儿应始终保持头颈部在冰帽内,避免上移或下滑,并随时更换浸湿衣物,保持干燥;同时使机温控制在 32.5~33.0 ℃,以维持鼻咽温度为(34.0±0.2)℃,并注意患儿的保暖,使腋温保持在正常范围内。

(2)观察患儿的面色、反应、末梢循环等情况,并总结 24 小时的出入液量,做好记录。在护理过程中应随时观察心率的变化,如出现心率过缓或心律失常,及时与医师联系是否停止亚低温治疗。

(3)在亚低温治疗期间低温时间不宜过长,否则易致呼吸道分泌物增多,发生肺炎或肺不张,因此要及时清除呼吸道分泌物,保持呼吸道通畅。

(4)不要搬动患儿,更不要将患儿突然抱起,以免发生直立性休克,危及生命。

(5)注意皮肤的血运情况,尤其是头部,由于低温期间皮肤血管收缩,血液黏稠度增高,血流缓慢,易发生皮肤破损或硬肿。

(6)输液患儿应防止静脉外渗,如有外渗应及时处理。

(7)亚低温治疗中患儿处于亚冬眠状态,一般不提倡喂奶,避免乳汁反流后窒息。但少数患儿有哭闹,可给予安慰奶嘴。如果热量不够,应给予静脉高营养摄入。

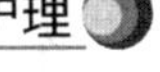

(三)心理护理

由于患儿病情危重,家长心理负担大,在康复期间做好心理护理是非常重要的,排除思想顾虑,安慰家属,使其配合治疗,增强治疗信心,保持乐观的情绪。

四、健康指导

(1)合理调整饮食,加强营养,增强免疫力。

(2)如有后遗症,鼓励坚持治疗和随访,康复期进行康复锻炼。

(王福平)

第二节　新生儿颅内出血

新生儿颅内出血是主要由缺氧或产伤引起的严重脑损伤性疾病,主要表现为神经系统的兴奋或抑制症状。早产儿多见,病死率高,存活者常留有神经系统后遗症。

一、概述

新生儿颅内出血主要由缺氧和产伤引起。

(一)缺氧

凡能引起缺氧的因素均可导致颅内出血,以早产儿多见。如宫内窘迫、产时及产后窒息缺氧,导致脑血管壁通透性增加,血液外渗,出现脑室管膜下、蛛网膜下腔、脑实质出血。

(二)产伤

产伤以足月儿、巨大儿多见。如胎头过大、头盆不称、急产、臀位产、高位产钳、负压吸引助产等,使胎儿头部受挤压、牵引导致大脑镰、小脑幕撕裂,引起硬脑膜下出血,脑表面静脉撕裂常伴有蛛网膜下腔出血。

(三)其他

快速输入高渗液体、机械通气不当、血压波动过大、颅内先天性血管畸形或全身出血性疾病等也可引起。

二、护理评估

(一)健康史

评估患儿有无窒息缺氧及产伤史;评估患儿惊厥发作的次数、部位、程度、持续时间及意识障碍、发绀、脑性尖叫等症状。

(二)身体状况

临床表现主要与出血部位和出血量有关,多于生后1～2天内出现。

(1)意识改变:激惹、过度兴奋或表情淡漠、嗜睡、昏迷等。

(2)颅内压增高表现:脑性尖叫、惊厥、前囟隆起、颅缝增宽等。

(3)眼部症状:凝视、斜视、眼球固定、眼震颤,并发脑疝时可出现两侧瞳孔大小不等、对光反射迟钝或消失。

(4)呼吸改变:增快或减慢、不规则或暂停等。

(5)肌张力及原始反射改变:肌张力早期增高以后减低,原始反射减弱或消失。

(6)其他表现:黄疸和贫血。

(7)后遗症:脑积水、智力低下、癫痫、脑瘫等。

(三)心理-社会状况

多数家长对本病的严重性、预后缺乏认识;因担心孩子致残,家长可出现焦虑、恐惧、内疚、悲伤等反应。应重点评估家长对本病的认知态度及心理、经济承受能力。

(四)辅助检查

头颅B超、CT检查可提供出血部位和范围,有助于确诊和判断预后;腰穿脑脊液检查为均匀血性,镜下有皱缩红细胞,有助于脑室内及蛛网膜下腔出血的诊断,但病情重者不宜行腰穿检查。

(五)治疗原则及主要措施

(1)镇静止惊:选用苯巴比妥钠、地西泮等。

(2)止血:选用维生素 K_1、酚磺乙胺、卡巴克洛、巴曲酶等,必要时输新鲜血、血浆。

(3)降低颅内压:选用呋塞米静脉注射,并发脑疝时应用小剂量20%甘露醇静脉注射。

(4)给氧:呼吸困难、发绀者吸氧。

三、常见护理诊断/问题

(1)潜在并发症:颅内压增高。

(2)低效性呼吸形态:与呼吸中枢受损有关。

(3)有窒息的危险:与惊厥、昏迷有关。

(4)营养失调:低于机体需要量与摄入不足及呕吐有关。

(5)体温调节无效:与体温调节中枢受损有关。

(6)焦虑、恐惧(家长):与患儿病情危重及预后差有关。

四、护理措施

(一)降低颅内压

1.减少刺激,保持安静

所有护理操作与治疗尽量集中进行,动作要轻、稳、准,尽量减少移动和刺激患儿,静脉穿刺选用留置针,减少反复穿刺,以免加重颅内出血。

2.护理体位

抬高头肩部15°～30°,侧卧位或头偏向一侧。

3.严密观察病情

观察患儿生命体征、神志、瞳孔、囟门、神经反射及肌张力等变化,及时发现颅内高压。

4.遵医嘱降颅压

有颅内压增高时选用呋塞米降颅压;当出现两侧瞳孔大小不等、对光反射迟钝或消失、呼吸节律不规则等应考虑并发脑疝,选用20%甘露醇降颅压。

(二)防止窒息,改善呼吸功能

及时清除呼吸道分泌物,保持呼吸道通畅,防止窒息;合理用氧,改善呼吸功能,呼吸衰竭或

严重呼吸暂停者需气管插管、机械通气。

(三)保证营养和能量供给

不能进食者，应给予鼻饲，遵医嘱静脉输液，每天液体量为 60～80 mL/kg，速度宜慢，于 24 小时内均匀输入，以保证患儿营养和能量的供给。

(四)维持体温稳定

体温过高时给予物理降温，体温过低时采用远红外辐射保温床、暖箱或热水袋保暖。

(王福平)

第三节　新生儿黄疸

新生儿黄疸又称高胆红素血症，是由于新生儿时期血清胆红素浓度升高而引起皮肤、巩膜等黄染的临床现象。分生理性黄疸及病理性黄疸两大类。严重者非结合胆红素进入脑部可引起胆红素脑病(核黄疸)，危及生命或导致中枢神经系统永久性损害而留下智力落后、听力障碍等后遗症。

一、临床特点

(一)生理性黄疸

生理性黄疸主要由于新生儿肝葡萄糖醛酸转移酶活力不足引起。黄疸一般生后 2～3 天开始出现，4～5 天达高峰，10～14 天消退，早产儿可延迟到 3～4 周。血清胆红素足月儿 <221 μmol/L(12.9 mg/dL)，早产儿<256.5 μmol/L(15 mg/dL)。一般情况良好，以血中非结合胆红素升高为主。

(二)病理性黄疸

1.一般特点

(1)黄疸出现早，一般在生后 24 小时内出现。

(2)黄疸程度重，血清胆红素足月儿>221 μmol/L(12.9 mg/dL)，早产儿>256.5 μmol/L(15 mg/dL)。

(3)黄疸进展快，血清胆红素每天上升>85 μmol/L(5 mg/dL)。

(4)黄疸持续时间长，足月儿超过 2 周或早产儿超过 4 周黄疸仍不退或退而复现。

(5)血清结合胆红素>26 μmol/L(1.5 mg/dL)。

(6)重者可引起胆红素脑病，又称核黄疸，是由于血中游离非结合胆红素通过血-脑屏障引起脑组织的病理性损害。胆红素脑病一般发生在生后 2～7 天，早产儿更易发生。临床分警告期、痉挛期、恢复期、后遗症期。警告期表现：嗜睡、吸吮力减弱、肌张力低下，持续 12～24 小时。痉挛期表现：发热、两眼凝视、肌张力增高、抽搐、两手握拳、双臂伸直内旋、角弓反张，多数因呼吸衰竭或肺出血死亡，持续 12～48 小时。恢复期表现：抽搐减少或消失，恢复吸吮能力，反应好转，此期约持续 2 周。后遗症期于生后 2 个月或更晚时出现，表现为手足徐动、眼球运动障碍、听力障碍、牙釉质发育不良、智力障碍等。

2.不同病因引起病理性黄疸的特点

(1)胆红素来源增多引起病理性黄疸:以非结合胆红素增高为主。

新生儿溶血:①同族免疫性溶血如新生儿 ABO 或 Rh 溶血症或其他血型不合溶血。ABO 或 Rh 溶血症往往于生后 24 小时内出现黄疸,并迅速加重,可有进行性贫血。ABO 溶血病可呈轻中度贫血或无明显贫血;Rh 溶血病贫血出现早且重,严重者死胎或出生时已有严重贫血、心力衰竭,部分患儿因抗体持续存在,可于生后 3~6 周发生晚期贫血。全身水肿,主要见于 Rh 溶血病;肝脾大,髓外造血活跃所致;低血糖,见于重症 Rh 溶血病大量溶血时造成还原型谷胱甘肽增高刺激胰岛素释放所致;重症者可有皮肤瘀点、瘀斑、肺出血等出血倾向;容易发生胆红素脑病。血型鉴定母婴 Rh 或 ABO 血型不合;血中有致敏红细胞及免疫性抗体,改良直接抗人球蛋白试验阳性,抗体释放试验阳性,游离抗体试验阳性。②红细胞酶缺陷溶血如葡萄糖 6-磷酸脱氢酶(G-6-PD)缺乏症,往往生理性黄疸持续不退或进行性加重、贫血、易发生胆红素脑病、高铁血红蛋白还原率下降。③红细胞形态异常如遗传性球形或椭圆形、口形红细胞增多症等。球形红细胞增多症可早期出现溶血性贫血,外周血直径较小的球形红细胞增多,红细胞脆性试验阳性,有家族史。④血红蛋白病如地中海贫血,可引起胎儿水肿综合征、低色素小细胞性贫血、黄疸、肝脾大。

体内出血:头颅血肿、颅内出血、内脏出血等逸至血管外红细胞寿命会缩短而出现黄疸,有相应部位出血的表现。

红细胞增多症:常见于宫内缺氧、胎-胎输血、脐带结扎延迟等。一般在生后 48 小时出现黄疸加深,患儿有多血貌或发绀,呼吸暂停,静脉血红细胞$>6\times10^{12}$/L,血红蛋白$>$220 g/L,血细胞比容$>$65%。

肠肝循环增加:①开奶延迟,吃奶少,大便排出延迟、排出少或不排(如肠闭锁等消化道畸形)使胆红素重吸收增加而出现黄疸。以非结合胆红素升高为主。②母乳性黄疸,见于母乳喂养儿,可能与母乳中 β-葡萄糖醛酸苷酶活性高使胆红素重吸收增加有关。黄疸于生后 3~8 天出现,1~3 周达高峰,6~12 周消退,停喂母乳 3~5 天黄疸明显减轻或消退,如重新母乳喂养黄疸可稍加重,患儿一般情况良好。

其他:维生素 E 缺乏、低锌血症可影响红细胞膜功能;孕母分娩前静脉滴注缩宫素($>$5 U)和不含电解质的葡萄糖溶液使胎儿处于低渗状态导致红细胞通透性及脆性增加而溶血,母亲有分娩前用药史。以非结合胆红素升高为主。

(2)肝摄取结合胆红素减少:以非结合胆红素升高为主。

葡萄糖醛酸转移酶受抑制:家族性、窒息、缺氧、低体温、低血糖、使用水合氯醛、婴儿室应用酚类清洁剂可抑制肝酶活力。患儿有血糖及体温异常、窒息、用药等相应病史,以非结合胆红素升高为主。

先天性葡萄糖醛酸转移酶缺乏症(Crigler-Najjar 综合征):分两型。Crigler-Najjar Ⅰ型为葡萄糖醛酸转移酶完全缺乏,常染色体隐性遗传病,多于生后 3 天内出现明显黄疸,并持续终身,黄疸不能被光疗所控制,需换血再行光疗方能奏效,如不换血大多发生胆红素脑病,酶诱导剂无效。Crigler-Najjar Ⅱ型为葡萄糖醛酸转移酶部分缺乏,常染色体显性遗传病,酶诱导剂有效,个别发生胆红素脑病。

家族性暂时性新生儿高胆红素血症(Lucey-Driscoll 综合征):为母孕中、后期血清中一种能通过胎盘到达胎儿体内的孕激素抑制了葡萄糖醛酸转移酶所致。有明显家族史,多于生后 48 小时

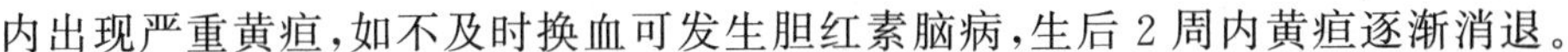

内出现严重黄疸，如不及时换血可发生胆红素脑病，生后2周内黄疸逐渐消退。

先天性非溶血性黄疸（Gilbert综合征）：常染色体显性遗传病。肝细胞摄取胆红素功能障碍，也可伴有葡萄糖醛酸转移酶活性部分减低。一般黄疸轻，呈慢性或间歇性。

酸中毒、低蛋白血症：影响非结合胆红素与清蛋白结合。血气分析pH降低或血清蛋白低。

药物：磺胺类、水杨酸盐、维生素K_3、吲哚美辛、毛花苷C与胆红素竞争Y、Z蛋白结合位点；噻嗪类利尿剂可使胆红素与清蛋白分离等。患儿有用药史。

其他：甲状腺功能低下、脑垂体功能低下、先天愚型等常伴血胆红素升高或生理性黄疸消退延迟。甲状腺功能低下表现为少哭、喂奶困难、吸吮无力、肌张力低、腹膨大、便秘、生理性黄疸持续不退，血清T_3、T_4降低，TSH增高。

(3)胆红素排泄障碍：引起结合胆红素增高或混合性高胆红素血症。

肝细胞对胆红素的排泄障碍。①新生儿肝炎综合征：如TORCH（T：弓形虫；R：风疹病毒；C：巨细胞病毒；H：单纯疱疹病毒；O：其他如乙肝病毒、梅毒螺旋体、EB病毒等）感染引起，以巨细胞病毒感染最常见。感染可经胎盘传给胎儿或在通过产道时被感染，常在生后1～3周或更晚时出现黄疸，粪便色浅或灰白，尿色深黄，可有厌食、呕吐、肝脏肿大、肝功能异常；血清巨细胞病毒、疱疹病毒、风疹病毒、弓形虫IgM抗体阳性；巨细胞病毒（CMV）感染者还可有CMV特异性结构蛋白PP65阳性、尿CMV-DNA阳性；梅毒患儿梅毒螺旋体间接血凝试验（TPHA）及快速血浆反应素试验（RPR）阳性。②先天性代谢缺陷病：如半乳糖血症，患儿进食乳类后出现黄疸、呕吐、体重不增、白内障、低血糖和氨基酸尿，红细胞1-磷酸半乳糖尿苷转移酶活性低，血半乳糖升高。③先天性遗传性疾病：如家族性进行性胆汁淤积、先天性非溶血性黄疸（结合胆红素增高型）等。以结合胆红素升高为主。家族性进行性胆汁淤积初为间歇性黄疸，常诱发于感染，以后转变为慢性进行性胆汁淤积，肝硬化。

胆管胆红素的排泄障碍。①新生儿先天性胆道闭锁：生后1～3周出现黄疸并逐渐加重，大便生后不久即呈灰白色，皮肤呈深黄绿色，肝脏明显增大，质硬，大多于3～4个月后发展为胆汁性肝硬化，以结合胆红素增高为主，腹部B超检查可发现异常。②先天性胆总管囊肿：呈间歇性黄疸、腹部肿块、呕吐、无黄色大便，超声检查可确诊。③胆汁黏稠综合征：严重新生儿溶血病时大量溶血造成胆总管被黏液或浓缩胆汁所阻塞。皮肤呈深黄绿色，大便呈灰白色，尿色深黄，以结合胆红素升高为主。④肝和胆道肿瘤、胆道周围淋巴结病压迫胆总管引起黄疸，以结合胆红素升高为主。腹部B超或CT协助诊断。

(4)混合性：如新生儿败血症，感染的病原体或病原体产生毒素破坏红细胞及抑制肝酶活性引起黄疸。常表现为生理性黄疸持续不退或退而复现或进行性加重，有全身中毒症状，有时可见感染灶，早期以非结合胆红素升高为主或两者均高，晚期有的以结合胆红素升高为主，血培养可阳性，白细胞总数、C反应蛋白增高。

（三）辅助检查

(1)血常规：溶血者红细胞和血红蛋白降低（早期新生儿＜145 g/L），网织红细胞显著增高（＞6%），有核红细胞增高（＞10/100个白细胞）。

(2)血清总胆红素增高，结合和/或非结合胆红素升高。

二、护理评估

(一)健康史

了解母亲妊娠史(胎次、有无不明原因的流产、早产及死胎、死产史和输血史,妊娠并发症,产前有无感染和羊膜早破);有无黄疸家族史;患儿的兄、姐有无在新生儿期死亡或者明确有新生儿溶血病;询问父母血型、母婴用药史;了解患儿喂养方式(母乳或人工喂养)、喂养量和大小便颜色、量;了解患儿有无接触樟脑丸、萘;询问黄疸出现时间及动态变化。

(二)症状、体征

评估黄疸程度、范围;有无皮肤黏膜苍白、水肿、肝脾大;评估患儿有无心率快等心力衰竭表现及嗜睡、角弓反张、抽搐等胆红素脑病的表现;检查有无头颅血肿;注意有无脓疱疹、脐部红肿等感染灶;注意大小便颜色及大便次数、量。

(三)社会、心理

评估家长对黄疸病因、预后、治疗、护理的认识程度;了解家长心理状态。有无认识不足和焦虑。

(四)辅助检查

了解母子血型,血红蛋白、网织红细胞、血清胆红素值尤其是非结合胆红素是否升高,抗人球蛋白试验、红细胞抗体释放试验等是否阳性。了解红细胞脆性试验、肝功能检查是否异常。高铁血红蛋白还原率是否<75%。了解血培养是否阳性、白细胞总数、C 反应蛋白是否增高。了解血、宫内感染病原学检查结果及腹部 B 超等检查结果。

三、常见护理问题

(一)合作性问题

胆红素脑病。

(二)有体液不足的危险

与光照使失水增加有关。

(三)皮肤完整性受损

与光照疗法引起结膜炎、皮疹、腹泻致尿布疹有关。

(四)有感染的危险

与机体免疫功能低下有关。

(五)知识缺乏

家长缺乏黄疸的护理知识。

四、护理措施

(一)密切观察病情

(1)观察黄疸的进展和消退情况:监测胆红素值;观察皮肤黄染程度、范围及其变化;注意大小便色泽。

(2)注意有无拒食、嗜睡、肌张力减退等胆红素脑病的早期表现。

(3)观察贫血进展情况:严密监测患儿贫血的实验室检查结果。观察患儿面色、呼吸、心率、尿量、水肿、肝脏大小等情况,判断有无心力衰竭。

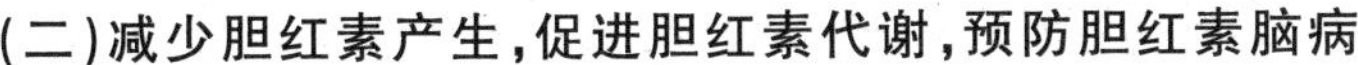

(二)减少胆红素产生,促进胆红素代谢,预防胆红素脑病

1.做好蓝光疗法和换血疗法准备工作与护理工作

具体见蓝光疗法和换血疗法。需做换血疗法者用无菌生理盐水持续湿敷脐带残端保持新鲜,防止脐血管干燥闭合,为脐动脉插管做准备。

2.遵医嘱给予血浆、清蛋白和肝酶诱导剂

非结合胆红素增高明显者遵医嘱尽早使用血浆、清蛋白以降低胆红素脑病的危险。清蛋白一般稀释至5%静脉输注。溶血症者遵医嘱正确输注丙种球蛋白以抑制溶血。

3.杜绝一切能加重黄疸、诱发胆红素脑病的因素

避免发生低温、低血糖、窒息、缺氧、酸中毒、感染,避免不恰当使用药物等。①做好保暖工作,监测体温,维持体温正常。②供给足够的热量和水分,如病情允许及早、足量的喂养,不能进食者由静脉补充液体和热量。监测血糖,及时处理低血糖。③监测血气分析、电解质,缺氧时给予吸氧,及时纠正酸中毒。④避免使用影响胆红素代谢的药物如磺胺类、吲哚美辛等。⑤防止感染:加强皮肤、黏膜、脐带、臀部护理,接触患儿前洗手。⑥保持大便通畅,必要时开塞露灌肠,促进胆红素排泄。⑦避免快速输入高渗性药液,以免血-脑屏障暂时开放而使胆红素进入脑组织。

(三)减轻心脏负担,防止心力衰竭

(1)保持患儿安静,减少不必要的刺激,各项治疗护理操作尽量集中进行。

(2)清蛋白静脉输注4小时左右,必要时在输注后遵医嘱预防性使用呋塞米以减轻心脏负荷。

(3)心力衰竭时输液速度5 mL/(kg·h)左右。遵医嘱给予利尿剂和洋地黄类药物,并密切观察药物反应,防止中毒。

五、出院指导

(一)用药

出院时若黄疸程度较轻,日龄已大,可不必再服用退黄药物。出院时黄疸仍明显,可能需要服用苯巴比妥与尼可刹米联合制剂(酶诱导剂)3～6天。贫血者强调铁剂的补充。G-6-PD缺陷者,可因某些药物如维生素K_3、磺胺类、解热镇痛药及新生霉素等引起溶血和黄疸,乳母和小儿都应避免应用。肝炎综合征病程较长,一般需4～6个月,出院后常需要服用保肝药,如葡醛内酯、胆酸钠等,同时小儿要加强脂溶性维生素A、D、E、K的补充。

(二)复查

疑有胆红素脑病或已确诊胆红素脑病,应加强神经系统方面的随访,以便尽早做康复治疗。新生儿溶血病的小儿,一般在生后2～3个月内每1～2周复查1次血红蛋白,若血红蛋白降至80 g/L以下,应输血以纠正贫血。患肝炎综合征的小儿,应每隔1～2个月复查肝功能,直至完全康复。

(三)就诊

孩子出现下列情况如小儿黄疸持续时间较长,足月儿>2周,早产儿>4周,黄疸消退或减轻后又再出现或加重,更换尿布时发现大便颜色淡黄或发白甚至呈陶土色,尿色变深黄或呈茶色,或者皮肤出现瘀斑、瘀点、大便变黑等,家长要引起重视,及时就诊。

(四)喂养

母乳营养高、吸收快、无菌且含有多种免疫活性物质,即使是新生儿溶血病仍提倡母乳喂养,

可按需喂养。若为 G-6-PD 缺陷者,乳母和小儿忌食蚕豆及其制品。母乳性黄疸,若黄疸较深可暂停或减少母乳喂养,改喂其他乳制品,2～4 天后黄疸会减退,再喂母乳时黄疸再现,但较前为轻且会逐渐消退,所以不必因黄疸而放弃母乳喂养。

(五)促进孩子康复的措施

婴儿和产妇的房间应该空气清新,阳光充足。抱孩子适当户外活动,多晒太阳。保持大便通畅,如大便秘结及时用开塞露灌肠排出大便减少胆红素吸收。由于低温、低血糖会加重黄疸,应避免受寒和饥饿。G-6-PD 缺陷者衣服保管时勿放樟脑丸。

溶血症患儿母亲如再次妊娠,需做好产前监测与处理。孕期监测抗体滴度,不断增高者,可采用反复血浆置换术。胎儿水肿,或胎儿 Hb 低于 80 g/L,而肺尚未成熟者,可行宫内输血;重症 Rh 阴性孕妇既往有死胎、流产史,再次妊娠中 Rh 抗体效价升高,羊水中胆红素增高,且羊水中磷脂酰胆碱/鞘磷脂比值>2,可提前分娩,减轻胎儿受累。胎儿娩出后及时送新生儿科诊治。

(王福平)

第四节　传染性疾病

由于小儿免疫功能低下,传染病发病率较成人高,且起病急,发展快,症状重,易发生并发症。因此,护士必须掌握传染病的有关知识,积极预防和控制传染病。

一、小儿传染病的护理管理

(一)传染过程

传染是病原体进入人体后,与人体相互作用、相互斗争的过程,产生 5 种不同的结局。

1.病原体被清除

病原体侵入人体后,被人体的非特异性免疫或特异性免疫消灭或排出体外,不引起病理变化和临床症状。

2.隐性感染

隐性感染又称亚临床感染,指病原体侵入人体后,机体仅发生特异性免疫应答和轻微组织损伤,不出现临床症状、体征,只有免疫学检查才发现异常。隐性感染后可获得对该病的特异性免疫力,其结局多数为病原体被清除,部分成为病原携带状态。

3.显性感染

显性感染又称临床感染,指病原体侵入人体后,引起机体免疫应答,导致组织损伤和病理改变,出现临床表现。显性感染后可获得特异性免疫力,其结局大多数为病原体被清除,仅部分成为病原携带状态。

4.病原携带状态

病原携带状态包括带菌、带病毒和带虫的状态,病原体在人体内生长繁殖,但不出现疾病的临床表现。由于携带者向外排出病原体,成为传染病的重要传染源。

5.潜在性感染

病原体侵入人体后寄生于机体某个部位,机体的免疫功能使病原体局限而不发病,但不能清

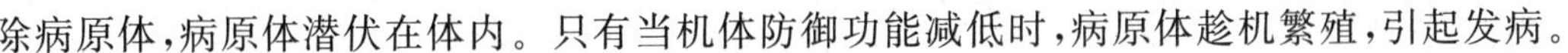

除病原体，病原体潜伏在体内。只有当机体防御功能减低时，病原体趁机繁殖，引起发病。

(二)传染病的特点

1.传染病的基本特征

基本特征包括：①有病原体。②有传染性。③有流行性、季节性、地方性、周期性。④有免疫性。

2.传染病的临床特点

病程发展有阶段性，分为：①潜伏期，病原体侵入人体至出现临床症状之前。②前驱期，起病至出现明显症状为止。③症状明显期，前驱期后出现该传染病特有的症状和体征。④恢复期，患儿症状和体征基本消失，多为痊愈而终结，少数可留有后遗症。

3.传染病的流行环节

传染病的传播必须具备3个基本环节：①传染源，指体内带有病原体，并不断向体外排出病原体的人和动物。包括患者、隐性感染者、病原体携带者、受感染的动物。②传播途径，指病原体离开传染源后到达另一个易感者所经历的途径。有呼吸道传播、消化道传播、虫媒传播、接触传播、血液传播等方式。③人群易感性，指人群对某种传染病病原体的易感程度或免疫水平。人群易感性越高，传染病越易发生、传播和流行。

(三)影响流行过程的因素

1.自然因素

自然因素包括地理、气候、温度、湿度因素。大部分虫媒传染病和某些自然疫源性传染病，有地区性和季节性。寒冷季节易发生呼吸道传染病，夏秋季易发生消化道传染病。

2.社会因素

社会因素包括社会制度、经济和生活条件、文化水平等，对传染病流行过程有决定性的影响。我国建立了各级卫生防疫机构，颁布了《传染病防治法》，制定各项卫生管理法，实行计划免疫等，有效控制了传染病的流行。

(四)传染病的预防

1.控制传染源

对传染病患者、病原携带者管理应做到“五早”：早发现、早诊断、早报告、早隔离、早治疗；对传染病接触者应进行检疫，检疫期限为接触日至该病的最长潜伏期。

2.切断传播途径

不同传染病传播途径不同，采取的措施也不一样。如消化道传染病，应注意管理水源、饮食、粪便，灭苍蝇、蟑螂，环境消毒；呼吸道传染病，应注意空气消毒、通风换气、戴口罩；虫媒传染病，应注意杀虫防虫。

3.保护易感人群

主要包括增强易感人群的非特异性和特异性免疫力、药物预防，其中预防接种是预防传染病的最有力武器。

(五)小儿传染病的护理管理

1.传染病的隔离

分为A系统和B系统两类，A系统以类别特点分类，B系统以疾病分类。目前我国大多数医院实行A系统隔离法。

(1)呼吸道隔离(蓝色标志)：适用于经空气传播的呼吸道传染病。

(2)消化道隔离(棕色标志):适用于消化道传染病。

(3)严密隔离(黄色标志):适用于有高度传染性及致死性传染病。

(4)接触隔离(橙色标志):适用于预防高度传染性及有重要流行病学意义的感染。

(5)血液(体液)隔离(红色标志):适用于因直接或间接接触感染的血液及体液引起的传染病。

(6)脓汁(分泌物)隔离(绿色标志):适用于因直接或间接接触感染部位的脓液或分泌物引起的感染。

(7)结核菌隔离(灰色标志):适用于肺结核痰涂片阳性者或X线检查为活动性肺结核者。

2.传染病的消毒

(1)消毒种类:包括预防性消毒和疫源地消毒,前者指未发现传染源,对可能受病原体污染的场所、物品和人体进行的消毒;后者指对目前存在或曾经存在传染源的地方进行消毒,可分为随时消毒(对传染源的排泄物、分泌物及被污染的物品和场所随时行的消毒)和终末消毒(传染病患者出院、转科或死亡后,对患者、病室及用物进行1次彻底的消毒)。

(2)消毒方法:包括物理消毒和化学消毒。前者是利用机械、热、光、微波、辐射等方法将病原体消除或杀灭;后者是应用2.5%碘酊、戊二醛、过氧乙酸、乙醇等化学消毒剂使病原体的蛋白质凝固变性或失去活性。

3.小儿传染病的一般护理

(1)建立预诊制度:门诊预诊能及早发现传染病患儿,避免和减少交叉感染。

(2)严格执行隔离消毒制度:隔离与消毒是防止传染病弥散的重要措施。应根据具体情况采取相应的隔离消毒措施,控制传染源、切断传播途径、保护易感人群。

(3)及时报告疫情:护士是传染病的法定报告人之一,发现传染病后应及时填写“传染病疫情报告卡”,并按国家规定的时间向防疫部门报告,以便采取措施进行疫源地消毒,防止弥散。

(4)密切观察病情:传染病病情重、进展快,护理人员应仔细观察患儿病情变化、服药反应、治疗效果、有无并发症等。正确作出护理诊断,采取有效护理措施,做好各种抢救的准备工作。

(5)指导休息,做好生活护理:急性期应绝对卧床休息,症状减轻后可逐渐增加下床活动;小儿生活自理能力差,应做好日常生活护理。

(6)保证营养供给:供给患儿营养丰富易消化的流质、半流质饮食,鼓励患儿多饮水,维持水、电解质平衡和促进体内毒素排泄。不能进食者可鼻饲或静脉补液。

(7)加强心理护理:传染病患儿需要单独隔离,易产生孤独、紧张、恐惧心理,护理人员应多给予关心。鼓励患儿适量活动,保持良好情绪,促进疾病康复。

(8)开展健康教育:卫生宣教是传染病护理的重要环节。护理人员应向患儿及家属宣讲传染病的防治知识,使其认真配合医院的隔离消毒工作,控制院内交叉感染。

二、麻疹

麻疹是由麻疹病毒引起的一种急性出疹性呼吸道传染病,临床以发热、咳嗽、流涕、结膜炎、口腔麻疹黏膜斑及全身斑丘疹为主要表现。

(一)病原学及流行病学

几种常见传染病病原学及流行病学特点比较见表10-1。

表 10-1　几种常见传染病病原学及流行病学特点比较

	麻疹	水痘	猩红热	流行性腮腺炎	中毒型细菌性痢疾
好发季节	冬春季	冬春季	冬春季	冬春季	夏秋季
病原体	麻疹病毒	水痘-带状疱疹病毒	A 组 β 溶血性链球菌	腮腺炎病毒	痢疾杆菌(我国以福氏志贺菌多见)
传染源	麻疹患者	水痘患者	患者及带菌者	患者及隐形感染者	患者及带菌者
传染期及隔离期	潜伏期末至出疹后 5 天;并发肺炎者至出疹后 10 天	出疹前 1～2 天至疱疹结痂	隔离至症状消失后 1 周,咽拭子培养 3 次阴性	腮腺肿大前 1 天至消肿后 3 天	隔离至症状消失后 1 周或大便培养 3 次阴性
传播途径(主要)	呼吸道	呼吸道及接触传播	呼吸道	呼吸道	消化道
易感人群	6 月至 5 岁小儿	婴幼儿、学龄前儿童	3～7 岁小儿	5～14 岁小儿	3～5 岁体格健壮儿童
病后免疫力	持久免疫	持久免疫	获得同一菌型抗菌免疫和同一外毒素抗毒素免疫	持久免疫	病后免疫力短暂,不同菌群与血清型间无交叉免疫

(二)临床表现

1.典型麻疹

(1)潜伏期:一般为 6～18 天,可有低热及全身不适。

(2)前驱期,一般为 3～4 天,主要表现如下。①中度以上发热。②上呼吸道炎:咳嗽、流涕、打喷嚏、咽部充血。③眼结膜炎:结膜充血、畏光流泪、眼睑水肿。④麻疹黏膜斑,为本期的特异性体征,有诊断价值,为下磨牙相对应的颊黏膜上出现的直径为 0.5～1 mm 大小的白色斑点,周围有红晕,出疹前 1～2 天出现,出疹后 1～2 天迅速消失。

(3)出疹期:一般为 3～5 天。皮疹先出现于耳后发际,渐延及额面部和颈部,再自上而下至躯干、四肢,甚至手掌足底。皮疹初为淡红色斑丘疹,直径为 2～4 mm,略高出皮面,压之褪色,疹间皮肤正常,继之转为暗红色,可融合成片。发热、呼吸道症状达高峰,肺部可闻及湿啰音,伴有全身浅表淋巴结及肝脾大。

(4)恢复期:一般为 3～5 天。皮疹按出疹顺序消退,疹退处有米糠样脱屑及褐色色素沉着。体温下降,全身症状明显好转。

2.非典型麻疹

少数患者呈非典型经过。有一定免疫力者呈轻型麻疹,症状轻,无黏膜斑,皮疹稀且色淡,疹退后无脱屑和色素沉着;体弱、有严重继发感染者呈重型麻疹,持续高热,中毒症状重,皮疹密集融合,有并发症或皮疹骤退、四肢冰冷、血压下降等循环衰竭表现;注射过麻疹减毒活疫苗的患儿可出现皮疹不典型的异性麻疹。

3.并发症

肺炎为最常见并发症,其次为喉炎、心肌炎、脑炎等。

(三)辅助检查

1.血常规

白细胞总数减少,淋巴细胞相对增多;若白细胞总数及中性粒细胞增多,提示继发细菌感染。

2.病原学检查

从呼吸道分泌物中分离或检测到麻疹病毒可作出特异性诊断。

3.血清学检查

用酶联免疫吸附试验检测血清中特异性免疫球蛋白 M 抗体,有早期诊断价值。

(四)治疗原则

1.一般治疗

卧床休息,保持眼、鼻及口腔清洁,避光,补充维生素 A 和维生素 D。

2.对症治疗

降温,止咳祛痰,镇静止痉,维持水、电解质及酸碱平衡。

3.并发症治疗

有并发症者给予相应治疗。

(五)护理诊断及合作性问题

(1)体温过高:与病毒血症及继发感染有关。

(2)有皮肤完整性受损的危险:与皮疹有关。

(3)营养失调,低于机体需要量:与消化吸收功能下降、高热消耗增多有关。

(4)潜在并发症:肺炎、喉炎、心肌炎、脑炎等。

(5)有传播感染的危险:与患儿排出有传染性的病毒有关。

(六)护理措施

1.维持正常体温

(1)卧床休息至皮疹消退、体温正常;出汗后及时更换衣被,保持干燥。

(2)监测体温,观察热型;处理高热时要兼顾透疹,不宜用药物或物理方法强行降温,忌用冷敷及乙醇擦浴,以免影响透疹;体温>40 ℃时可用小剂量退热剂或温水擦浴,以免发生惊厥。

2.保持皮肤黏膜的完整性

(1)加强皮肤护理:保持床单整洁干燥和皮肤清洁,每天温水擦浴更衣 1 次;勤剪指甲,避免抓伤皮肤继发感染;如出疹不畅,可用中药或鲜芫荽煎水服用并抹身,帮助透疹。

(2)加强五官护理:用生理盐水清洗双眼,滴抗生素眼药水或涂眼膏,并加服鱼肝油预防眼干燥症;防止眼泪及呕吐物流入外耳道,引起中耳炎;及时清除鼻痂,保持鼻腔通畅;多喂开水,用生理盐水或 2%硼酸溶液含漱,保持口腔清洁。

3.保证营养供给

给予清淡易消化的流质、半流质饮食,少量多餐;多喂开水及热汤,利于排毒、退热、透疹;恢复期应添加高蛋白、高热量、高维生素食物。

4.密切观察病情,及早发现并发症

出疹期如出现持续高热不退、咳嗽加剧、发绀、呼吸困难、肺部湿啰音增多等表现;出现声嘶、气促、吸气性呼吸困难、三凹征等为喉炎的表现;出现嗜睡、昏迷、惊厥、前囟饱满等为脑炎表现。出现上述表现应给予相应处理。

5.预防感染的传播

(1)控制传染源:隔离患儿至出疹后 5 天,并发肺炎者延至出疹后 10 天。密切接触的易感儿隔离观察 3 周。

(2)切断传播途径:病室通风换气并用紫外线照射;患儿衣被及玩具暴晒 2 小时,减少不必要

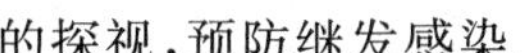

的探视，预防继发感染。

(3)保护易感人群：流行期间不带易感儿童去公共场所；8个月以上未患过麻疹者应接种麻疹减毒活疫苗，7岁时复种；对未接种过疫苗的体弱及婴幼儿接触麻疹后，应尽早注射人血丙种球蛋白，可预防发病或减轻症状。

6.健康教育

向家长宣传控制传染源的知识，说明患儿隔离的时间；指导切断传播途径的方法，如通风换气、定期消毒、用物暴晒等；指导家长对患儿进行皮肤护理、饮食护理及病情观察。

三、水痘

水痘是由水痘-带状疱疹病毒引起的急性出疹性传染病，临床以皮肤黏膜相继出现和同时存在斑疹、丘疹、疱疹及结痂为特征。

(一)临床表现

1.潜伏期

一般为2周左右。

2.前驱期

一般为1～2天。婴幼儿多无明显前驱症状，年长儿可有低热、头痛、不适、食欲缺乏等。

3.出疹期

皮疹先出现于躯干和头部，后波及面部和四肢。其特点有以下几点。

(1)皮疹分批出现，可见斑疹、丘疹、疱疹及结痂同时存在，为水痘皮疹的重要特征。开始为红色斑疹，数小时变为丘疹，再数小时发展成椭圆形水疱疹，疱液先清亮后浑浊，周围有红晕。疱疹易破溃，1～2天后开始干枯、结痂，脱痂后一般不留瘢痕，常伴瘙痒使患儿烦躁不安。

(2)皮疹呈向心性分布，主要位于躯干，其次头面部，四肢较少，为水痘皮疹的另一特征。

(3)黏膜疱疹可出现在口腔、咽、结膜、生殖器等处，易破溃形成溃疡。

4.并发症

以皮肤继发细菌感染常见，少数为血小板减少、肺炎、脑炎、心肌炎等。

水痘多为自限性疾病，10天左右自愈。除上述典型水痘外，可有疱疹内出血的出血型重症水痘，多发生于免疫功能低下者，常因并发血小板减少或弥散性血管内凝血而危及生命，病死率高；此外，孕母患水痘可感染胎儿，导致先天性水痘。

(二)辅助检查

1.血常规

白细胞总数正常或稍低，继发细菌感染时可增高。

2.疱疹刮片

可发现多核巨细胞和核内包涵体。

3.血清学检查

补体结合抗体高滴度或双份血清抗体滴度4倍以上升高可明确病原。

(三)治疗原则

1.抗病毒治疗

首选阿昔洛韦，但需在水痘发病后24小时内应用效果更佳。此外，也可用更昔洛韦及干扰素。

2.对症治疗

高热时用退热剂,皮疹瘙痒时可局部用炉甘石洗剂清洗或口服抗组胺药,疱疹溃破后可涂1%甲紫或抗生素软膏,有并发症时进行相应的对症治疗。水痘患儿忌用肾上腺皮质激素。

(四)护理诊断及合作性问题

(1)体温过高:与病毒血症及继发细菌感染有关。

(2)皮肤完整性受损:与水痘病毒引起的皮疹及继发细菌感染有关。

(3)潜在并发症:皮肤继发细菌感染、脑炎、肺炎等。

(4)有传播感染的危险:与患儿排出有传染性的病毒有关。

(五)护理措施

1.维持正常体温

(1)卧床休息至热退,症状减轻;出汗后及时更换衣服,保持干燥。

(2)监测体温,观察热型;高热时可用物理降温或退热剂,但忌用乙醇擦浴、口服阿司匹林(以免增加瑞氏综合征的危险);鼓励患儿多饮水。

2.促进皮肤完整性恢复

(1)室温适宜,衣被不宜过厚,以免增加痒感。

(2)勤换内衣,保持皮肤清洁,防止继发感染。

(3)剪短指甲,婴幼儿可戴并指手套,以免抓伤皮肤。

(4)皮肤瘙痒时,可温水洗浴,口服抗组胺药物;疱疹无溃破者,涂炉甘石洗剂或5%碳酸氢钠溶液;疱疹溃破者涂1%甲紫或抗生素软膏防止继发感染,必要时给予抗生素。

3.病情观察

注意观察疱疹溃破处皮肤、精神、体温、食欲,有无咳嗽、气促、头痛、呕吐等,及早发现并发症,予以相应的治疗及护理。

4.预防感染的传播

(1)控制传染源:患儿应隔离至疱疹全部结痂或出疹后7天;密切接触的易感儿隔离观察3周。

(2)切断传播途径:保持室内空气新鲜,托幼机构应做好晨间检查和空气消毒。

(3)保护易感人群:避免易感者接触,对体弱、免疫功能低下及应用大剂量激素者尤应加强保护,应在接触水痘后72小时内肌内注射水痘-带状疱疹免疫球蛋白,可起到预防或减轻症状的作用。

5.健康教育

向家长宣传控制传染源的知识,说明患儿隔离的时间;指导切断传播途径的方法,如通风换气、定期消毒、用物暴晒;指导家长对患儿进行皮肤护理,防止继发感染;加强预防知识教育,流行期间避免易感儿去公共场所。

四、猩红热

猩红热是由A组β溶血性链球菌引起的急性呼吸道传染病,临床以发热、咽峡炎、杨梅舌、全身弥漫性红色皮疹及疹退后皮肤脱屑为特征。多见于3~7岁小儿,少数患儿在病后2~3周可发生风湿热或急性肾小球肾炎。

(一)临床表现

1.潜伏期

一般为2～3天,外科型1～2天。

2.前驱期

起病急,有畏寒、高热、头痛、咽痛、恶心、呕吐等。咽部及扁桃体充血,颈及颌下淋巴结肿大、压痛。

3.出疹期

(1)出疹顺序:发病后1～2天出疹,先耳后、颈部、腋下和腹股沟,然后迅速蔓延至躯干及上肢,最后至下肢,24小时波及全身。

(2)皮疹形态:为弥漫性针尖大小、密集的点状红色皮疹,压之褪色,有砂纸感,疹间无正常皮肤,伴瘙痒。

(3)贫血性皮肤划痕:疹间皮肤以手按压红色可暂时消退数秒钟,出现苍白的手印,为猩红热特征之一。

(4)帕氏线:肘窝、腋窝、腹股沟等皮肤皱褶处,皮疹密集成线压之不退,为猩红热特征之二。

(5)杨梅舌:病初舌面有灰白苔,边缘充血水肿,2～3天后白苔脱落,舌面呈牛肉样深红色,舌乳头红肿突起,称杨梅舌,为猩红热特征之三。

(6)环口苍白圈:口周皮肤与面颊部发红的皮肤比较相对苍白。

4.恢复期

1周后皮疹按出疹顺序开始脱皮,脱屑程度与皮疹轻重一致,轻者呈糠屑样,重者呈大片状脱皮,手、脚呈“手套”“袜套”状。

5.并发症

急性肾小球肾炎、风湿热。

除上述普通型外,还可出现中毒型、脓毒型、外科型猩红热。

(二)辅助检查

1.血常规

白细胞总数增高,中性粒细胞可达80%以上,严重者可有中毒颗粒。

2.细菌培养

鼻咽拭子培养出A组β溶血性链球菌为诊断的“金标准”。

3.抗链球菌溶血素“O”

滴度明显增高提示A组链球菌近期感染。

(三)治疗原则

1.一般治疗

卧床休息,供给充分的水分及营养;保持皮肤清洁,防止继发感染;高热者给予物理降温或退热剂。

2.抗生素治疗

首选青霉素,剂量每天5万U/kg,分2次肌内注射,严重感染者10万～20万U/kg静脉滴注,疗程7～10天。如青霉素过敏,可选用红霉素、头孢菌素等药物。

(四)护理诊断及合作性问题

(1)体温过高:与细菌感染及外毒素血症有关。

(2)皮肤完整性受损:与皮疹脱皮有关。

(3)潜在并发症:急性肾小球肾炎、风湿热。

(4)有传播感染的危险:与患儿排出有传染性的病原菌有关。

(五)护理措施

1.维持正常体温

(1)卧床休息2～3周,出汗后及时更换衣服,保持干燥。

(2)高热时给予物理降温或退热剂,鼓励患儿多饮水,并用生理盐水漱口。

(3)给予营养丰富,易消化的流质、半流质饮食。

(4)遵医嘱使用青霉素抗感染。

2.病情观察

密切观察病情变化,若出现眼睑水肿、少尿、血尿、高血压等,则提示并发急性肾炎;若出现心率增快、心脏杂音、游走性关节肿痛、舞蹈病等,则提示风湿热,均应及时进行相应处理。

3.预防感染的传播

(1)控制传染源:呼吸道隔离至症状消失后1周,咽拭子培养连续3次呈阴性。有化脓性并发症者应隔离至治愈为止。

(2)切断传播途径:通风换气,并用紫外线消毒,鼻咽分泌物须以2%～3%氯胺或漂白粉澄清液消毒,患者分泌物所污染的物品,可采用消毒液浸泡、擦拭、蒸煮或日光暴晒等。

(3)保护易感人群:接触者观察7天,用青霉素或磺胺类药物预防。

4.健康教育

向其家长宣传控制传染源的知识,说明患儿隔离的时间,不需住院者指导在家隔离治疗;指导切断传播途径的方法,如通风换气、定期消毒、用物暴晒;加强预防知识教育,流行期间避免易感儿去公共场所,托幼机构加强晨间检查。

五、流行性腮腺炎

流行性腮腺炎是由腮腺炎病毒引起的急性呼吸道传染病,临床以腮腺非化脓性肿胀、疼痛为特征,大多有发热、咀嚼受限,并可累及其他腺体及脏器,预后良好。

(一)临床表现

1.潜伏期

一般为14～25天,平均18天。

2.前驱期

此期可无或很短,一般为数小时至1～2天。可有发热、头痛、乏力、食欲缺乏、恶心、呕吐等症状。

3.腮腺肿胀期

通常一侧腮腺先肿大,2～4天内累及对侧,也可双侧同时肿大或始终局限于一侧。腮腺肿大以耳垂为中心,向前、后、下发展,边缘表面热而不红,触之有弹性感,伴有疼痛及压痛,张口、咀嚼、食酸性食物时胀痛加剧。腮腺管口可有红肿,但压之无如液流出。腮腺肿大1～3天达高峰,1周左右消退。颌下腺、舌下腺可同时受累。

4.并发症

脑膜脑炎、睾丸炎及卵巢炎、急性胰腺炎、心肌炎等。

(二)辅助检查

1.血常规

白细胞总数正常或稍高,淋巴细胞相对增多。

2.血清及尿淀粉酶测定

90%的患儿发病早期血清及尿淀粉酶增高,常与腮腺肿胀程度平行。血脂肪酶增高有助于胰腺炎的诊断。

3.血清学检查

血清特异性免疫球蛋白M抗体阳性提示近期感染。

4.病毒分离

患儿唾液、脑脊液、血及尿中可分离出病毒。

(三)治疗原则

主要为对症处理。急性期注意休息,补充水分和营养,避免摄入酸性食物;高热者给予物理降温或退热剂;腮腺肿痛严重时可酌情应用止痛药;并发睾丸炎者局部给予冷敷,并将阴囊托起以减轻疼痛;并发重症脑膜脑炎、睾丸炎或心肌炎者可用中等剂量的糖皮质激素治疗3～7天。此外,也可采用中医中药内外兼治。

(四)护理诊断及合作性问题

1.疼痛

与腮腺非化脓性炎症有关。

2.体温过高

与病毒感染有关。

3.潜在并发症

脑膜脑炎、睾丸炎、胰腺炎等。

4.有传播感染的危险

与患儿排出有传染性的病毒有关。

(五)护理措施

1.减轻疼痛

(1)饮食护理:给予富营养、易消化的半流质或软食,忌酸、辣、干、硬食物,以免因唾液分泌增多及咀嚼食物使疼痛加剧。

(2)减轻腮腺肿痛:局部冷敷收缩血管,以减轻炎症充血及疼痛;也可用中药如意金黄散、青黛散调食醋局部涂敷;或采用氦氖激光局部照射。

(3)口腔护理:用温盐水漱口,多饮水,以保持口腔清洁,防止继发感染。

2.降温

监测体温,高热者给予冷敷、温水擦浴等物理降温或服用适量退热剂;发热伴有并发症者应卧床休息至热退;在发热早期遵医嘱给予利巴韦林、干扰素或板蓝根颗粒等抗病毒治疗;鼓励患儿多饮温开水以利汗液蒸发散热。

3.密切观察病情,及时发现和处理并发症

(1)若患儿出现高热、头痛、呕吐、颈强直、抽搐、昏迷等,则提示已发生脑膜脑炎,应立即行脑脊液检查,并给予降低颅内压、止痉等处理。

(2)若患儿出现睾丸肿胀疼痛,提示并发睾丸炎,可用丁字带托起阴囊消肿,局部冰袋冷敷止痛。

(3)若患儿出现上腹痛、发热、寒战、呕吐、腹胀、腹泻等,则提示并发胰腺炎,应给予禁食、胃肠减压等处理。

4.预防感染的传播

(1)控制传染源:呼吸道隔离至腮腺肿大消退后3天;密切接触的易感儿隔离观察3周;流行期间应加强托幼机构的晨检。

(2)切断传播途径:居室应空气流通,对患儿呼吸道分泌物及其污染物应进行消毒。

(3)保护易感人群:易感儿接种减毒腮腺炎活疫苗。

5.健康教育

向其家长宣传控制传染源的知识,说明患儿隔离的时间,不需住院者指导在家隔离治疗。指导切断传播途径的方法,如通风换气、定期消毒、用物暴晒;加强预防知识教育,流行期间避免易感儿去公共场所,托幼机构加强晨间检查;指导患儿家长学会观察病情,有并发症时应即时就诊,并介绍减轻疼痛的方法。

六、中毒型细菌性菌痢

中毒型细菌性痢疾是急性细菌性痢疾的危重型,是由志贺菌属引起的肠道传染病,起病急骤,临床以突然高热、反复惊厥、嗜睡、迅速发生休克和昏迷等为特征,病死率高,必须积极抢救。

(一)临床表现

潜伏期多为数小时至1~2天。起病急骤,数小时内即可出现严重中毒症状,如高热(可达40 ℃以上)、惊厥、休克、昏迷等,腹泻、解黏液脓血便、里急后重等肠道症状往往在数小时或十几小时后出现,故常被误诊为其他热性疾病。根据其临床表现分为以下4型。

1.休克型(皮肤内脏微循环障碍型)

主要表现为感染性休克。患儿出现精神萎靡、面色苍白或发灰、四肢厥冷、脉搏细速、皮肤花纹、血压下降、心音低钝、少尿或无尿等。

2.脑型(脑微循环障碍型)

主要表现为颅内压增高、脑水肿和脑疝。患儿出现头痛、呕吐、嗜睡、血压增高、反复惊厥、昏迷等;严重者出现脑疝,表现为两侧瞳孔大小不等、对光反射迟钝或消失,呼吸节律不齐,甚至呼吸停止。此型较重,病死率高。

3.肺型(肺微循环障碍型)

主要表现为呼吸窘迫综合征。以肺微循环障碍为主,此型少见,常由休克型或脑型发展而来,病情危重,病死率高。

4.混合型

上述两型或三型同时或先后出现,最为凶险,病死率更高。

(二)辅助检查

1.血常规

白细胞总数及中性粒细胞量增高,可见核左移。有弥散性血管内凝血时,血小板减少。

2.大便常规

有黏液脓血便者,镜检可见大量脓细胞、红细胞和吞噬细胞。尚无腹泻的早期病例,可用生理盐水灌肠后做大便检查。

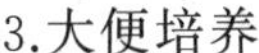

3.大便培养

分离出志贺菌属痢疾杆菌，有助于确诊。

4.免疫学检测

可用免疫荧光抗体等方法检测大便得细菌抗原，有助于早期诊断，但应注意假阳性。

5.血清电解质及二氧化碳结合力

测定血钠、血钾及二氧化碳结合力等多偏低。

(三)治疗原则

1.对症治疗

高热时用物理、药物或亚冬眠疗法降温；惊厥者给予地西泮、苯巴比妥钠、10%水合氯醛等止痉。

2.控制感染

选用两种痢疾杆菌敏感的抗生素静脉滴注。常用阿米卡星、头孢哌酮、头孢噻肟钠、头孢曲松钠等。

3.抗休克治疗

扩充血容量，纠正酸中毒，维持水、电解质及酸碱平衡；在充分扩容基础上应用多巴胺、酚妥拉明等血管活性药物改善微循环；及早应用地塞米松静脉滴注。

4.降低颅内压，防治脑水肿及脑疝

首选20%甘露醇，每次0.5～1 g/kg，6～8小时1次，必要时应与利尿剂交替使用。呼吸衰竭时应保持呼吸道通畅，给予吸氧及呼吸兴奋剂，使用人工呼吸器。

(四)护理诊断及合作性问题

1.体温过高

与痢疾杆菌感染及内毒素血症有关。

2.组织灌注量改变

与机体高敏状态和毒血症致微循环障碍有关。

3.潜在并发症

颅内压增高。

4.有皮肤完整性受损的危险

与腹泻时大便刺激臀部皮肤有关。

5.有传播感染的危险

与患儿排出有传染性的细菌有关。

(五)护理措施

1.降低体温

保持室内通风，卧床休息；监测体温变化，高热时给予物理降温或药物降温，持续高热不退甚至惊厥者采用亚冬眠疗法，控制体温在37 ℃左右；遵医嘱给予敏感抗生素，控制感染；供给富营养、易消化流质或半流质饮食，多饮水，促进毒素排出。

2.维持有效的血液循环

15～30分钟监测生命体征1次，观察神志、面色、肢端肤色、尿量等；休克患儿应迅速建立静脉通道，遵医嘱用2∶1等张含钠液、右旋糖酐-40等扩充血容量，给予抗休克治疗，并保证输液通畅，维持水、电解质及酸碱平衡；患儿取平卧位，适当保暖，以改善周围循环。

3.降低颅内压、控制惊厥,防治脑水肿及脑疝

(1)遵医嘱用20%甘露醇降低颅内压,必要时配合使用呋塞米及肾上腺皮质激素,以减轻脑水肿、防止脑疝发生。

(2)遵医嘱用地西泮、苯巴比妥钠、10%水合氯醛等止痉,并注意防止外伤和窒息。

(3)密切观察病情变化,当出现两侧瞳孔不等大、对光反射迟钝或消失,呼吸节律不规则、甚至呼吸停止时,应考虑脑疝及呼吸衰竭的存在,立即用脱水剂快速降颅内压,同时保持呼吸道通畅,给予吸氧和呼吸兴奋剂,使用呼吸机维持呼吸。

4.预防疾病的传播

(1)控制传染源:患儿应消化道隔离至症状消失后1周或大便培养3次阴性;密切接触者应隔离观察7天;对饮食行业及托幼机构的工作人员应定期做大便培养,及早发现带菌者并积极治疗。

(2)切断传播途径:加强对饮食、饮水、粪便的管理及消灭苍蝇;加强卫生教育,注意个人卫生和饮食卫生,如饭前便后洗手、不喝生水、不吃变质及不洁食品。

(3)保护易感人群:菌痢流行期间口服痢疾减毒活菌苗。

5.健康教育

向其家长宣传控制传染源的知识,说明患儿隔离的时间;指导切断传播途径的方法,对患儿的排泄物及污染物进行消毒;加强预防知识教育,注意饮食卫生,不吃生冷及不洁食品,养成饭前便后洗手的良好卫生习惯。

(王福平)

第五节　惊　　厥

惊厥的病理生理基础是脑神经元的异常放电和过度兴奋,是由多种原因所致的大脑神经元暂时性功能紊乱的一种表现。发作时全身或局部肌群突然发生阵挛或强直性收缩,多伴有不同程度的意识障碍。惊厥是小儿最常见的急症,有5%~6%的小儿曾发生过高热惊厥。

一、病因

小儿惊厥可由众多因素引起,凡能造成脑神经元兴奋性功能紊乱的因素,如脑缺氧、缺血、低血糖、脑炎症、水肿、中毒变性、坏死等,均可导致惊厥的发生。将其病因归纳为以下几类。

(一)感染性疾病

1.颅内感染性疾病

(1)细菌性脑膜炎、脑血管炎、颅内静脉窦炎。

(2)病毒性脑炎、脑膜脑炎。

(3)脑寄生虫病,如脑型肺吸虫病、脑型血吸虫病、脑囊虫病、脑棘球蚴病、脑型疟疾等。

(4)各种真菌性脑膜炎。

2.颅外感染性疾病

(1)呼吸系统感染性疾病。

(2)消化系统感染性疾病。

(3)泌尿系统感染性疾病。

(4)全身性感染性疾病及某些传染病。

(5)感染性病毒性脑病,脑病合并内脏脂肪变性综合征。

(二)非感染性疾病

1.颅内非感染性疾病

(1)癫痫。

(2)颅内创伤,出血。

(3)颅内占位性病变。

(4)中枢神经系统畸形。

(5)脑血管病。

(6)神经皮肤综合征。

(7)中枢神经系统脱髓鞘病和变性疾病。

2.颅外非感染性疾病

(1)中毒:如有毒动植物,氰化钠、铅、汞中毒,急性酒精中毒及各种药物中毒等。

(2)缺氧:如新生儿窒息、溺水、麻醉意外、一氧化碳中毒、心源性脑缺血综合征等。

(3)先天性代谢异常疾病:如苯酮尿症、黏多糖病、半乳糖血症、肝豆状核变性、尼曼-匹克病等。

(4)水电解质紊乱及酸碱失衡:如低血钙、低血钠、高血钠及严重代谢性酸中毒等。

(5)全身及其他系统疾病并发症:如系统性红斑狼疮、风湿病、肾性高血压脑病、尿毒症、肝昏迷、糖尿病、低血糖、胆红素脑病等。

(6)维生素缺乏症:如维生素 B_6 缺乏症、维生素 B_6 依赖症、维生素 B_1 缺乏性脑型脚气病等。

二、临床表现

(一)惊厥发作形式

1.强直-阵挛发作

其发作时突然意识丧失,摔倒,全身强直,呼吸暂停,角弓反张,牙关紧闭,面色发绀,持续10～20秒,转入阵挛期;不同肌群交替收缩,致肢体及躯干有节律地抽动,口吐白沫(若咬破舌头可吐血沫);呼吸恢复,但不规则,数分钟后肌肉松弛而缓解,可有尿失禁,然后入睡。醒后可有头痛、疲乏,对发作不能回忆。

2.肌阵挛发作

这是由肢体或躯干的某些肌群突然收缩(或称电击样抽动),表现为头、颈、躯干或某个肢体快速抽搐。

3.强直发作

强直发作表现为肌肉突然强直性收缩,肢体可固定在某种不自然的位置持续数秒钟,躯干四肢姿势可不对称,面部强直表情,眼及头偏向一侧,睁眼或闭眼,瞳孔散大,可伴呼吸暂停,意识丧失,发作后意识较快恢复,不出现发作后嗜睡。

4.阵挛性发作

其发作时全身性肌肉抽动,左右可不对称,肌张力可增高或减低,有短暂意识丧失。

5.局限性运动性发作

此发作时无意识丧失,常表现为下列形式。

(1)某个肢体或面部抽搐:由于口、眼、手指在脑皮质运动区所代表的面积最大,因而这些部位最易受累。

(2)杰克逊癫痫发作:发作时大脑皮质运动区异常放电灶逐渐扩展到相邻的皮质区。抽搐也按皮质运动区对躯干支配的顺序扩展,如从面部抽搐开始→手→前臂→上肢→躯干→下肢;若进一步发展,可成为全身性抽搐,此时可有意识丧失;常提示颅内有器质性病变。

(3)旋转性发作:发作时头和眼转向一侧,躯干也随之强直性旋转,或一侧上肢上举,另一侧上肢伸直、躯干扭转等。

6.新生儿轻微惊厥

这是新生儿期常见的一种惊厥形式,发作时呼吸暂停,两眼斜视,眼睑抽搐,频频的眨眼动作,伴流涎,吸吮或咀嚼样动作,有时还出现上下肢类似游泳或蹬自行车样的动作。

(二)惊厥的伴随症状及体征

1.发热

发热为小儿惊厥最常见的伴随症状,如为单纯性或复杂性高热惊厥患儿,于惊厥发作前均有38.5 ℃,甚至40 ℃以上高热。由上呼吸道感染引起者,还可有咳嗽、流涕、咽痛、咽部出血、扁桃体肿大等表现。如为其他器官或系统感染所致惊厥,绝大多数均有发热及其相关的症状和体征。

2.头痛及呕吐

此为小儿惊厥常见的伴随症状之一,年长儿能正确叙述头痛的部位、性质和程度,婴儿常表现为烦躁、哭闹、摇头、抓耳或拍打头部。多伴有频繁喷射状呕吐,常见于颅内疾病及全身性疾病,如各种脑膜炎、脑炎、中毒性脑病、瑞氏综合征、颅内占位性病变等。同时还可出现程度不等的意识障碍,颈项抵抗,前囟饱满,颅神经麻痹,肌张力增高或减弱,克氏征、布鲁津斯基征及巴宾斯基征阳性等体征。

3.腹泻

如遇重度腹泻病,可致水电解质紊乱及酸碱失衡,出现严重低钠或高钠血症,低钙、低镁血症,以及由于补液不当,造成水中毒也可出现惊厥。

4.黄疸

新生儿溶血症,当出现胆红素脑病时,不仅皮肤巩膜高度黄染,还可有频繁性惊厥;重症肝炎患儿,当肝衰竭,出现惊厥前即可见到明显黄疸;在瑞氏综合征、肝豆状核变性等病程中,均可出现不等的黄疸,此类疾病初期或中末期均能出现惊厥。

5.水肿、少尿

水肿、少尿是各类肾炎或肾病为儿童时期常见多发病,水肿、少尿为该类疾病的首起表现,当其中部分患儿出现急、慢性肾衰竭,或肾性高血压脑病时,均可有惊厥。

6.智力低下

智力低下常见于新生儿窒息所致缺氧、缺血性脑病,颅内出血患儿,病初即有频繁惊厥,其后有不同程度的智力低下。智力低下亦见于先天性代谢异常疾病,如苯酮尿症、糖尿症等氨基酸代谢异常病。

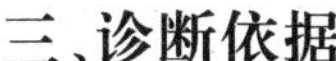

三、诊断依据

(一)病史

了解惊厥的发作形式,持续时间,有无意识丧失,伴随症状,诱发因素及有关的家族史。

(二)体检

全面的体格检查,尤其神经系统的检查,如神志、头颅、头围、囟门、颅缝、脑神经、瞳孔、眼底、颈抵抗、病理反射、肌力、肌张力、四肢活动等。

(三)实验室及其他检查

1.血尿粪常规

血白细胞显著增高,通常提示细菌感染。红细胞血色素很低,网织红细胞增高,提示急性溶血。尿蛋白及细胞数增高,提示肾炎或肾盂肾炎。大便镜检,除外痢疾。

2.血生化等检验

除常规查肝肾功能、电解质外,应根据病情选择有关检验。

3.脑脊液检查

凡疑有颅内病变惊厥患儿,尤其是颅内感染时,均应做脑脊液常规、生化、培养或有关的特殊化验。

4.脑电图

脑电图阳性率可达80%～90%,小儿惊厥,尤其无热惊厥,其中不少为小儿癫痫。脑电图上可表现为阵发性棘波、尖波、棘慢波、多棘慢波等多种波形。

5.CT检查

疑有颅内器质性病变惊厥患儿,应做脑CT扫描,高密度影见于钙化、出血、血肿及某些肿瘤;低密度影常见于水肿、脑软化、脑脓肿、脱髓鞘病变及某些肿瘤。

6.MRI检查

MRI对脑、脊髓结构异常反应较CT更敏捷,能更准确反映脑内病灶。

7.单光子反射计算机体层成像(SPECT)

其可显示脑内不同断面的核素分布图像,对癫痫病灶、肿瘤定位及脑血管疾病提供诊断依据。

四、治疗

(一)止痉治疗

1.地西泮

每次0.25～0.50 mg/kg,最大剂量≤10 mg,缓慢静脉注射,1分钟≤1 mg。必要时可在15～30分钟后重复静脉注射1次,以后可口服维持。

2.苯巴比妥钠

新生儿首次剂量15～20 mg静脉注射,维持量3～5 mg/(kg·d),婴儿、儿童首次剂量为5～10 mg/kg,静脉注射或肌内注射,维持量5～8 mg/(kg·d)。

3.水合氯醛

每次50 mg/kg,加水稀释成5%～10%溶液,保留灌肠。惊厥停止后改用其他镇静剂止痉药维持。

4.氯丙嗪

剂量为每次 1～2 mg/kg,静脉注射或肌内注射,2～3 小时后可重复 1 次。

5.苯妥英钠

每次 5～10 mg/kg,肌内注射或静脉注射。遇有“癫痫持续状态”时可给予 15～20 mg/kg,速度不超过 1 mg/(kg·min)。

6.硫苯妥钠

催眠,大剂量有麻醉作用。每次 10～20 mg/kg,稀释成 2.5%溶液肌内注射;也可缓慢静脉注射,边注射边观察,痉止即停止注射。

(二)降温处理

1.物理降温

物理降温可用 30%～50%乙醇擦浴,头部、颈、腋下、腹股沟等处可放置冰袋,亦可用冷盐水灌肠,或用低于体温 3～4 ℃的温水擦浴。

2.药物降温

一般用安乃近 1 次 5～10 mg/kg,肌内注射;亦可用其滴鼻,>3 岁患儿,每次 2～4 滴。

(三)降低颅内压

惊厥持续发作时,引起脑缺氧、缺血,易致脑水肿;如惊厥由颅内感染炎症引起,疾病本身即有脑组织充血水肿,颅内压增高,因而及时应用脱水降颅内压治疗。常用 20%甘露醇溶液 5～10 mL/(kg·次),静脉注射或快速静脉滴注(10 mL/min),6～8 小时重复使用。

(四)纠正酸中毒

惊厥频繁,或持续发作过久,可致代谢性酸中毒,如血气分析发现血 pH<7.2,BE 为 15 mmol/L时,可用 5%碳酸氢钠 3～5 mL/kg,稀释成 1.4%的等张液静脉滴注。

(五)病因治疗

对惊厥患儿应通过病史了解,全面体检及必要的化验检查,争取尽快地明确病因,给予相应治疗。对可能反复发作的病例,还应制订预防复发的防治措施。

五、护理

(一)护理诊断

(1)有窒息的危险。

(2)有受伤的危险。

(3)潜在并发症:脑水肿。

(4)潜在并发症:酸中毒。

(5)潜在并发症:呼吸、循环衰竭。

(6)知识缺乏。

(二)护理目标

(1)不发生误吸或窒息,适当加以保护防止受伤。

(2)保护呼吸功能,预防并发症。

(3)患儿家长情绪稳定,能掌握止痉、降温等应急措施。

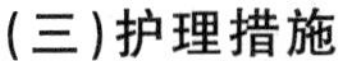

(三)护理措施

1.一般护理

(1)将患儿平放于床上,取头侧位。保持安静,治疗操作应尽量集中进行,动作轻柔敏捷,禁止一切不必要的刺激。

(2)保持呼吸道通畅:头侧向一边,及时清除呼吸道分泌物。有发绀者供给氧气,窒息时施行人工呼吸。

(3)控制高热:物理降温可用温水或冷水毛巾湿敷额头部,5～10 分钟更换 1 次,必要时用冰袋放在额部或枕部。

(4)注意安全,预防损伤,清理好周围物品,防止坠床和碰伤。

(5)协助做好各项检查,及时明确病因。根据病情需要,于惊厥停止后,配合医师做血糖、血钙或腰椎穿刺、血气分析及血电解质等针对性检查。

(6)加强皮肤护理:保持皮肤清洁干燥,衣、被、床单清洁、干燥、平整,以防皮肤感染及压疮的发生。

(7)心理护理:关心体贴患儿,处置操作熟练、准确,以取得患儿信任,消除其恐惧心理。说服患儿及家长主动配合各项检查及治疗,使诊疗工作顺利进行。

2.临床观察内容

(1)惊厥发作时,观察惊厥患儿抽搐的时间和部位,有无其他伴随症状。

(2)观察病情变化,尤其随时观察呼吸、面色、脉搏、血压、心音、心率、瞳孔大小、对光反射等重要的生命体征,发现异常及时通报医师,以便采取紧急抢救措施。

(3)观察体温变化,如有高热,及时做好物理降温及药物降温;如体温正常,应注意保暖。

3.药物观察内容

(1)观察止痉药物的疗效。

(2)使用地西泮、苯巴比妥钠等止痉药物时,注意观察患儿呼吸及血压的变化。

4.预见性观察

若惊厥持续时间长、频繁发作,应警惕有无脑水肿、颅内压增高的表现,如收缩压升高、脉率减慢、呼吸节律慢而不规则,则提示颅内压增高。如未及时处理,可进一步发生脑疝,表现为瞳孔不等大、对光反射消失、昏迷加重、呼吸节律不整甚至骤停。

六、康复与健康指导

(1)做好患儿的病情观察准备好急救物品,教会家属正确的退热方法,提高家长的急救知识和技能。

(2)加强患儿营养与体育锻炼,做好基础护理等。

(3)向家长详细交代患儿的病情、惊厥的病因和诱因,指导家长掌握预防惊厥的措施。

(王福平)

第六节　病毒性脑炎

病毒性脑炎是指各种病毒感染引起的一组以精神和意识障碍为突出表现的中枢神经系统感染性疾病。80％以上的病毒性脑炎由肠道病毒引起(柯萨奇病毒、埃可病毒),其次为虫媒病毒(如乙脑病毒)、腮腺炎病毒和疱疹病毒等。由于神经系统受累的部位、病毒致病的强度等不同,临床表现差异较大。

一、临床特点

(一)前驱期症状

多数患儿有上呼吸道或胃肠道感染等前驱症状,如发热、头痛、咽痛、食欲减退、呕吐、腹泻等。

(二)脑实质受累症状

1.意识障碍

对外界反应淡漠、迟钝,或烦躁、嗜睡,甚至出现谵妄、昏迷。如累及脑膜则出现脑膜刺激征。

2.抽搐

可以为局限性、全身性或为持续性。

3.运动功能障碍

病变累及脑干可有多数脑神经麻痹,表现为斜视、面瘫或吞咽困难,典型的出现交叉性瘫痪,严重的出现呼吸、循环衰竭。病变累及基底节等锥体外系时,出现各种不同类型的不自主运动,包括多动、震颤、肌张力改变如舞蹈性动作、肌强直等。

4.小脑受累症状

共济失调、眼球震颤、肌张力低下等。

5.精神症状

部分患儿精神症状非常突出,如记忆力减退,定向障碍,幻听、幻视;情绪改变、易怒,有时出现猜疑。

6.自主神经症状

以出汗为明显,其次为唾液分泌增多,颜面潮红;可出现大小便功能障碍。

(三)颅内压增高症状

主要表现为头痛、呕吐、心动过缓、血压升高、球结膜水肿、视盘水肿,婴儿前囟饱满,意识障碍,严重时可出现脑疝,危及生命。

(四)后遗症

大部分病毒性脑炎的病程为2周,多可完全恢复,但重者可留下不同程度的后遗症,如肢体瘫痪、癫痫、智力低下、失语、失明等。

(五)辅助检查

1.周围血常规

白细胞计数正常或偏低。

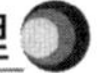

2.脑脊液

压力正常或增高，白细胞轻或中度升高，一般不超过 $100\times10^6/L$，以淋巴细胞为主，蛋白含量正常或略高，糖和氯化物正常。

3.病毒学、免疫学检查

部分患儿脑脊液病毒培养及特异性抗体测试阳性。恢复期血清特异性抗体滴度高于急性期4倍以上有诊断价值。

二、护理评估

(一)健康史

询问患儿近1～2周内有无呼吸道、消化道等前驱感染症状，有无头痛、呕吐，抽搐等表现。

(二)症状、体征

评估患儿的生命体征，意识障碍、肢体瘫痪及头痛程度，注意检查脑膜刺激征，有无脑神经麻痹、精神症状、前囟隆起等表现。

(三)社会、心理状况

评估患儿、家长的心理状况和对本病的了解程度，有无焦虑、恐惧，以及家庭经济能力。

(四)辅助检查

及时了解血液化验、脑脊液检查结果，以及脑电图、头颅CT的改变。

三、常见护理问题

(1)体温过高：与病毒感染有关。

(2)营养失调：低于机体需要量，与摄入不足、机体消耗增多有关。

(3)有受伤的危险：与昏迷、抽搐、瘫痪有关。

(4)恐惧(家长)：与预后不良有关。

(5)合作性问题：颅内高压症、昏迷。

四、护理措施

(1)合理的体位：患儿取平卧位，上半身可抬高15°～30°，利于静脉回流，降低脑静脉窦压力，有助于降低颅内压。呕吐患儿可取侧卧位，以便分泌物排出，保持呼吸道通畅。

(2)保持安静：患儿抽搐或躁动不安时，遵医嘱使用镇静药，因为任何躁动不安均能加重脑缺氧。

(3)密切观察病情：注意神志、瞳孔、呼吸、心率、血压、前囟、哭声、肌张力、抽搐次数、性质及持续时间等，应经常巡视，密切观察，详细记录，以便及早发现，给予急救处理。

(4)密切注意药物疗效及不良反应：甘露醇、呋塞米、激素使用后需注意瞳孔、前囟张力、头痛程度、血压、尿量等变化，必要时复查电解质。

(5)维持正常体温：监测体温变化，观察热型及伴随症状。体温>38 ℃时给予物理降温如头置冰水袋、温水擦浴、解热贴敷额等；体温>39 ℃时遵医嘱药物降温，并注意降温疗效。鼓励患儿多饮水，必要时静脉补液；出汗后及时更换衣物，以防受凉。

(6)保护脑细胞：给予氧气吸入，定时监测血氧饱和度；并按医嘱使用甘露醇、呋塞米、地塞米松等以减轻脑水肿。

(7)保证营养供应:饮食宜清淡、易消化、富含营养。注意食物的调配,增加患儿的食欲。少量多餐,以减轻胃的饱胀,防呕吐发生。对昏迷或吞咽困难的患儿,应及早给予鼻饲,保证热量供应。

(8)促进肢体功能的恢复:①卧床期间协助患儿洗漱、进食、大小便和个人卫生等。②教会家长给患儿翻身及皮肤护理的方法,预防压疮的发生。③保持瘫痪肢体于功能位置。病情稳定后,以及早督促患儿进行肢体的被动或主动功能锻炼。活动要循序渐进,加强保护措施,防止碰伤。在每次改变锻炼方式时给予指导、帮助和鼓励。

(9)做好心理护理:树立患儿及其家长战胜疾病的信心,促进康复训练,增强患儿自我照顾能力。耐心介绍环境,给予关心、爱护,以减轻患儿的不安与焦虑。

(10)昏迷患儿按昏迷护理。

(11)健康教育:①腰穿是诊断病毒性脑炎必不可少的检查。应让家长懂得,脑脊液每小时可产生 20 mL 左右,抽出 2 mL 脑脊液检查不会影响机体的功能,腰穿后平卧 2 小时、禁食 2 小时即可,以解除患儿及家长的顾虑。②根据患儿及家长的接受程度,介绍病情及病毒性脑炎可能的转归,鼓励患儿和家长树立战胜疾病的信心。③指导、督促家长掌握保护性看护和日常生活护理的有关知识,指导家长做好智力训练和瘫痪肢体功能训练。

(王福平)

第七节　心　包　炎

心包炎可分感染和非感染性两类,且多为其他疾病(婴儿常见于败血症、肺炎、脓胸,学龄儿童多见于结核病、风湿病)的一种表现。

一、临床特点

(一)症状

较大儿童常有心前区刺痛,平卧时加重,坐位或前倾位可减轻,疼痛可向肩背及腹部放射;婴儿则表现为烦躁不安。同时有原发病的症状表现,常有呼吸困难、咳嗽、发热等。

(二)体征

早期可听到心包摩擦音,多在胸骨左缘第 3～4 肋间最清晰,但多为一过性。有心包积液时心音遥远、低钝,出现奇脉。当心包积液达一定量时,心包舒张受限,出现颈静脉曲张、肝脏增大、肝颈反流征阳性、下肢水肿、心动过速、脉压变小。

(三)辅助检查

1.X 线检查

心影呈烧瓶样增大而肺血大多正常。

2.心电图

窦性心动过速,低电压,广泛 ST 段、T 波改变。

3.超声心动图

超声心动图能提示心包积液的部位、量。

4.实验室检查

血沉增快,C 反应蛋白增高,血常规白细胞、中性粒细胞增高。

二、护理评估

(一)病史

了解患儿近期有无感染性疾病及有无结核、风湿热病史。

(二)症状、体征

评估患儿有无发热、胸痛,胸痛与体位的关系,评估有无心脏压塞症状,如呼吸困难、心率加快、颈静脉曲张、肝大、水肿、心音遥远及奇脉。听诊心脏,注意有无心包摩擦音。

(三)社会、心理

评估家长对疾病的了解程度和态度。

(四)辅助检查

了解并分析胸片、心电图、超声心动图等检查结果。

三、常见护理问题

(一)疼痛

疼痛与心包炎性渗出有关。

(二)体温异常

体温异常与炎症有关。

(三)气体交换受损

气体交换受损与心包积液、心脏受压有关。

(四)合作性问题

合作性问题为急性心脏压塞。

四、护理措施

(一)休息与卧位

患儿应卧床休息,宜取半卧位。

(二)饮食

给予高热量、高蛋白、高维生素、易消化的半流质或软食,限制钠盐摄入,少食易产气的食物,如薯类,多食芹菜、海带等富含纤维素的食物,以防止肠内产气过多引起腹胀及便秘而导致膈肌上抬。

(三)高热护理

及时做好降温处理,测定并及时记录体温。

(四)吸氧

胸闷、气急严重者给予氧气吸入。

(五)对症护理

有心包积液者,护理人员应做好患儿的解释工作,协助医师进行心包穿刺,操作过程中仔细观察生命体征的变化,记录抽出液体性质和量,穿刺完毕后局部加压数分钟后无菌包扎,送回病床后继续观察有无渗液、渗血,必要时局部沙袋加压。

（六）病情观察

（1）呼吸困难为急性心包炎和慢性缩窄性心包炎最主要突出症状，应密切观察呼吸频率和节律。

（2）当患儿出现静脉压升高，面色苍白、发绀，烦躁不安，肝脏在短期内增大，应及时报告医师并做好心包穿刺准备。

（七）心理护理

对患儿疼痛的描述予以肯定，并设法分散和减轻其不适感觉。

（八）健康教育

（1）向家长讲解舒适的体位、安静休息和充足的营养供给是治疗本病的良好措施。

（2）若需要进行心包穿刺时，应向家长说明必须配合和注意的事宜。

五、出院指导

（1）遵医嘱及时、准确使用药物并定期随访。

（2）由于心包炎患儿机体抵抗力减弱，出院后仍应坚持休息半年左右，并加强营养，以利心功能的恢复。

（王福平）

第八节　腹　泻　病

腹泻病是一种多病原多因素引起的消化道疾病，以大便次数增多、大便性状改变为特点，是小儿时期的常见病。多见于<2岁的婴幼儿。严重腹泻者除有较重的胃肠道症状外，还伴有水、电解质、酸碱平衡紊乱和全身中毒症状。

一、临床特点

（一）一般症状

1.轻型腹泻

大便次数5～10次/天，呈黄色或绿色稀水样，食欲减退，伴有轻度的恶心、呕吐、溢乳、腹痛等症状，临床上无明显脱水症状或仅有轻度脱水，体液丢失<50 mL/kg。

2.重型腹泻

大便次数>10次/天，甚至达数十次。大便水样、量多、少量黏液、腥臭，伴有不规则的发热，并伴呕吐，严重的可吐咖啡样物，体液丢失>120 mL/kg，有明显的水和电解质紊乱症状。

（二）水和电解质紊乱症状

1.脱水

根据腹泻的轻重，失水量多少可分为轻、中、重度脱水。腹泻时水和电解质两者丧失的比例不同，从而会引起体液渗透压的变化，临床上以等渗性脱水最常见。

2.代谢性酸中毒

中、重度脱水多有不同程度的酸中毒，主要表现为精神萎靡、嗜睡、呼吸深快、口唇樱桃红色，严重者可意识不清，呼气有酮味。<6 月龄婴儿呼吸代偿功能差，呼吸节律改变不明显，应加以注意，尤其当 pH 下降至<7.0 时，患儿往往有生命危险。

3.低钾血症

当血钾<3.5 mmol/L 时，患儿表现为精神萎靡，四肢无力，腱反射减弱，腹胀，肠鸣音减弱，心音低钝，重者可出现肠麻痹、呼吸肌麻痹、腱反射消失、心脏扩大、心律不齐，而危及生命。

4.低钙血症、低镁血症

当脱水、酸中毒被纠正时，原有佝偻病的患儿，大多出现低钙血症，甚至出现手足搐搦等低钙症状。

(三)几种常见不同病原体所致腹泻的临床特点

1.轮状病毒性肠炎

轮状病毒性肠炎又称秋季腹泻，多发生于 6～24 个月婴幼儿。起病急，常伴发热和上呼吸道感染症状，病初即有呕吐，常先于腹泻。大便次数多、量多、水分多，为黄色水样或蛋花汤样，无腥臭味。常并发脱水和酸中毒。本病为自限性疾病，病程 3～8 天。

2.肠致病性大肠埃希菌结肠炎

大便每天 5～15 次，为稀水样带有黏液，无脓血，但有腥味。可伴发热、恶心、呕吐或腹痛。病程 1 周左右，体弱者病程迁延。

3.鼠伤寒沙门菌肠炎

近年来有上升趋势，可占沙门菌感染中的 40%～80%。全年均有发生，夏季发病率高，绝大多数患儿为小于 2 岁的婴幼儿，新生儿和婴儿尤易感染。临床表现多种多样，轻重不一，胃肠型表现为呕吐、腹泻、腹痛、腹胀、发热等，大便稀糊状，带有黏液，甚至脓血，性状多变，有特殊臭味，易并发脱水、酸中毒。重症可呈菌血症或败血症，可出现局部感染灶，病程常迁延。

4.空肠弯曲菌肠炎

全年均可发病，以 7～9 月份多见，可散发或暴发流行，常伴发热，继而腹泻、腹痛、呕吐，大便为水样、黏液或典型菌痢样脓血便。

(四)辅助检查

1.大便常规

病毒性腹泻、非细菌性腹泻及非感染性腹泻大便无或偶见少量白细胞；细菌性腹泻、感染性腹泻大便有较多白细胞或脓细胞、红细胞。

2.大便 pH 和还原糖测定

乳糖酶缺乏大便 pH<5.5，还原糖>++。

3.血生化检查

可有电解质紊乱。

二、护理评估

(一)健康史

询问喂养史和有无饮食不当及肠道内、外感染表现，询问患儿腹泻开始时间、大便次数、颜色、性状、量，以及有无发热、呕吐、腹胀、腹痛、里急后重等不适。

(二)症状、体征

评估患儿生命体征、脱水程度，以及有无电解质紊乱，检查肛周皮肤有无发红、破损。

(三)社会、心理

评估家长对疾病的了解程度和紧张、恐惧心理。

(四)辅助检查

了解大便常规、大便致病菌培养、血气分析等化验结果。

三、护理问题

(一)体液量不足

与排泄过多及摄入减少有关。

(二)腹泻

与肠道内、外感染及饮食不当导致肠道功能紊乱有关。

(三)有皮肤完整性受损的危险

与大便次数增多刺激臀部皮肤有关。

(四)营养失调:低于机体需要量

与摄入减少及腹泻呕吐丢失营养物质过多有关。

(五)知识缺乏

家长缺乏饮食卫生及腹泻患儿护理知识。

四、护理措施

(一)补充体液,纠正脱水

1.口服补液

适用于轻度脱水及无呕吐、能口服的患儿。世界卫生组织推荐用口服补液盐溶液。①补液量:累积损失量 50 mL/kg(轻度脱水);继续损失量一般可按估计大便量的 1/2 补给。②补液方法:2 岁以下患儿每 1～2 分钟喂 5 mL,稍大患儿可用杯子少量多次喂,也可随意口服,若出现呕吐,停 10 分钟后再喂,每 2～5 分钟喂 5 mL。累积损失量于 8～12 小时补完。

2.静脉补液

适用于中度以上脱水和呕吐较重的患儿。迅速建立静脉通道,保证液体按计划输入,对重度脱水伴有周围循环衰竭的患儿必须尽快(30～60 分钟)补充血容量,补液时按“先盐后糖、先浓后淡、先快后慢、见尿补钾”的原则补液,严禁直接静脉推注含钾溶液。密切观察输液速度,准确记录输液量,根据病情调整输液速度,并了解补液后第一次排尿的时间。

(二)合理喂养,调整饮食

腹泻患儿存在消化功能紊乱,应根据病情合理安排饮食,以达到减轻消化道负担的目的。原则上腹泻患儿不主张禁食,母乳喂养者可继续母乳喂养,暂停辅食;人工喂养者应将牛奶稀释或喂以豆制代乳品或发酵奶、去乳糖奶;已断奶者喂以稠粥、面条加一些熟植物油、蔬菜末、精肉末等,少量多餐。腹泻停止后,继续给予营养丰富的食物,并每天加餐一次,共 2 周,以赶上其正常生长发育。

(三)严密观察病情

1.监测体温变化

体温过高者应采取适当的降温措施,做好口腔及皮肤护理。鼓励患儿增加口服液体的摄入,提供患儿喜爱的饮料,尤其是含钾、钠高的饮料。

2.判断脱水程度

通过观察患儿的神志、精神、皮肤弹性、前囟及眼眶有无凹陷、尿量等临床表现，估计患儿脱水程度。同时观察经过补液后脱水症状是否得到改善。

3.观察代谢性酸中毒

当患儿呼吸深快、精神萎靡、口唇樱红、血 pH 下降时积极准备碱性液体，配合医师抢救。

4.观察低钾血症表现

低血钾常发生在输液脱水纠正时，当患儿出现精神萎靡、吃奶乏力、腹胀、肌张力低、呼吸频率不规则等临床表现，及时报告医师，做血生化测定及心电图检查。

5.注意大便的变化

观察记录大便的次数、颜色、性状，若出现脓血便，伴有里急后重的症状，考虑是否有细菌性痢疾的可能，立即送检大便化验，为输液和治疗方案提供可靠的依据。

(四)注意口腔清洁、加强皮肤护理

(1)口腔黏膜干燥的患儿，每天至少进行 2 次口腔护理，以保持口腔黏膜的湿润和清洁。如口腔黏膜有白色分泌物附着，考虑为鹅口疮，可涂制霉菌素甘油。

(2)保持床单位清洁、干燥、平整，及时更换衣裤。每次便后及时更换尿布，用温水冲洗臀部并擦干，保持肛周皮肤清洁、干燥，臀部涂呋锌油或婴宝药膏。

(3)严重的尿布皮炎应给予红外线照射臀部，每天 2 次，或 1∶5 000 高锰酸钾溶液坐浴，每天2 次，也可用 5%聚维酮碘(PVP-I)溶液外涂，每天 1～2 次。

(五)做好消毒隔离，防止交叉感染

做好床边隔离，护理患儿前后要彻底洗手，食具、衣物、尿布应专用。对传染性较强的感染患儿用后的尿布要焚烧。

(六)健康教育

(1)评估患儿家长文化程度、对知识的接受能力，选择适当的教育方案，教给家长腹泻的病因及预防方法，讲述调整饮食的目的、方法及步骤，示范配置和服用补液盐溶液的方法，示范食具的清洁消毒方法，讲述观察及处理呕吐物和大便的方法。

(2)合理喂养，宣传母乳喂养的优点，合理调整饮食。双糖酶缺乏者不宜用蔗糖，并暂时停喂含双糖的乳类。

(3)急性腹泻患儿出院时无须再服药，迁延性或慢性腹泻患儿可遵医嘱继续服药，如微生态制剂、蒙脱石散、多种维生素、消化酶等，以改善消化功能。告知家长微生态制剂应温水冲服，水温小于 37 ℃，以免杀伤有关的活菌。蒙脱石散最好在空腹时服用(尤其是小婴儿)，以免服用该药呕吐误吸入气道，每次至少用 30～50 mL 温开水冲服，有利于药物更好地覆盖肠黏膜。具体剂量：1 岁以下，每天 1 袋；1～2 岁，每天 1～2 袋；2 岁以上，每天 2～3 袋，每天 3 次口服。

五、出院指导

(一)指导合理喂养

宣传母乳喂养的优点，避免在夏季断奶，按时逐步添加辅食，切忌几种辅食同时添加，防止过食、偏食及饮食结构突然变动。

(二)注意饮食卫生

培养良好的卫生习惯。注意食物新鲜、清洁及食具消毒，避免肠道内感染，教育儿童饭前便后洗手，勤剪指甲。

（三）增强体质

适当户外运动，及早治疗营养不良、佝偻病。

（四）注意气候变化

防止受凉或过热，冬天注意保暖，夏季多喂水。

（五）防止脱水

可选用以下效果较好的口服补液方法。

1.米汤加盐溶液

米汤 500 mL 加细盐 1.75 g，或炒米粉 25 g 加细盐 1.75 g 加水 500 mL，煮 2～3 分钟。此液体为 1/3 张，且不含糖，口感好。用法为 20～40 mL/kg，4 小时内服完，以后随意口服。

2.糖盐水

饮用水 500 mL 加白糖 10 g 加细盐 1.75 g，煮沸后备用，用法用量同上。

3.口服补液盐

此液体为 2/3 张，用于预防脱水时张力过高，可用白开水稀释降低张力。用法为每次腹泻后，2 岁以下服 50～100 mL；2～10 岁服 100～200 mL；＞10 岁的能喂多少就给多少，也可按 40～60 mL/kg 预防脱水，腹泻开始即服用。

（王福平）

第九节　急性肾小球肾炎

急性肾小球肾炎是一组不同病因所致的感染后免疫反应引起的急性弥漫性肾小球炎性病变，以急性链球菌感染后肾小球肾炎最为常见。肾小球以毛细血管内皮细胞增生为主，病程多在 1 年内。本病一般预后良好，发展为慢性肾小球肾炎者罕见。少数严重患者起病 2 周内可出现高血压脑病、严重循环充血、急性肾功能不全的严重表现。

一、临床特点

（一）典型症状

1.前驱症状

急性起病，多数患者病前 1～2 周有呼吸道或皮肤感染史。

2.水肿、少尿

早期常有水肿，先见于眼睑，严重时迅速延及全身。水肿时尿量减少。

3.血尿

常为起病的首发症状，多为镜下血尿，其中 30％～50％患儿有肉眼血尿。

（二）体征

1.水肿

程度不等，呈非凹陷性，严重患者可有少量胸腔积液或腹水。

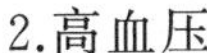

2.高血压

约1/2患儿有高血压，学龄儿童>17.3/12.1 kPa(130/90 mmHg)，学龄前儿童>16.0/10.7 kPa(120/80 mmHg)。

(三)严重表现

1.高血压脑病

多发生于急性肾小球肾炎病程早期，起病一般较急，表现为剧烈头痛、频繁恶心呕吐，继之出现视力障碍，眼花、复视、暂时性黑朦，并有嗜睡或烦躁，如不及时治疗则发生惊厥、昏迷，少数暂时偏瘫、失语，严重时发生脑疝。

2.严重循环充血

临床表现为气急、不能平卧，胸闷，咳嗽，口吐粉红色血性泡沫，听诊肺底湿啰音、心跳呈奔马律，有肝大压痛等左右心衰竭症状。危重者可因肺水肿于数小时内死亡。

3.急性肾功能不全

临床表现为少尿或无尿，血尿素氮、血肌酐升高，高血钾，代谢性酸中毒。

(四)辅助检查

1.尿常规

以红细胞为主，可伴有蛋白尿、白细胞尿、管型尿。

2.红细胞沉降率

早期一般增快，提示病情处于活动阶段。

3.抗链球菌溶血素O试验

大部分患儿升高，可持续6个月。

4.补体C_3

血补体C_3于6～8周一过性低下，是急性链球菌感染后肾小球肾炎的首要确诊条件。

5.肾功能

常有一过性氮质血症，血肌酐及尿素氮轻度升高，经利尿数天后，氮质血症即可恢复正常。

6.腹部B超

多数患儿肾脏有肿胀，结构模糊，呈弥漫性病变。

二、护理评估

(一)健康史

询问发病前有无上呼吸道感染或皮肤感染史、水肿及其发生发展过程，以及以往有无类似疾病发生。

(二)症状、体征

评估患儿有无水肿及水肿的部位、性质和程度；尿量是否减少及尿色是否呈茶色、烟灰水样、鲜红色或洗肉水样；血压有否升高；有无心悸、气短、不能平卧等循环充血表现。

(三)社会、心理

了解患儿的心态、家长对本病的了解程度及对患儿健康的需求。

(四)辅助检查

了解患儿尿常规、肾功能、补体C_3等检查结果。

三、常见护理问题

(一)体液过多

与肾小球滤过率下降有关。

(二)活动无耐力

与水钠潴留、血压升高有关。

(三)合作性问题

高血压脑病、严重循环充血、急性肾功能不全。

(四)有感染的危险

与机体抵抗力下降有关。

四、护理措施

(一)病室环境

要求病室阳光充足,空气新鲜,室温保持在 18～20 ℃。

减少病室的探访人数及次数,以防交叉感染。

(二)休息

起病 2 周内患儿应卧床休息,待水肿消退、血压降至正常、肉眼血尿消失,可下床轻微活动。

(三)饮食

有水肿及高血压的患儿应限制钠盐摄入,每天钠盐量 1～2 g;有氮质血症时应限制蛋白质的入量,每天 0.5 g/kg;供给高糖饮食以满足患儿热量需要;除非严重少尿或循环充血,一般不必严格限水。在尿量增加、水肿消退、血压正常后可恢复正常饮食,以保证患儿生长发育的需要。

(四)皮肤护理

加强全身皮肤黏膜清洁工作,注意保护水肿部位的皮肤,以免损伤而引起感染。注意腰部保暖,可促进血液循环,增加肾血流量,增加尿量,减轻水肿。

(五)观察病情变化

(1)观察尿量、尿色,准确记录 24 小时出入液量,每天晨测体重 1 次。患儿尿量增加,肉眼血尿消失,提示病情好转。如尿量持续减少,出现头痛、恶心、呕吐等,要警惕急性肾功能不全的发生,此时应嘱患儿绝对卧床休息,精确记录出入液量,严格控制液体量,给无盐、低优质蛋白、高碳水化合物饮食,并做好透析前的准备工作。

(2)每 8 小时监测 1 次血压,血压显著增高者,酌情增加测量次数。若出现血压突然升高、剧烈头痛、眼花、呕吐等,提示高血压脑病可能,立即绝对卧床休息,抬高头肩 15°～30°,吸氧,并遵医嘱予镇静、降压、利尿处理。

(3)密切观察患儿有无烦躁不安、不能平卧、胸闷、心率增快、尿少、肝大,发现上述症状立即予以吸氧、半卧位,严格控制液体摄入,并通知主管医师。

(六)观察药物治疗的效果和不良反应

应用降压药后应定时测量血压,评价降压效果,并观察有无不良反应。例如:应用利血平后可有鼻塞、面红、嗜睡等不良反应;应用硝苯地平降压的患儿应避免突然起立,以防直立性低血压的发生;应用利尿剂,尤其静脉注射呋塞米后,要注意有无利尿过度导致脱水、电解质紊乱等。

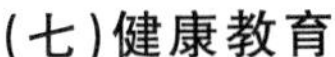

（七）健康教育

（1）告知患儿及其家长本病是一种自限性疾病，无特异治疗，主要是休息，对症处理，加强护理。本病预后良好，发展为慢性肾小球肾炎者少见。

（2）认真向患儿及其家长讲解休息的重要性，以及疾病不同阶段对饮食的特殊要求，取得患儿及其家长的配合。

（3）指导家长正确留取尿常规标本。

五、出院指导

（一）休息

出院后可在室内适当活动，至第 2 个月，如病情恢复顺利，红细胞沉降率正常，可以上学，但要免体育课，避免剧烈运动。一般在病情稳定 3 个月后，可逐渐恢复体力活动。

（二）饮食

宜清淡、少刺激、易消化的食物。多吃新鲜蔬菜和去皮水果，忌吃罐头食品。如血压正常，水肿消退，可给予普通饮食，不必忌口，以免影响小儿的生长发育。

（三）预防感染

向患儿及其家长说明预防呼吸道及皮肤感染的重要性。患儿居室内要保持空气新鲜，不要紧闭门窗。应尽量谢绝亲友探视，特别是患感冒的人，以预防呼吸道感染。同时应经常洗澡，保持皮肤清洁，夏秋季节要预防蚊虫叮咬。衣服要常洗晒，以预防皮肤感染。

（四）尿常规检查

每周化验尿常规检查 1 次，待尿蛋白阴性、尿中红细胞偶见或消失，就可以每 2～4 周化验 1 次。送化验盛尿的容器要清洁，容器内如有其他物质，会影响化验结果。尿常规标本以留取晨起第一次尿较好。

（王福平）

第十节　急进性肾小球肾炎

急进性肾小球肾炎是一种多病因引起的临床综合征，临床过程进展迅速，很快发展为肾衰竭。肾脏病理以广泛新月体形成为特点，如不能早期诊断和有效治疗，预后差，3～6 个月大多数患儿出现终末期肾病。

一、临床特点

（一）前驱症状

急性起病，病前 2～3 周内可有疲乏、无力、发热、关节痛等症状。1/3～1/2 患儿可有上呼吸道前驱感染。

（二）水肿、少尿

水肿呈全身性，非凹陷性，程度不等，严重患者可有胸腔积液或腹水。尿量减少，体重呈进行性增加。

(三)血尿

多数患儿有血尿,约 1/3 患儿表现为肉眼血尿。

(四)高血压

多数呈持续性。

(五)辅助检查

1.尿常规检查

以血尿为主,伴有蛋白尿、管型尿。

2.血常规

表现为血红蛋白下降,逐渐加重,甚至出现重度贫血。

3.肾功能

病初可正常,以后呈进行性恶化状态。

4.腹部 B 超

双肾有弥漫性病变,体积多数明显增大。

5.肾活检

疑为本病者,应尽早行经皮肾穿刺活检术。可发现肾组织有广泛新月体形成这一特征性改变。

二、护理评估

(一)健康史

询问发病前有无疲乏、无力、发热、关节痛等症状,有无上呼吸道感染史,有无水肿及其发生、发展过程,以往有无类似疾病发生。

(二)症状、体征

评估患儿有无水肿及水肿的部位、性质、程度;尿量是否减少,是否持续性少尿,甚至无尿;体重有否进行性增加;尿色是否呈茶色、烟灰水样、红色或洗肉水样;血压有无升高。

(三)社会、心理

了解患儿的心态及家长对本病的认识程度,了解患儿家庭的经济状况及对护理的要求。

(四)辅助检查

了解患儿血常规、尿常规、肝肾功能的检查结果,尿中有无红细胞及蛋白质,血红蛋白是否降低。若血浆尿素氮、肌酐升高则提示肾功能不全。肾组织有广泛新月体形成是本病特征性改变。

三、常见护理问题

(一)体液过多

与肾小球滤过率下降有关。

(二)营养失调,低于机体需要量

与摄入不足、丢失过多和氮质血症有关。

(三)活动无耐力

与水、钠潴留、血压升高、贫血有关。

(四)恐惧(患儿及其家长)

与病情危重及预后差有关。

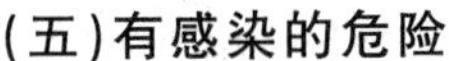

(五)有感染的危险

与机体抵抗力下降有关。

(六)合作性问题

电解质紊乱、高血压脑病、严重循环充血、急性肾功能不全。

四、护理措施

(1)按危重患儿护理,安排于抢救病房,准备好氧气、吸引器及监护设备,及时采取对症护理,遵医嘱及时纠正及防止肾衰竭引起的水、电解质紊乱。

(2)密切观察病情变化:①密切观察患儿的生命体征及精神状态,特别要注意有无水、电解质和酸碱平衡的失调;有无头痛、眼花、呕吐等高血压脑病的表现;有无烦躁不安、胸闷、心悸、肝脏肿大等循环充血症状;有无恶心、呕吐、厌食等,警惕急性肾功能不全的发生。②准确记录24小时出入液量,每天晨定时测空腹体重以检查水肿进展情况,每8小时监测1次血压,血压显著增高者,酌情增加测量次数并及时报告医师及时处理。③密切观察药物疗效和不良反应。例如应用利尿剂后要注意尿量,有无脱水;应用降压药后要定时测量血压,评估降压效果;应用肝素后要注意有无发生出血倾向;甲泼尼龙冲击治疗期间应警惕血压升高而发生高血压脑病、消化道应激性溃疡或出血;环磷酰胺冲击治疗时要进行水化,鼓励患儿多饮水,以防发生出血性膀胱炎。

(3)一般护理患儿应绝对卧床休息至病情好转,保证营养,供给足够的热能,限制水、盐、蛋白质的摄入,积极预防感染,每天认真做好生活护理,如口腔护理、皮肤清洁卫生,经常擦身,勤换内衣,保持病室空气新鲜,减少探访。

(4)心理护理:急进性肾小球肾炎因病情重、发展快、预后差、死亡率高,易引起患儿及其家长恐惧和绝望情绪。医护人员应以高度的同情心,热情帮助、关心患儿,多与患儿及其家长交流,给予解释、安慰和鼓励,让患儿及其家长认识珍惜生命的重要意义,建立起战胜疾病的信心。

(5)行腹膜透析治疗的患儿按腹膜透析护理。

(6)健康教育:①详细向患儿及其家长讲解本病的有关知识、护理、治疗计划,以及对休息、饮食的要求,使家长密切配合医护措施。②指导家长协助护理人员做好各项生活护理,记录出入液量。③免疫抑制剂冲击治疗期间应详细告知家长药物的毒副作用,让家长有心理准备。

五、出院指导

(一)休息

出院后血压仍高、尿常规改变明显者应卧床休息,待尿常规检查好转、血压降至正常后可在室内适当活动。6个月至1年后,如病情稳定,可逐渐恢复体力活动及上学。

(二)饮食

给予足够的热量以满足机体恢复的需要,多吃新鲜蔬菜、水果,进食蛋、奶等优质蛋白质,但应适当限制每天的摄入量,同时适当限制肉类、鱼类、海产品等含磷高食物的摄入,如无水肿、高血压,可不必忌食盐。

(三)预防感染

保持患儿卧室空气流通、阳光充足,限制亲友探视,加强生活护理,注意饮食卫生,防止各种感染。

(四)服药指导

严格按照医嘱,准确、及时服用药物,不得自行减量或停药;不使用肾毒性药物,以保护残肾功能。

(五)尿常规检查

每周化验尿常规检查1次,尿常规检查正常后每2～4周化验1次。定时监测血压,定期复查血常规、肾功能、肾脏B超。

(王福平)

第十一节　先天性肾盂积水

由于先天性肾盂、输尿管连接部梗阻,尿液从肾盂排出受阻,肾内压增高,肾盂、肾盏逐渐扩张,肾实质受压萎缩,肾分泌功能减退,称为先天性肾盂积水。常见原因:肾盂输尿管连接部狭窄;先天性输尿管瓣膜;异位血管压迫。

一、临床特点

(一)腹部包块

大多在患侧能触及肿块,位于一侧腰腹部,呈囊性,界限清楚,表面光滑且有压痛。

(二)腰腹部疼痛

见于较大儿童,多以钝痛为主。由于肾脏扩大,肾包膜被牵拉,出现钝痛。

(三)消化道功能紊乱

厌食、体重不增、发育迟缓。腹痛发作时可出现恶心、呕吐等。

(四)尿路感染

脓尿或发热,婴幼儿多见。

(五)血尿

一般为镜下血尿,见于20%～30%患儿。

(六)辅助检查

(1)B超检查:可见肾盂扩大,肾皮质变薄。

(2)静脉肾盂造影(IVP):大多数能显示出肾盂及肾盏扩张影像。

(3)磁共振成像:显示肾盂、肾盏积水扩张,肾盂与输尿管移行部变细,肾皮质变薄。

(4)放射性核素肾图:可显示肾功能不同程度受损。

(5)尿常规检查:可有尿路感染征象。

二、护理评估

(一)健康史

了解住院前患儿的健康状况,以及有无反复发作的腹痛、剧烈的绞痛、恶心、呕吐、尿量减少。

(二)症状、体征

评估患儿有无腰痛、腹痛、腹部包块大小及全身状况,有无尿路感染和消化道功能紊乱的表现。

(三)社会、心理

了解患儿及其家长对手术治疗的承受能力、对手术方式是否理解,特别是对暂时性尿流改道和排尿方式改变的心理准备。了解患儿及其家长是否得到肾盂积水疾病的健康指导。

(四)辅助检查

了解各种辅助检查,尤其是肾功能检查的结果及尿常规检查的白细胞数,以明确肾盂积水的原因和分型。

三、常见护理问题

(一)焦虑

与陌生的环境、手术的危险性、预后未知有关。

(二)疼痛

与手术切口、引流管牵拉有关。

(三)有感染的危险

与术前排尿不畅、术后手术切口及引流管留置有关。

(四)引流管脱出的危险

与多根引流管留置、患儿年幼好动、家长知识缺乏有关。

(五)合作性问题

急性尿闭、吻合口狭窄、吻合口瘘、出血。

四、护理措施

(一)术前

(1)预防泌尿系统感染,适量饮水,勤换内裤,保持外阴清洁。

(2)注意休息,活动适度,避免肾区受碰撞,导致肾损伤。

(3)术前常规进行备皮、普鲁卡因皮试,禁食,术晨更换手术衣服。

(二)术后

1.休息

术后麻醉清醒前取去枕平卧位,防止呕吐物窒息。约束四肢,限制活动量,防止翻身时引流管过度牵拉。

2.监测生命体征

观察切口敷料有无渗血、渗液情况,术后监测血压 3 天。

3.饮食护理

给高热量、高蛋白、高维生素的食物,肾功能正常者鼓励多饮水,每天饮水 500～1 000 mL,限制各种碳酸饮料摄入,防止尿酸结晶堵塞引流管。

4.皮肤护理

勤擦洗,定时更换体位,臀部可垫质软毛巾。

5.引流管的护理

确保引流管通畅,妥善固定。观察引流液的性质、颜色,记录管内引流量及尿量,定期监测血生化、肾功能。管理好三根引流管,使之不滑脱、不堵塞、不被过度牵拉。

(1)肾盂引流管:在肾盂中起引流尿液、减轻肾盂压力、促进肾修复作用。开始为血性液体,3～5天后颜色转清,有大量尿液排出,术后10～12天拔管。

(2)输尿管支撑管:在肾盂、输尿管吻合处,使吻合口通畅,利于吻合口生长,防止狭窄,一般无尿液或少量血性尿液排出,术后7～10天拔管。

(3)肾周引流管:利于少量渗血、渗液排出,一般不超过100 mL,术后2～3天拔管。

(4)引流液如混浊,协助做尿液培养及药物敏感试验。

(5)肾盂引流管拔管前先夹管,观察患儿有无发热、呕吐、腰腹胀痛等反应。经肾盂引流管注入亚甲蓝者,鼓励多饮水以促进亚甲蓝排出,并注意观察小便是否为蓝色,记录排出时间。

(三)健康教育

1.术前

(1)告诉家长因引起肾盂积水的原因较多,术前需进行多项检查,完善这些检查对明确诊断很重要,需要耐心等待。

(2)告诉患儿及其家长不要一次大量饮水,以免引起腹痛,甚至肾绞痛。消化道症状明显者可暂禁食。

2.术后

(1)饮食护理:应强调让患儿多饮水对疾病康复的意义,鼓励多饮水,可多食西瓜、梨等水分多的水果,限制各种碳酸饮料摄入,如雪碧、可乐等,防止尿酸结晶堵塞引流管。因卧床大便容易干结,可食用新鲜的水果、蔬菜保持大便通畅。

(2)耐心解释3根引流管的重要性,为防止孩子误拔引流管和活动过多可能引起的出血,约束四肢是必要的。可以让患儿多喝水,强调多饮水对疾病康复的意义,要求患儿及其家长密切配合。

五、出院指导

(1)按医嘱继续口服抗生素,指导家长及时服药。

(2)注意休息,保持会阴部清洁,勤换内裤,防止逆行性尿路感染。

(3)出院后注意尿常规监测,一般出院后每3天化验尿常规1次,常需监测4周,正常后经医师同意停止监测。

(4)出院后分别于术后1个月、3个月、半年、1年复查B超,了解患侧肾脏情况,中、重度肾盂积水术后肾盂很难恢复正常大小和形态,以后每年复查1次B超了解肾脏发育情况,早期发现并发症。

(5)双肾积水患儿需要定期肾功能检查。

(6)注意血压监测,特别是成年后的血压。

(王福平)

第十二节　尿路感染

尿路感染是常见的泌尿系统疾病。感染可累及尿道、膀胱、肾盂及肾实质。患儿常有反复发

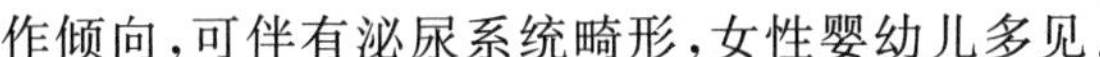

作倾向，可伴有泌尿系统畸形，女性婴幼儿多见。

一、临床特点

（一）急性感染

1.新生儿

多由血行感染所致，以全身症状为主，如发热、吃奶差、体重不增、呕吐、腹泻等。

2.婴幼儿

全身症状重，局部症状轻微或缺如，主要表现为发热、呕吐、腹痛、腹泻，部分患儿有排尿中断、排尿时哭闹、夜间遗尿等。

3.儿童

与成人相似。上尿路感染以发热、腰痛等全身症状为主；下尿路感染以膀胱刺激征如尿频、尿急、尿痛为主。

（二）慢性感染

病程迁延，大于 6 个月。表现为反复感染、间歇性发热、精神不振、乏力、贫血等。

（三）辅助检查

1.尿常规

有血尿、脓尿、白细胞尿、蛋白尿。

2.尿培养

可获致病细菌。

3.血常规

中性粒细胞升高，慢性感染者可有贫血。

4.影像学检查

反复感染或迁延不愈者有可能存在泌尿系统畸形和膀胱输尿管反流。

二、护理评估

（一）健康史

询问患儿及家长的健康状况，了解患儿家庭的卫生习惯及既往是否有类似疾病的发生。了解女孩是否有蛲虫病、男孩是否有包茎或包皮过长，以及有无留置导尿管、泌尿系统结石或畸形、尿路损伤的病史。了解患儿近期是否经常有夜间遗尿现象和近期是否有感冒或去公共游泳池等诱因。

（二）症状、体征

询问有无尿频、尿急、尿痛或排尿哭闹等膀胱刺激征。测量生命体征，注意体温变化，评估有无恶心、呕吐、腰酸、腰痛等症状。对慢性感染患儿同时应询问有无间歇性发热、贫血、乏力等表现。

（三）社会、心理

了解患儿及家长的心态、对住院的反应及对患儿健康的需求。

（四）辅助检查

了解尿常规、尿培养结果以评估病情、判断药物的疗效。了解 X 线检查以评估有无泌尿道先天畸形。

三、常见护理问题

(一)体温过高

与细菌感染有关。

(二)排尿异常

与膀胱、尿道炎症有关。

(三)焦虑

与疾病反复发作有关。

四、护理措施

(一)休息

急性期卧床休息,症状消失后可适当活动。

(二)饮食

高热者给予易消化的半流质饮食,婴幼儿要勤喂水,年长儿要鼓励多饮水,以促使细菌毒素由尿中排出。

(三)对症护理

有高热时,可采取物理降温或药物降温措施。

(四)皮肤护理

保持会阴部清洁干燥,每天用1∶5 000高锰酸钾液(或1∶5 000呋喃西林液)坐浴1～2次。婴儿要勤换尿布,尿布及内裤需单独用开水烫洗后晒干。

(五)观察病情变化

注意观察全身症状的变化,尤其是婴幼儿,除观察体温变化外,还应观察有无消化系统等症状,观察尿量、尿色等变化。

(六)观察药物不良反应

口服抗生素可出现恶心、呕吐、食欲减退等现象,饭后服用可减轻胃肠道不良反应。磺胺类药物服用时要多喝水,并注意有无血尿、尿少、尿闭等。应用阿莫西林钠舒巴坦钠时,注意有无皮疹出现;应用头孢霉素时,应注意有无肾脏损害。

(七)正确留取尿常规标本

尿液培养结果的可靠性主要取决于尿常规标本的收集方法,因此在收集尿常规标本时,除常规用1∶5 000高锰酸钾溶液清洁消毒外阴部外,还应注意以下四点:①在抗生素应用前留尿送检;②用无菌试管留中段尿,避免任何可能发生的污染;③婴儿用无菌接尿袋收集尿常规标本;④标本留取后应立即送检。

(八)健康教育

(1)加强卫生意识,婴儿应勤换尿布,幼儿不穿开裆裤,勤换内裤。尿布、内裤应用开水烫后晒干。

(2)教会家长给男孩清洗尿道口时应轻轻地将包皮向上翻起。给女孩清洗外阴部时,应由前向后擦洗,防止肠道细菌污染尿道,引起逆行感染。清洗时用专用的洁具。

(3)耐心向家长解释,按医嘱坚持服药。加强个人卫生,增加小儿抵抗力是预防疾病反复的关键。

(4)对男孩的包茎及包皮过长要及时处理。

五、出院指导

(1)合理安排小儿生活,避免劳累。
(2)加强个人卫生,勤洗澡,但不用盆浴,清洗外阴时用专用的洁具。少去公共游泳池游泳。
(3)小儿尿布、内裤要单独清洗,用开水烫后晒干。
(4)经常参加户外活动,增加小儿营养,增强抵抗力。
(5)遵医嘱坚持服药,不可擅自停药。
(6)定期门诊复查。

(王福平)

第十三节　急性阑尾炎

急性阑尾炎是儿童常见的急腹症,可发生于任何年龄,新生儿及婴幼儿阑尾炎也有报道。临床表现多变,易被误诊,若能正确处理,绝大多数患儿可以治愈,但如延误诊断治疗,可引起严重并发症,甚至造成死亡。

一、临床特点

(一)腹痛

多起于脐周或上腹部,呈阵发性加剧,数小时后腹痛转移至右下腹,右下腹压痛是急性阑尾炎最重要的体征,压痛点常在脐与右髂前上棘连线中、外 1/3 交界处,也称麦克伯尼点(麦氏点),需反复 3 次测得阳性体征才能确诊。盆腔阑尾炎、腹膜后阑尾炎及肥胖小儿压痛不明显。穿孔时腹痛突然加剧。

(二)呕吐

早期常伴有呕吐,吐出胃内容物。

(三)发热

早期体温正常,数小时后渐发热,一般在 38 ℃左右,阑尾穿孔后呈弛张型高热。

(四)局部肌紧张及反跳痛

肌紧张和反跳痛是壁腹膜受到炎性刺激的一种防御反应,提示阑尾炎已到化脓、坏疽阶段。右下腹甚至全腹肌紧张及反跳痛,提示伴有腹膜炎。阑尾坏疽或穿孔引起腹膜炎时,患儿行走时喜弯腰,卧床时喜欢双腿卷曲。阑尾脓肿时除高热外,炎症刺激直肠可引起里急后重、腹泻等直肠刺激症状。并发弥漫性腹膜炎时可出现腹胀。

(五)腹部肿块

腹壁薄的消瘦患儿可在右下腹触及索条状的炎性肥厚的阑尾。阑尾脓肿时可在右下腹触及一包块。

(六)直肠指检

阑尾脓肿时直肠前壁触及一痛性肿块,右侧尤为明显。

(七)辅助检查

(1)血常规:多数有白细胞总数及中性粒细胞比例升高。

(2)末梢血C反应蛋白测定>8 mg/L。

(3)腹部B超:有时可见水肿的阑尾、腹腔渗出液、阑尾脓肿包块。

二、护理评估

(一)健康史

了解患儿有无慢性阑尾炎史及胃肠道疾病史,询问腹痛出现的时间、部位,有无呕吐、发热等。

(二)症状、体征

评估腹部疼痛的部位、性质、程度及伴随症状,了解有无反跳痛及阵发性加剧,麦氏点有无压痛,有无恶心、呕吐及发热。

(三)社会、心理

评估患儿及其家长对突然患病并需立即进行急诊手术的认知程度及心理反应。

(四)辅助检查

根据血常规、C反应蛋白、腹部B超结果评估疾病的严重程度。

三、常见护理问题

(一)疼痛

与阑尾的炎性刺激及手术创伤有关。

(二)体温过高

与阑尾的急性炎症有关。

(三)体液不足

与禁食、呕吐、高热及术中失血、失液有关。

(四)合作性问题

感染、粘连性肠梗阻。

四、护理措施

(一)术前

(1)监测体温、心率、血压,评估疼痛的部位、程度、性质、持续时间及伴随症状。

(2)患儿取半卧位,在诊断未明确前禁用止痛剂,以免掩盖病情。

(3)开放静脉通路,遵医嘱及时补液、应用抗生素,并做好各项术前准备。

(4)与患儿及其家长进行交谈,消除或减轻对疾病和手术恐惧、紧张、焦虑的心情。

(二)术后

(1)术后麻醉清醒、血压稳定后取半卧位,以促进腹部肌肉放松,有助于减轻疼痛,同时使腹膜炎性渗出物流至盆腔,使炎症局限。

(2)咳嗽、深呼吸时用手轻按压伤口。遵医嘱准确使用止痛剂后需观察止痛药物的效果。

(3)指导家长多安抚患儿,讲故事、唱儿歌,以分散患儿注意力。

(4)监测体温,体温>39 ℃时给物理降温或药物降温,并观察降温的效果。

(5)监测血压、心率、尿量,评估黏膜和皮肤弹性,观察有无口渴。

(6)肠蠕动恢复后,开始进少量水,若无呕吐再进流质饮食、软食,并逐渐过渡到普通饮食。

(7)保持伤口敷料清洁、干燥,观察伤口有无红肿、渗出,疼痛有无加重。

(8)观察肠蠕动恢复情况及腹部体征有无变化,鼓励并协助患儿床上活动,术后24小时后视病情鼓励早期下床活动,以防止肠粘连。若患儿术后体温升高或体温一度下降后又趋上升,并伴有腹痛、里急后重、大便伴脓液或黏液,应考虑为盆腔脓肿的可能。

(三)健康教育

(1)患儿及其家长对手术易产生恐惧、忧虑,并担心手术预后,护理人员应热情接待患儿,耐心讲解疾病的发生、发展过程及主要治疗手段等,以减轻患儿及其家长的顾虑,使其积极配合医护人员。

(2)在术前准备阶段,认真向患儿及其家长讲解术前各项准备的内容如备皮、皮试、禁食、禁水、术前用药的目的、注意事项,以取得患儿及其家长配合。

(3)术后康复过程中,护理人员应始终将各项术后护理的目的、方法向患儿及其家长说明,共同实施护理措施,以取得良好的康复效果。

五、出院指导

(1)饮食适当增加营养,指导家长注意饮食卫生,给易消化的食物,如稀饭、面条、肉末、鱼、蛋、新鲜蔬菜和水果等,饮食要定时定量,避免过饱。

(2)伤口护理:保持伤口的清洁干燥,勤换内衣,伤口发痒时忌用手抓,以防破损、发炎。

(3)鼓励适度的活动,以促进伤口愈合,预防肠粘连,但应避免剧烈活动,防止伤口裂开。

(4)注意个人卫生,保持室内通风、清洁,防止感冒、腹泻等疾病的发生。

(5)如患儿出现腹痛、腹胀、发热、呕吐或伤口红、肿、痛等情况,需及时去医院就诊。

(王福平)

参考文献

[1] 刘爱杰,张芙蓉,景莉,等.实用常见疾病护理[M].青岛:中国海洋大学出版社,2021.
[2] 潘红丽,胡培磊,巩选芹,等.临床常见病护理评估与实践[M].哈尔滨:黑龙江科学技术出版社,2022.
[3] 万霞.现代专科护理及护理实践[M].开封:河南大学出版社,2020.
[4] 张红芹,石礼梅,解辉,等.临床护理技能与护理研究[M].哈尔滨:黑龙江科学技术出版社,2022.
[5] 蔡华娟,马小琴.护理基本技能[M].杭州:浙江大学出版社,2020.
[6] 张晓艳.临床护理技术与实践[M].成都:四川科学技术出版社,2022.
[7] 程娟.临床专科护理理论与实践[M].开封:河南大学出版社,2020.
[8] 张文华,韩瑞英,刘国才,等.护理学规范与临床实践[M].哈尔滨:黑龙江科学技术出版社,2022.
[9] 姜雪.基础护理技术操作[M].西安:西北大学出版社,2021.
[10] 王玉春,王焕云,吴江,等.临床专科护理与护理管理[M].哈尔滨:黑龙江科学技术出版社,2022.
[11] 于红,刘英,徐惠丽,等.临床护理技术与专科实践[M].成都:四川科学技术出版社,2021.
[12] 任潇勤.临床实用护理技术与常见病护理[M].昆明:云南科技出版社,2020.
[13] 姚飞.护理技术理论与实践[M].北京:中国人口出版社,2021.
[14] 尹玉梅.实用临床常见疾病护理常规[M].青岛:中国海洋大学出版社,2020.
[15] 张苹蓉,卢东英.护理基本技能[M].西安:陕西科学技术出版社,2020.
[16] 肖芳,程汝梅,黄海霞,等.护理学理论与护理技能[M].哈尔滨:黑龙江科学技术出版社,2022.
[17] 吴欣娟.临床护理常规[M].北京:中国医药科技出版社,2020.
[18] 赵安芝.新编临床护理理论与实践[M].北京:中国纺织出版社,2020.
[19] 贾爱芹,郭淑明.实用护理技术操作与考核标准[M].北京:北京名医世纪文化传媒有限公司,2021.
[20] 任秀英.临床疾病护理技术与护理精要[M].北京:中国纺织出版社,2022.

[21] 郑进，蒋燕.基础护理技术[M].武汉：华中科学技术大学出版社，2023.
[22] 曾广会.临床疾病护理与护理管理[M].北京：科学技术文献出版社，2020.
[23] 李红芳，王晓芳，相云，等.护理学理论基础与护理实践[M].哈尔滨：黑龙江科学技术出版社，2022.
[24] 高正春.护理综合技术[M].武汉：华中科学技术大学出版社，2021.
[25] 于翠翠.实用护理学基础与各科护理实践[M].北京：中国纺织出版社，2022.
[26] 孙丽博.现代临床护理精要[M].北京：中国纺织出版社，2020.
[27] 翟丽丽，李虹，张晓琴.现代护理学理论与临床实践[M].北京：中国纺织出版社，2022.
[28] 李艳.临床常见病护理精要[M].西安：陕西科学技术出版社，2022.
[29] 安旭姝，曲晓菊，郑秋华.实用护理理论与实践[M].北京：化学工业出版社，2022.
[30] 王彩芹，刘桂芬，吕甜甜，等.循证护理理论与临床实践[M].哈尔滨：黑龙江科学技术出版社，2021.
[31] 任丽，孙守艳，薛丽.常见疾病护理技术与实践研究[M].西安：陕西科学技术出版社有限责任公司，2022.
[32] 王艳.常见病护理实践与操作常规[M].长春：吉林科学技术出版社，2020.
[33] 王红霞，张艳艳，武静，等.基础护理理论与专科实践[M].成都：四川科学技术出版社，2022.
[34] 张静，吴秀华，姜文文，等.内科常见疾病护理理论与实践[M].北京：世界图书出版西安有限公司，2021.
[35] 杨春，李侠，吕小花，等.临床常见护理技术与护理管理[M].哈尔滨：黑龙江科学技术出版社，2022.
[36] 宋桃桃.儿科护理现状及应对策略[J].中文科技期刊数据库(全文版)医药卫生，2022，(2)：184-186.
[37] 李银鹏.外科护理的护理风险及护理措施[J].中文科技期刊数据库(引文版)医药卫生，2022，(6)：221-224.
[38] 周兰姝.护理学科发展现状与展望[J].军事护理，2023，40(1)：1-4.
[39] 王雪枚，霍姿君，张凌云，等.护理学理论与实践在基础医学研究中的应用探索[J].卫生职业教育，2022，40(15)：12-14.
[40] 胡保玲，李亚玲，王洁玉，等.我国护理领域中临床实践指南的相关研究情况[J].中国医药导报，2022，19(5)：188-191，196.